Atlas de Histeroscopia

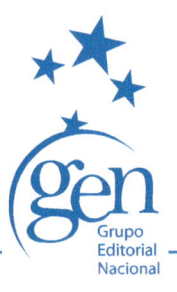

O GEN | Grupo Editorial Nacional – maior plataforma editorial brasileira no segmento científico, técnico e profissional – publica conteúdos nas áreas de ciências da saúde, exatas, humanas, jurídicas e sociais aplicadas, além de prover serviços direcionados à educação continuada e à preparação para concursos.

As editoras que integram o GEN, das mais respeitadas no mercado editorial, construíram catálogos inigualáveis, com obras decisivas para a formação acadêmica e o aperfeiçoamento de várias gerações de profissionais e estudantes, tendo se tornado sinônimo de qualidade e seriedade.

A missão do GEN e dos núcleos de conteúdo que o compõem é prover a melhor informação científica e distribuí-la de maneira flexível e conveniente, a preços justos, gerando benefícios e servindo a autores, docentes, livreiros, funcionários, colaboradores e acionistas.

Nosso comportamento ético incondicional e nossa responsabilidade social e ambiental são reforçados pela natureza educacional de nossa atividade e dão sustentabilidade ao crescimento contínuo e à rentabilidade do grupo.

Atlas de Histeroscopia

Licia Gomes

Graduação em Medicina pela Universidade Federal da Bahia (UFBA). Título de Especialista em Ginecologia e Obstetrícia (TEGO). Habilitação em Histeroscopia pela Federação Brasileira de Ginecologia e Obstetrícia (Febrasgo). Título de Qualificação em Vídeo-histeroscopia Cirúrgica e Diagnóstica pela Sociedade Brasileira de Cirurgia Minimamente Invasiva e Robótica (SOBRACIL). Coordena, há 30 anos, serviço em sua Clínica de Ginecologia e Vídeo-histeroscopia no Rio de Janeiro (RJ).

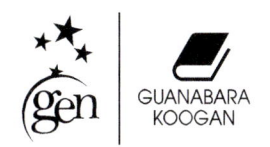

- **Atendimento ao cliente: (11) 5080-0751 | faleconosco@grupogen.com.br**

- Direitos exclusivos para a língua portuguesa
Copyright © 2025 by
Editora Guanabara Koogan Ltda.
Uma editora integrante do GEN | Grupo Editorial Nacional
Travessa do Ouvidor, 11
Rio de Janeiro – RJ – CEP 20040-040
www.grupogen.com.br

- Capa: Bruno Sales

- Imagens da capa: acervo da autora e iStock (© Mohammed Haneefa Nizamudeen, Svitlana Hulko)

- Editoração eletrônica: Eramos Serviços Editoriais

- Ficha catalográfica

CIP-BRASIL. CATALOGAÇÃO NA PUBLICAÇÃO
SINDICATO NACIONAL DOS EDITORES DE LIVROS, RJ

G615a

Gomes, Licia
   Atlas de histeroscopia / Licia Gomes. - 1. ed. - Rio de Janeiro : Guanabara
Koogan, 2025.
   28 cm.

   ISBN 978-85-277-4067-8

   1. Ginecologia. 2. Histeroscopia. 3. Útero - Doenças - Diagnóstico. I. Título.

24-93564	CDD: 618.1407545
	CDU: 618.14-072.1

Meri Gleice Rodrigues de Souza - Bibliotecária - CRB-7/6439

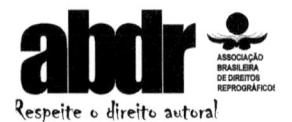

Colaboradores

Claudia Lunardi
Graduação em Medicina pela Universidade Federal do Rio de Janeiro (UFRJ). Especialização em Ginecologia pelo Ministério da Saúde e Federação Brasileira das Associações de Ginecologia e Obstetrícia (Febrasgo). Mestrado Profissional em curso em Medicina Laboratorial e Tecnologia Forense pelo Instituto de Biologia Roberto Alcantara Gomes da Universidade do Estado do Rio de Janeiro (IBRAG/UERJ). Membro da Febrasgo. Membro da Comissão Nacional de Aleitamento Materno da Febrasgo. Membro da Câmara Técnica de Ginecologia e Obstetrícia do Conselho Regional de Medicina do Estado do Rio de Janeiro (CREMERJ).

Claudio Moura
Graduação em Medicina pelo Centro Universitário Serra dos Órgãos (Unifeso). Especialização em Endoscopia Ginecológica pela Federação Brasileira de Ginecologia e Obstetrícia (Febrasgo). Especialização em Ginecologia pela Febrasgo e pelo Hospital Federal de Ipanema. Professor e Coordenador Geral na CGR Ensino. Membro Titular da Sociedade Brasileira de Cirurgia Minimamente Invasiva e Robótica (SOBRACIL).

Gisele Ozom
Graduação em Medicina pela Universidade Estácio de Sá. Especialização em Ginecologia e Obstetrícia pelo Hospital Maternidade Carmela Dutra. Especialização em Endoscopia Ginecológica pela Federação Brasileira de Ginecologia e Obstetrícia (Febrasgo).

Rafael Camardella Carneiro
Graduação em Medicina pela Fundação Técnico-Educacional Souza Marques. Especialização em Endoscopia Ginecológica pela Federação Brasileira de Ginecologia e Obstetrícia (Febrasgo). Coordenador Científico na CGR Ensino.

Agradecimentos

Agradeço, primeiramente, a Deus, por todas as bênçãos e oportunidades que colocou em meu caminho.

Ao meu marido, Heraclito, por todo amor, apoio e companheirismo ao longo não somente da minha carreira, como também da minha vida, e por me servir de inspiração diária.

Aos meus filhos e netos, que estão sempre ao meu lado e são os responsáveis por grande parte das minhas alegrias.

Aos meus amigos e colaboradores, Claudia, Claudio, Gisele e Rafael, que não mediram esforços para eu poder realizar este sonho.

Por fim, sou grata a todos que, direta ou indiretamente, contribuíram de alguma maneira para a realização deste projeto.

Licia Gomes

Apresentação

Recordo-me de que, aos 11 anos, já dizia que seria médica. Não havia outros questionamentos, pensava em ajudar e curar as pessoas... E lá se vão 41 anos desde 1983.

Acredito ter a genuína vocação para a medicina e sinto ter o privilégio de seguir a profissão que tanto amo. Após me especializar em ginecologia e obstetrícia e exercer por 10 anos, assisti a uma palestra de histeroscopia, que estava iniciando no Brasil, e foi amor à primeira vista! Tratava-se de uma técnica inovadora, um tipo de endoscopia que abriria um novo espaço no diagnóstico e nos tratamentos para as pacientes, possibilitando procedimento minimamente invasivo, com rápida recuperação, e mantenedora do órgão. Ver o útero por dentro me pareceu mágico! Desde então, sigo apaixonada por essa especialidade.

Nesses 30 anos, tive o privilégio de coletar um acervo que me motivou para o desafio de criar este *Atlas de Histeroscopia*. Diferentemente de um tratado, e por entender que ciência e experiência devem ser compartilhadas com todos, pensamos em colocar uma grande diversidade de imagens, acreditando que, por ser a histeroscopia um procedimento de imagem, essas variedades apresentadas ajudarão na formação dos futuros histeroscopistas.

Este livro se propõe, então, a divulgar a experiência ao longo desses anos no nosso serviço privado de histeroscopia. Todos os procedimentos, ambulatoriais ou cirúrgicos, realizados na minha clínica ou em unidade hospitalar, foram documentados por foto ou vídeo, catalogados em imagens normais e anormais, e agora podem ser acessados por *QR codes*.

Compartilhar essa vivência com colegas experientes e iniciantes na especialidade de histeroscopia me traz uma imensa satisfação, por acreditar que essa ciência é um aprendizado que deve ser repassado.

Licia Gomes

Prefácio

É com imensa satisfação e alegria que tenho a honra de apresentar este compreensivo *Atlas de Histeroscopia*, um procedimento valioso tanto no diagnóstico quanto no tratamento de diversas afecções uterinas. Esta obra reflete a dedicação e o comprometimento da Dra. Licia Gomes no campo da histeroscopia por vários anos.

Posso testemunhar sua paixão pela endoscopia ginecológica e sua busca incansável pela excelência na prática médica. Tive o privilégio do convívio profissional com Dra. Licia Gomes em vários momentos de nossas carreiras.

O atlas começa mostrando, de maneira objetiva, como adequar o ambiente para a realização da histeroscopia ambulatorial, assim como todos os equipamentos e instrumentais necessários para a boa prática. Aborda a fisiologia da cavidade uterina de modo claro, sempre com muitas imagens e vídeos esclarecedores das diversas fase do ciclo. Em seguida, volta-se para condições específicas, como pólipos endocervicais e endometriais, miomas e aspectos característicos do endométrio influenciado por substâncias farmacológicas.

Este material também apresenta temas desafiadores, como endometrite, sinéquias uterinas e adenomiose, e explora o papel da histeroscopia na presença de dispositivos intrauterinos. Além disso, inclui material sobre remanescentes trofoblásticos, istmocele, hematométrio e malformações uterinas congênitas. Apesar de ser pouco frequente, também não deixa de incluir a metaplasia óssea, além de outros achados menos comuns. Por fim, discorre sobre um dos assuntos mais relevantes para o tema: as lesões pré-malignas e malignas do endométrio.

Por isso, é com entusiasmo e reconhecimento que recomendo esta obra a todos os interessados em aprofundar seus conhecimentos em histeroscopia. Que cada página, ilustração e vídeo seja fonte inspiradora, refletindo o compromisso e a dedicação da Dra. Licia Gomes.

Marco Aurelio Pinho de Oliveira
Prof. Titular e Chefe da Disciplina de Ginecologia
da Faculdade de Ciências Médicas da Universidade do
Estado do Rio de Janeiro (FCM/UERJ)
Coordenador do Ambulatório de Endometriose
e da Cirurgia Robótica Ginecológica do
Hospital Universitário Pedro Ernesto/UERJ

A histeroscopia é, certamente, uma das ferramentas mais cruciais no arsenal diagnóstico e terapêutico da ginecologia. Em um cenário em que a precisão e a eficácia dos procedimentos médicos são cada vez mais essenciais, este livro, intitulado *Atlas de Histeroscopia*, emerge como um farol de conhecimento e uma inovação pioneira no campo da medicina no Brasil.

O cerne da histeroscopia repousa não apenas na habilidade técnica, mas também na visualização precisa e na interpretação das imagens que essa técnica proporciona. Este atlas, portanto, desempenha um papel relevante ao oferecer imagens de alta definição, que são o alicerce sobre o qual se constrói o entendimento profundo da histeroscopia.

A Dra. Licia Gomes, autora desta obra, é uma autoridade respeitada no campo da histeroscopia, com uma carreira repleta de experiência e dedicação. Os 19 capítulos cuidadosamente elaborados neste livro são uma demonstração da sua excelência clínica e do compromisso incansável com o avanço da histeroscopia. O resultado é um livro que integra o que há de mais sólido em evidências científicas e prática clínica atualizada.

Atlas de Histeroscopia transcende a definição de um simples livro. É uma bússola, um guia prático e uma fonte de inspiração para todos os médicos ginecologistas que buscam aprimorar suas habilidades em histeroscopia. Esta obra não apenas educa, mas também inspira a excelência, impulsionando a qualidade da assistência médica prestada às mulheres em todo o Brasil.

À Dra. Licia Gomes, expressamos nossa mais profunda gratidão e admiração. *Atlas de Histeroscopia* é, sem dúvida, uma contribuição inestimável para a comunidade médica e uma referência essencial para todos os ginecologistas dedicados à histeroscopia.

Agnaldo Lopes da Silva Filho
Professor Titular de Ginecologia da Universidade
Federal de Minas Gerais (UFMG)
Presidente da Federação Brasileira das
Associações de Ginecologia e Obstetrícia (Febrasgo)

Sumário

Atlas de Histeroscopia

Introdução

Licia Gomes • Claudio Moura • Rafael Camardella Carneiro

Definições

A endoscopia tem como conceito a utilização de uma óptica (endoscópio) que pode ser rígida, semiflexível ou flexível, para visualizar, diagnosticar e realizar procedimentos cirúrgicos por técnicas minimamente invasivas, em órgãos ou cavidades que tenham ou não acesso por via natural.

A histeroscopia trata-se de uma endoscopia ginecológica com acesso pela vagina, pelo colo uterino e pelo corpo uterino, utilizando óptica semirrígida, e é considerada método de eleição (padrão ouro) para a investigação do canal cervical e da cavidade uterina. A necessidade de ser semirrígida se dá por certas angulações que podem existir no trajeto cervical até a cavidade uterina.

A histeroscopia é uma técnica de atuação na ginecologia que pode ser considerada jovem pelos parâmetros da medicina, pois foi introduzida de maneira efetiva no Brasil nos primórdios do anos 1980, precedida pelas primeiras tentativas históricas de visualização do útero por Bozzini, em 1806, e Pantaleoni, em 1869. Eles foram seguidos por uma longa trajetória para o desenvolvimento de uma óptica, uma fonte de luz adequada e um meio de distensão apropriado para a cavidade uterina.

Os primeiros histeroscópios sequer eram ligados à aparelhagem de vídeo ou ao monitor: proporcionavam uma visão direta através do endoscópio (micro-histeroscópio da marca Hamou, de 1980). Com a melhora da tecnologia, cada vez mais se diminui o diâmetro dos histeroscópios e há melhora na definição das imagens, com câmeras digitais e melhor iluminação.

A histeroscopia dita diagnóstica utilizava uma óptica de 4 mm com uma camisa de 5 mm. Essa óptica foi substituída por uma de, geralmente, 2,9 mm (existem outros calibres menos comuns), com uma conexão com o cabo de fibra óptica para a transmissão da luz. Utiliza, também, uma camisa metálica (interna), a qual, por sua vez, tem uma conexão que permite acoplar uma mangueira para o meio distensor (líquido ou gasoso), sendo que, nos dias atuais, a grande maioria dos serviços somente utiliza meio distensor líquido, por apresentar mais vantagens. Por meio desses instrumentais, pode-se somente identificar e visualizar possíveis alterações do canal e da cavidade uterina, sem possibilidade de biópsia neste tempo (Figura 1.1).

Atualmente, utiliza-se histeroscopia cirúrgica com biópsia dirigida, conhecida também como "histeroscopia ambulatorial", que vem substituindo gradualmente a histeroscopia diagnóstica. Ela possibilita maior precisão na avaliação das lesões focais, já que a biópsia é realizada durante a visão histeroscópica. É utilizada uma óptica com uma ou duas camisas metálicas, a depender do modelo, com quatro lúmens (Figura 1.2):

- Para a óptica
- Para a entrada do meio distensor (habitualmente soro fisiológico a 0,9%), com o objetivo de distensão da cavidade uterina
- Para a saída do meio distensor, com o objetivo de lavagem do conteúdo uterino (mais comumente muco ou sangue)
- Para inserção de pinça ou tesoura histeroscópica; para coleta de material ou corte/secção de alguma estrutura (Figuras 1.3 a 1.7), existem pinças permanentes ou descartáveis (Moura Ozom) (Figuras 1.8 a 1.10).

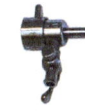

A

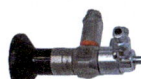

B

FIGURA 1.1 Camisa diagnóstica (**A**) e óptica de 2,9 mm conectada à camisa diagnóstica (**B**).

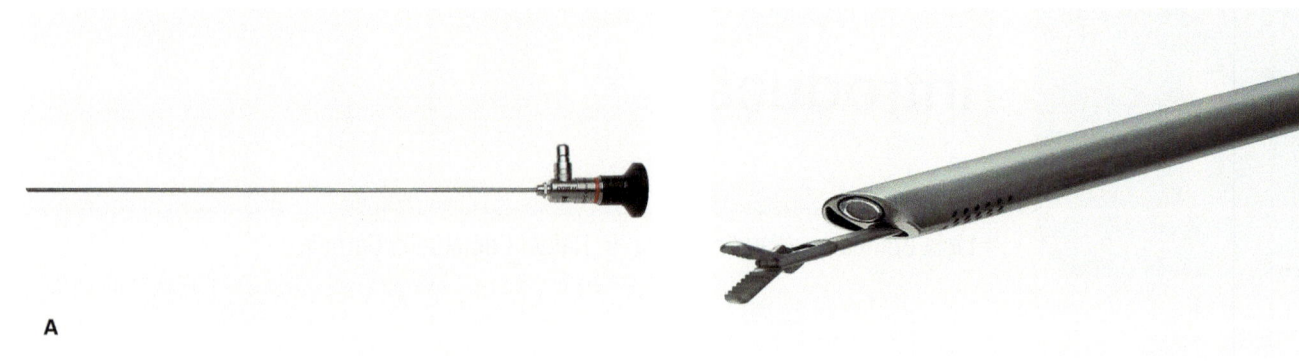

A

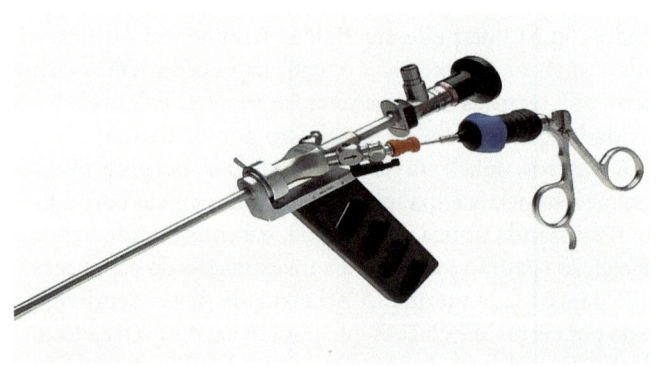

FIGURA 1.4 Visão de óptica com pinça histeroscópica de 5 Fr.

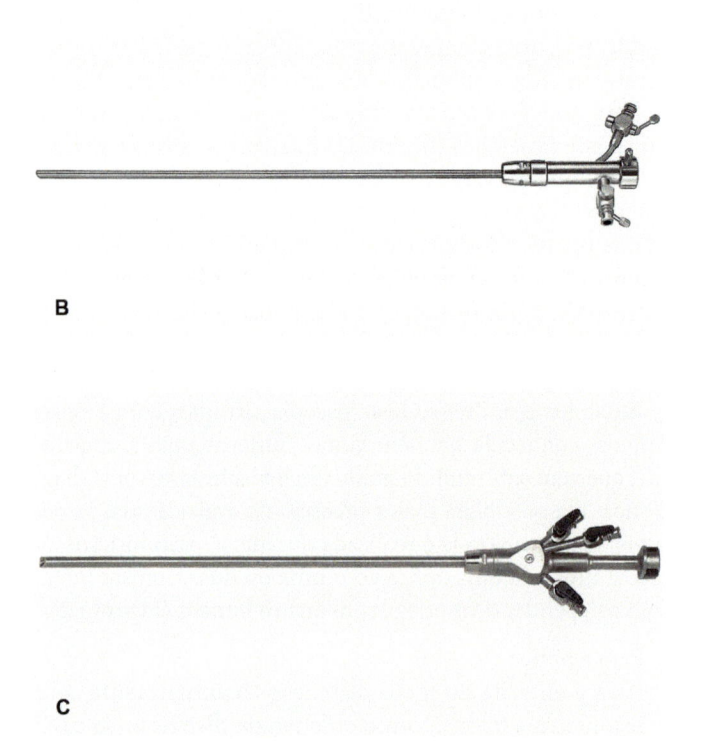

B

C

FIGURA 1.2 Ópticas com camisas metálicas. **A.** Óptica de 2,7 mm (Richard Wolf®). **B.** Camisa cirúrgica para biópsia com pinça flexível de 3 Fr (Richard Wolf®). **C.** Camisa cirúrgica para biópsia com pinça de 5 Fr (Richard Wolf®).

FIGURA 1.5 Óptica de 2,7 mm + camisa operatória com pinça de 5 Fr acoplada (Richard Wolf®).

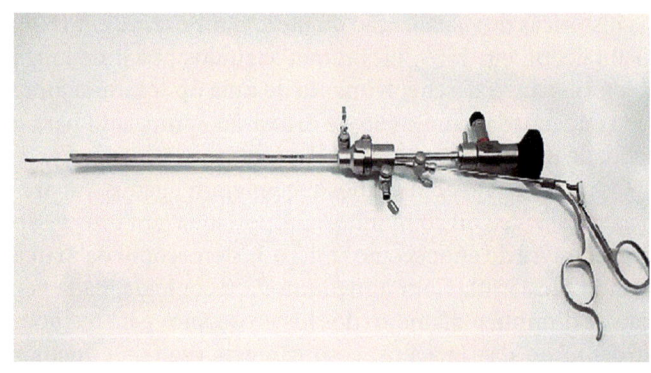

FIGURA 1.6 Óptica de 2,9 mm + Camisa cirúrgica com pinça histeroscópica de 5 Fr (Sistema Bettocchi®).

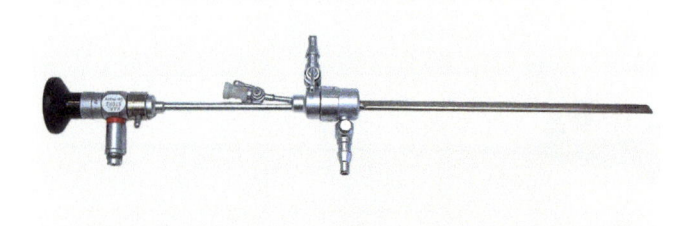

FIGURA 1.3 Óptica de 2,9 mm conectada à camisa operatória para pinça de 5 Fr e a camisa externa (Sistema Bettocchi®).

A histeroscopia ambulatorial possibilita o conceito "ver e tratar" ("*see and treat*"), uma vez que, visualizada a patologia e dispondo de material adequado, o tratamento já é possível no mesmo momento, devido aos instrumentos cada vez mais miniaturizados, o que evita custos e internações.

A histeroscopia com uso do ressectoscópio tem um conjunto de camisas metálicas chamado "elemento de trabalho" (Figuras 1.11 a 1.13), com as conexões de entrada e saída do meio distensor, além da inserção da alça de ressecção, também chamado "eletrodo" (Figuras 1.14 e 1.15); e o cabo de energia para a passagem de corrente elétrica

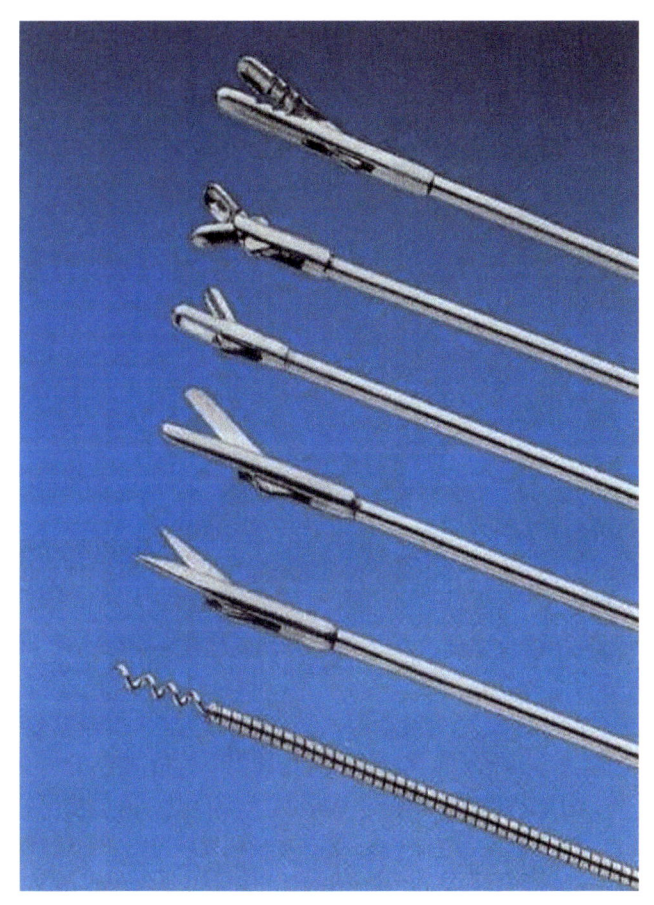

FIGURA 1.7 Modelos de pinças histeroscópicas permanentes de 5 Fr.

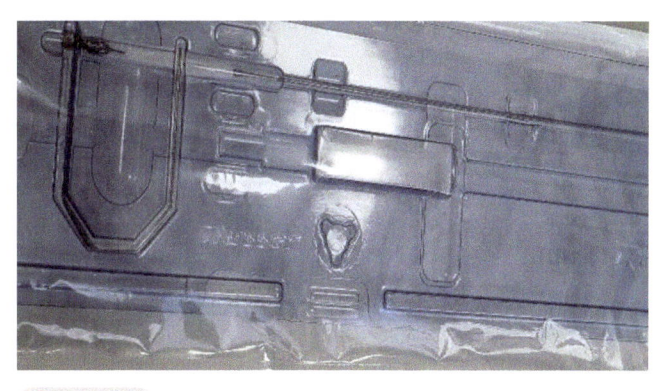

FIGURA 1.9 Pinça histeroscópica descartável (Moura Ozom®) estéril embalada.

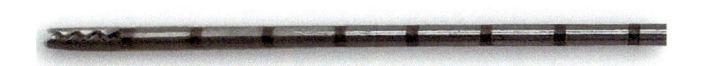

FIGURA 1.10 Pinça descartável (Moura Ozom®) (milimetrada a cada 5 mm).

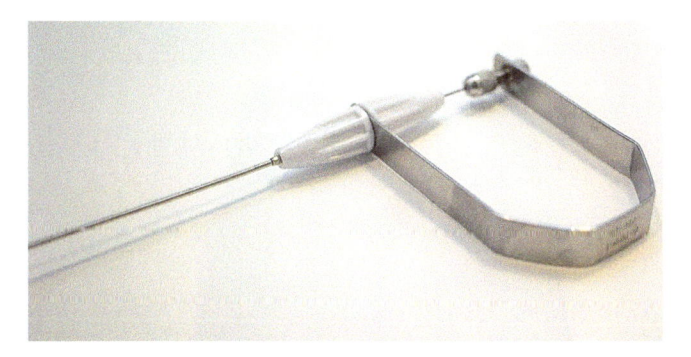

FIGURA 1.8 Pinça histeroscópica descartável (Moura Ozom®).

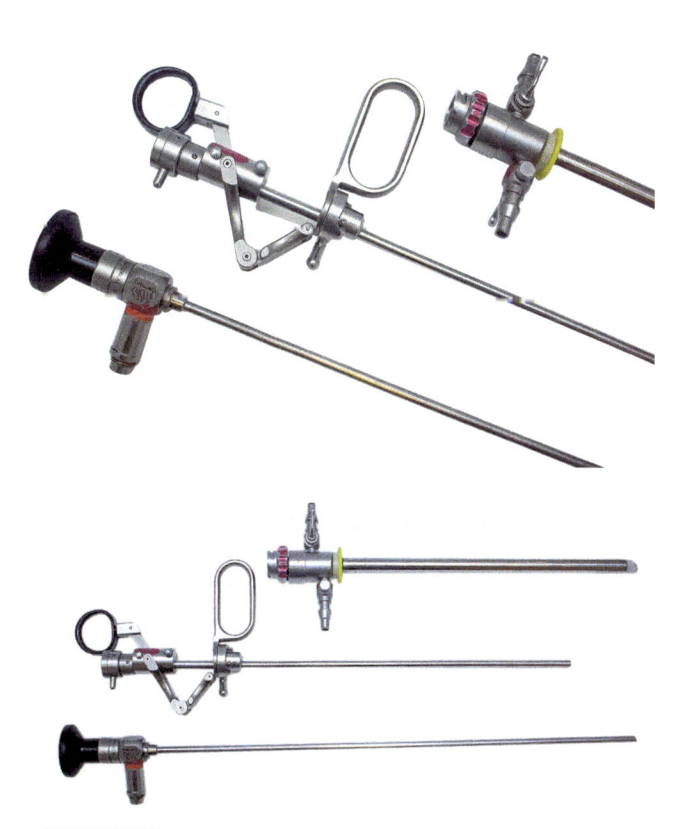

FIGURA 1.11 Ressectoscópios monopolares e óptica de 4 mm.

acoplado ao gerador eletrocirúrgico. Os ressectoscópios têm diâmetros diferentes, e atualmente há instrumentais de calibre menor, conhecidos como "minirressectoscópios" (Figuras 1.16 e 1.17).

O gerador eletrocirúrgico pode transmitir energia monopolar (usando soluções tipo glicina ou de manitol/sorbitol) (Figura 1.18) ou energia bipolar (que utiliza solução fisiológica a 0,9%) (Figura 1.19).

Para manter a pressão intrauterina de maneira homogênea, o uso de dispositivos de irrigação é necessário (Figura 1.20), sendo a bomba de irrigação útil para essa finalidade. Os principais procedimentos com ressectoscópios são: ablação endometrial, miomectomia, polipectomia e septoplastia.

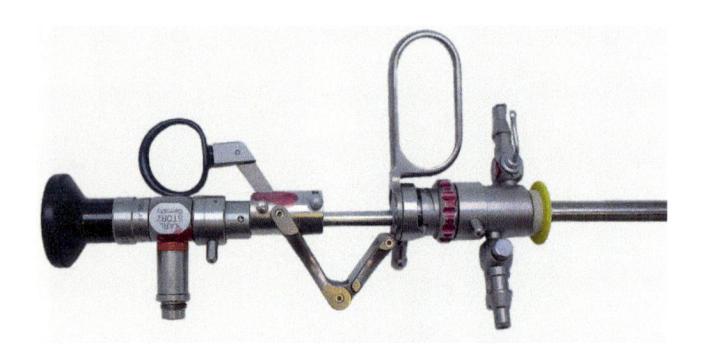

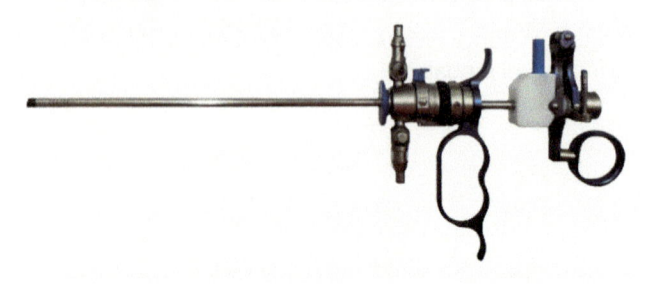

FIGURA 1.12 Ressectoscópio bipolar montado.

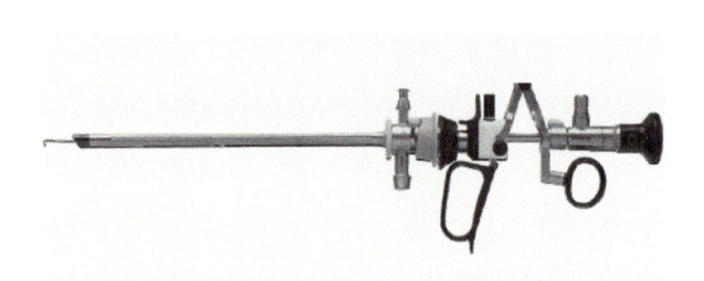

FIGURA 1.13 Ressectoscópio bipolar montado com alça de ressecção e óptica acoplada de 2,9 mm.

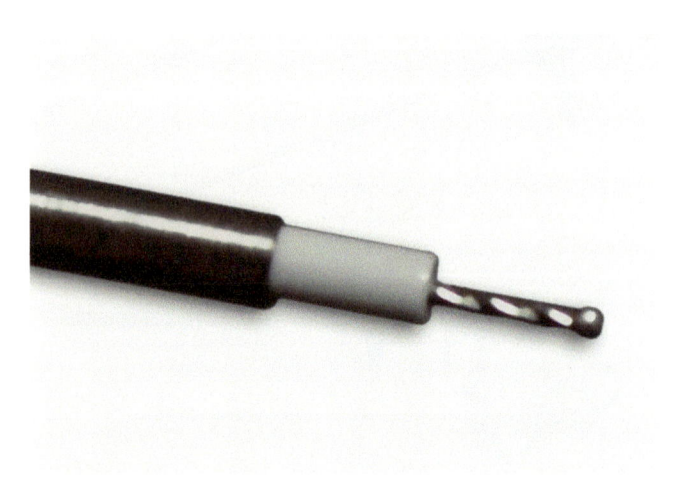

FIGURA 1.14 Eletrodo bipolar de 5 Fr Versapoint® (modelo para corte twizzle).

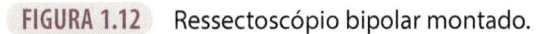

FIGURA 1.15 Eletrodo bipolar 5 Fr Versapoint® (Modelo para vaporização).

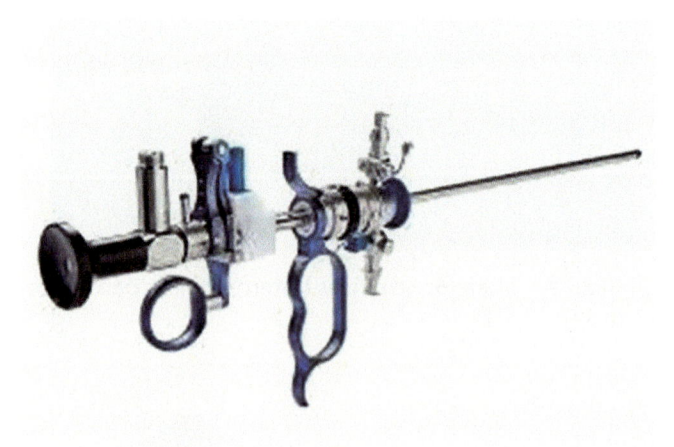

FIGURA 1.16 Minirressectoscópio Gubbini®.

Ambiente de consultório: clínica de histeroscopia

O ambiente para a realização de histeroscopia ambulatorial precisa de algumas especificações que complementam um consultório ginecológico, as principais sendo:

• Maior espaço físico do ambiente de procedimento histeroscópico, por causa do espaço dedicado ao *rack* cirúrgico (Figuras 1.22 e 1.23)
• Espaço físico para limpeza e esterilização dos materiais específicos da histeroscopia.

Existem alguns modelos de *rack* cirúrgico que são compostos por monitor cirúrgico, câmera, fonte de luz, sistema de captura de imagem e/ou gravação (Figura 1.23). Hoje, a tendência é a diminuição dos equipamentos de videocirurgia, e alguns modelos atendem a essa expectativa (Figuras 1.24 e 1.25).

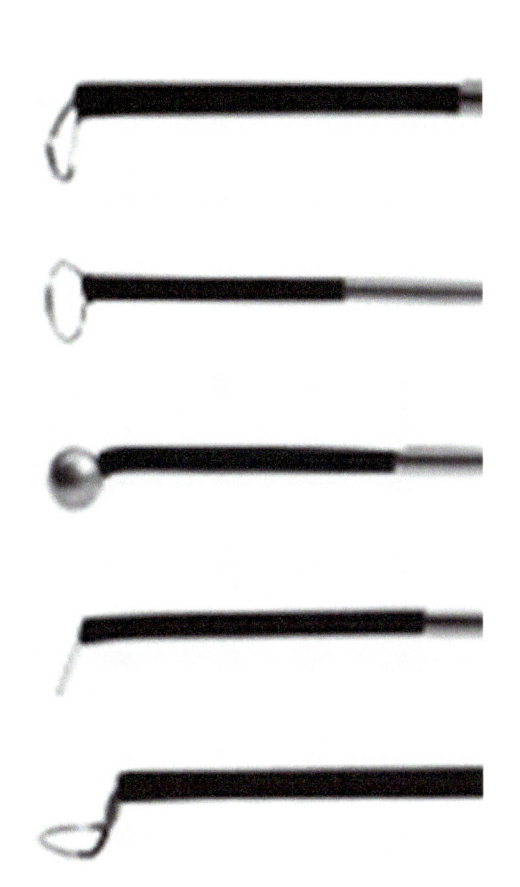

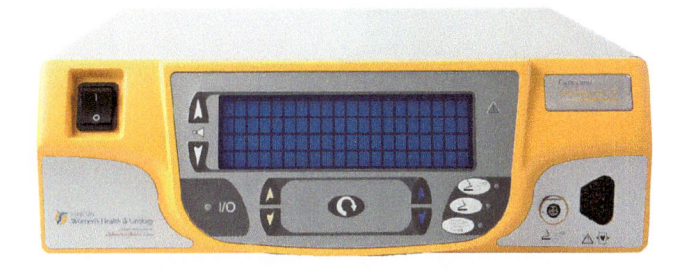

FIGURA 1.19   Modelo de gerador eletrocirúrgico bipolar.

FIGURA 1.17   Modelos de alças mini do ressectoscópio Gubbini®.

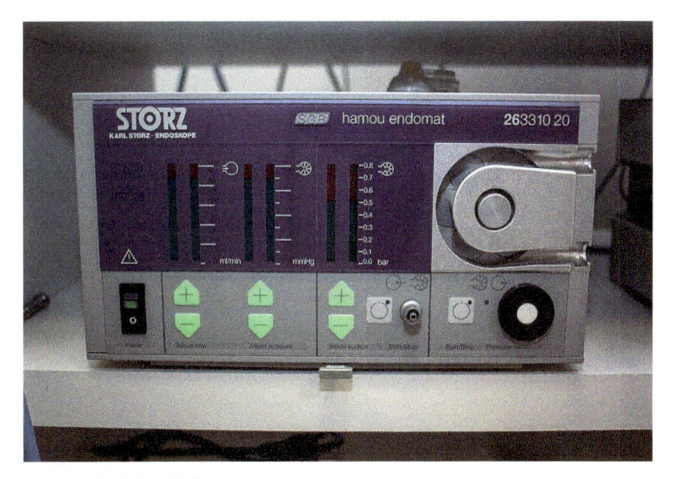

FIGURA 1.20   Modelo de bomba de irrigação.

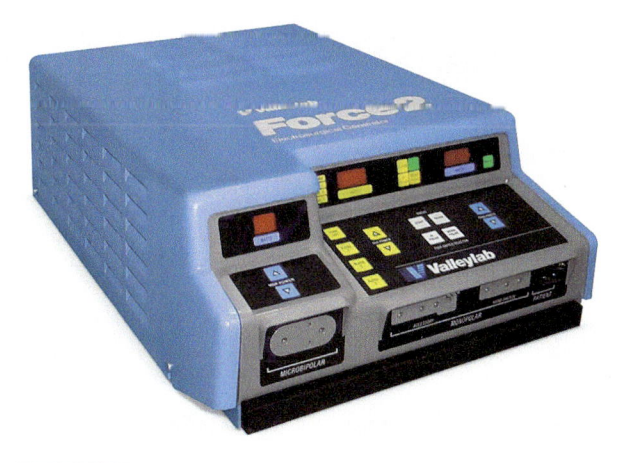

FIGURA 1.18   Modelo de gerador eletrocirúrgico utilizado para energia monopolar.

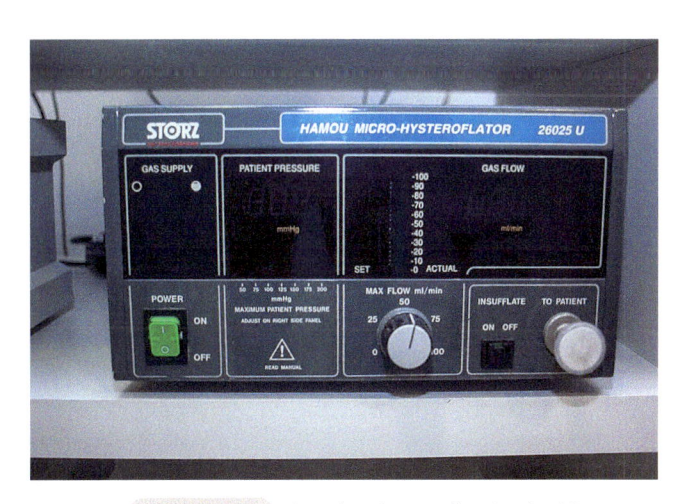

FIGURA 1.21   Bomba de insuflação de CO_2.

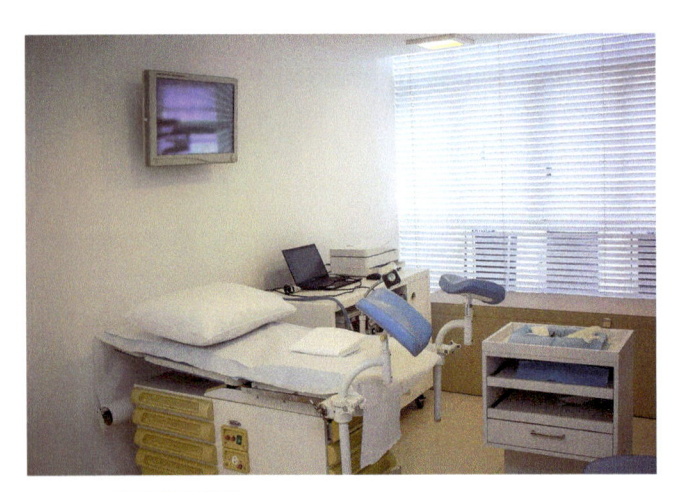

FIGURA 1.22 Espaço físico para histeroscopia.

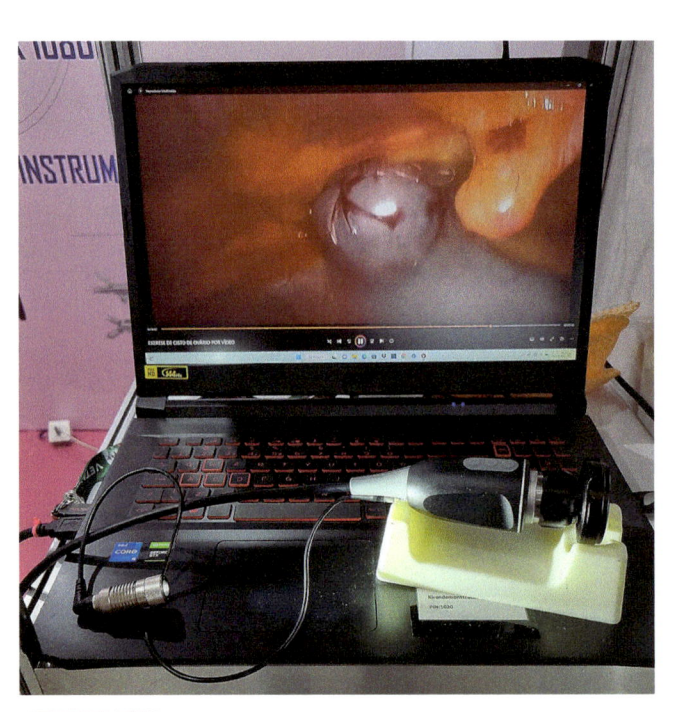

FIGURA 1.24 Sistema de câmera e fonte de luz com conexão de USB para uso com *notebook* (Kyron®).

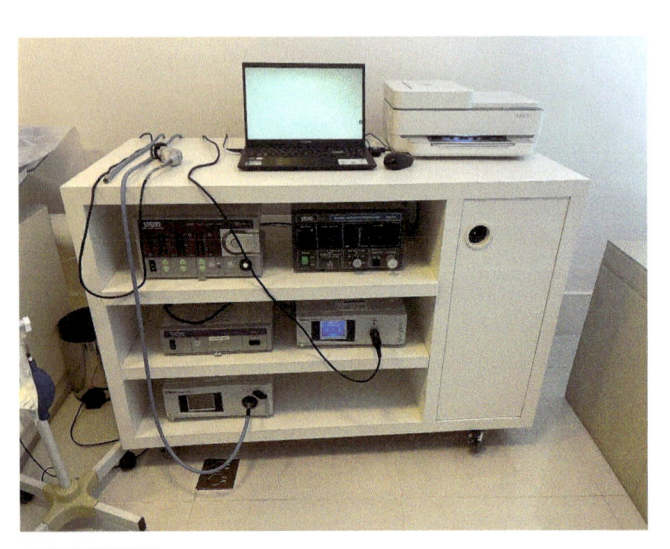

FIGURA 1.23 Modelo de *rack* cirúrgico com monitor, câmera, fonte de luz, sistema de distensão líquido e a gás e computador para captura de imagem.

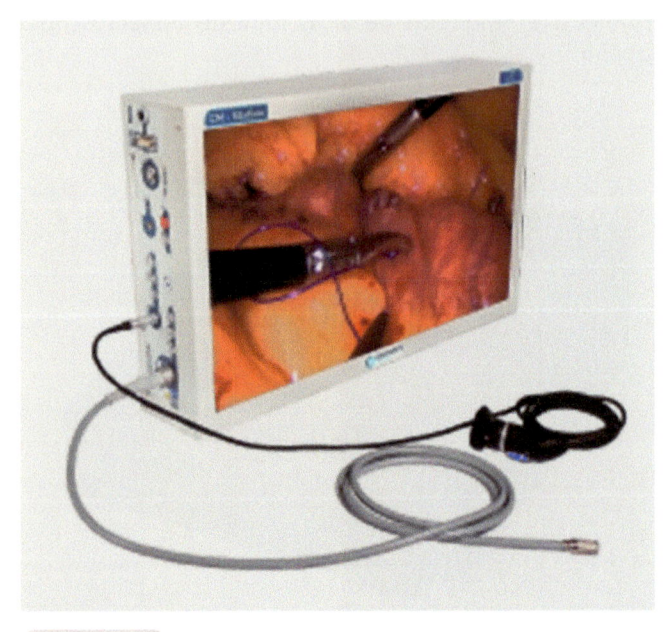

FIGURA 1.25 Sistema compacto de monitor, câmera, fonte de luz e cabo de fibra integrados (Confiance®).

No ambiente dedicado à limpeza e à esterilização dos instrumentais, alguns itens merecem atenção, como a lavadora ultrassônica e *containers* para desinfecção dos instrumentais ou autoclave (Figura 1.26).

Indicações e contraindicações da histeroscopia

A seguir estão as indicações e contraindicações para a realização da histeroscopia. As imagens normais e patologias visualizadas no procedimento serão abordadas em seus respectivos capítulos.

Indicações da histeroscopia ambulatorial

- Sangramento uterino anormal, no menacme, na pré-menopausa ou na menopausa com ou sem tratamento de reposição hormonal
- Avaliação de imagem suspeita por outros métodos de imagem, ultrassonografia, histerossalpingografia, ressonância magnética ou tomografia
- Suspeita de alterações müllerianas
- *Follow-up* cirúrgico e prevenção de sinequia
- Pesquisa de infertilidade conjugal
- Pesquisa de endometrite crônica
- Avaliação de abortamentos recorrentes
- Localização, retirada ou reposicionamento de dispositivo intrauterino (DIU) ou endoceptivo
- Avaliação de istmocele
- Fragmento de sutura ou corpo estranho
- Suspeita de metaplasia óssea
- Avaliação de mioma com componente submucoso
- Pólipos endometriais ou endocervicais
- Sinéquias uterinas.

Contraindicações da histeroscopia ambulatorial

Podem ser divididas como *absolutas* e *relativas*.
- Contraindicações absolutas:
  - Infecção pélvica ativa
  - Atresia cervical severa
  - Gravidez intrauterina
  - Perfuração uterina recente
- Contraindicações relativas:
  - Cirurgião inexperiente
  - Doença cardiovascular
  - Sangramento uterino intenso
  - Contraindicações anestésicas
  - Estenose cervical grave.

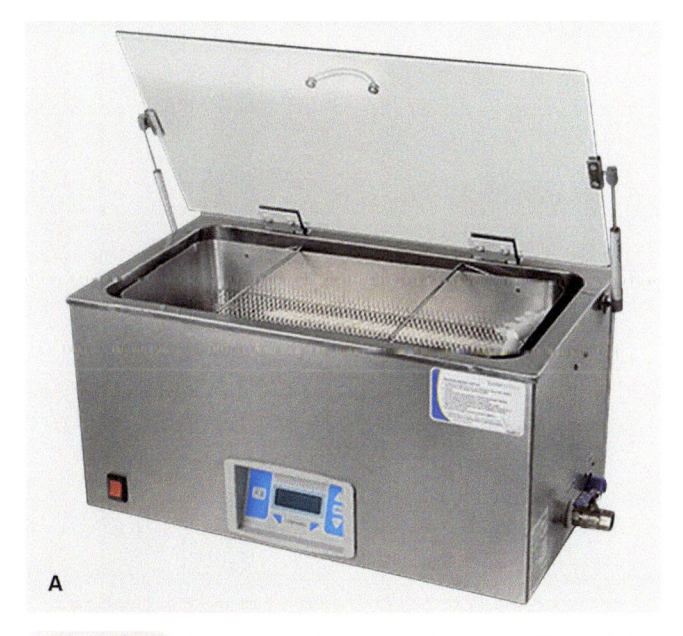
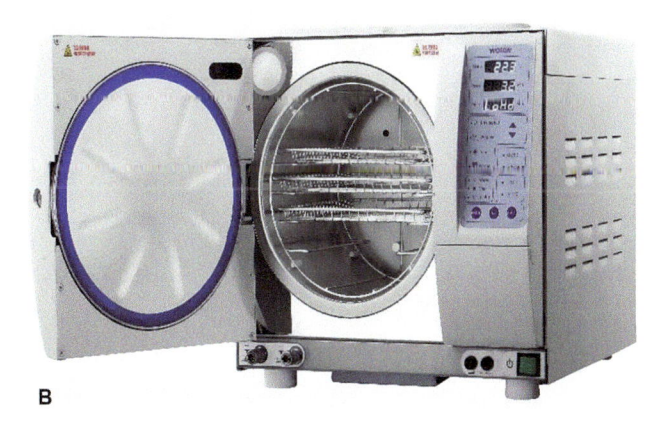

A

B

FIGURA 1.26 Itens essenciais no ambiente dedicado à limpeza. **A.** Lavadora ultrassônica. **B.** Autoclave para histeroscopia.

Útero Normal

Claudio Moura • Gisele Ozom • Licia Gomes

Seção A: Canal Cervical

Claudio Moura • Gisele Ozom • Licia Gomes

O aspecto histeroscópico do canal cervical varia de acordo com a idade reprodutiva (menacme ou climatério), pois o *status* hormonal é determinante para diferenciar as partes do trajeto cervical. O canal cervical tem papel fundamental para espermomigração, portanto a sua avaliação por meio da vídeo-histeroscopia de pacientes que desejam engravidar ou apresentam infertilidade conjugal é imprescindível.

Usualmente, no exame histeroscópio, o canal cervical é dividido em três porções. Nas pacientes no menacme, em geral, o canal é dito "trófico" e encontrado da seguinte forma:

- **Primeira porção ou setor inferior:** nessa porção, o canal cervical apresenta, durante a fase proliferativa, muco claro e fluido, pouco aderente à óptica. Ele é caracterizado por presença de papilas e lembra cachos de uva
- **Segunda porção ou setor médio:** nesse setor, o canal cervical perde o detalhe das papilas e é caracterizado por pregas e pregas longitudinais, que favorecem a espermomigração
- **Terceira porção ou setor superior:** nessa porção, o canal cervical apresenta a mucosa com a superfície lisa e pouco vascularizada até a altura do orifício interno.

As características referidas anteriormente podem sofrer influência de alguns medicamentos, de processos infecciosos e inflamatórios e da faixa etária da mulher.

A parede endocervical, conhecida como "arcabouço conjuntivo", é constituída de fibras elásticas. Já o muco cervical é composto de água, mucina, eletrólitos e proteínas não mucinosas.

Tanto as fibras elásticas da parede endocervical quanto a composição do muco cervical sofrem ações características e antagônicas do estrogênio e da progesterona, conforme demonstrado na Tabela 2.1.

No que diz respeito às pacientes que estão no período de menopausa, o canal cervical é dito "atrófico", sendo as três porções muito parecidas por conta da perda das características descritas, devido à mudança do *status* hormonal.[1,2]

TABELA 2.1	Diferenças das ações de estrogênio e progesterona quanto às características do muco cervical e do útero.	
Variáveis	**1ª fase do ciclo menstrual (estrogênio)**	**2ª fase do ciclo menstrual (progesterona)**
Muco cervical	Mais aquoso, filante claro e em maior quantidade	Mais espesso, menos filante, opaco e em menor quantidade
Parede cervical	Maior distensibilidade	Menor distensibilidade
Orifício interno	Menor resistência	Maior resistência
Cavidade uterina	Maior resistência	Menor resistência

Como será demonstrado nas Figuras 2.1 a 2.8, há presença de sangue no trajeto endocervical, graças a alguma patologia intrauterina. Durante o próprio exame histeroscópico, quando realizado com soro fisiológico, esse sangue é drenado para melhor visualização do trajeto, visto que a presença de sangue ou qualquer secreção espessa pode dificultar a visualização e a interpretação do exame.[3]

Nesta seção, também serão mostradas fotografias do colo uterino. Essa visualização é mais efetiva quando a histeroscopia é realizada com a técnica de vaginoscopia, em que o profissional inicia o exame sem o uso de espéculo vaginal. A microcâmera aumenta a imagem em torno de 20 vezes, fornecendo-a em melhor definição em comparação ao "olho nu", quando se opta por usar o espéculo vaginal.[2] Por meio dessa visão do colo uterino, identificamos o orifício externo, local de início da porção inferior do canal cervical. Nele, identificamos o calibre do orifício, assim como características da secreção oriunda do canal cervical ou da cavidade uterina.

VÍDEOS

▶ **2.1** Canal cervical, setor proximal, visão das micropapilas e criptas, com muco claro e espesso.

▶ **2.2** Passagem da óptica pelo canal cervical. Setor médio com pregas longitudinais e setor distal com perda das pregas e paredes lisas.

▶ **2.3** Estenose cervical e uso da pinça como guia.

Acesse pelo QR code

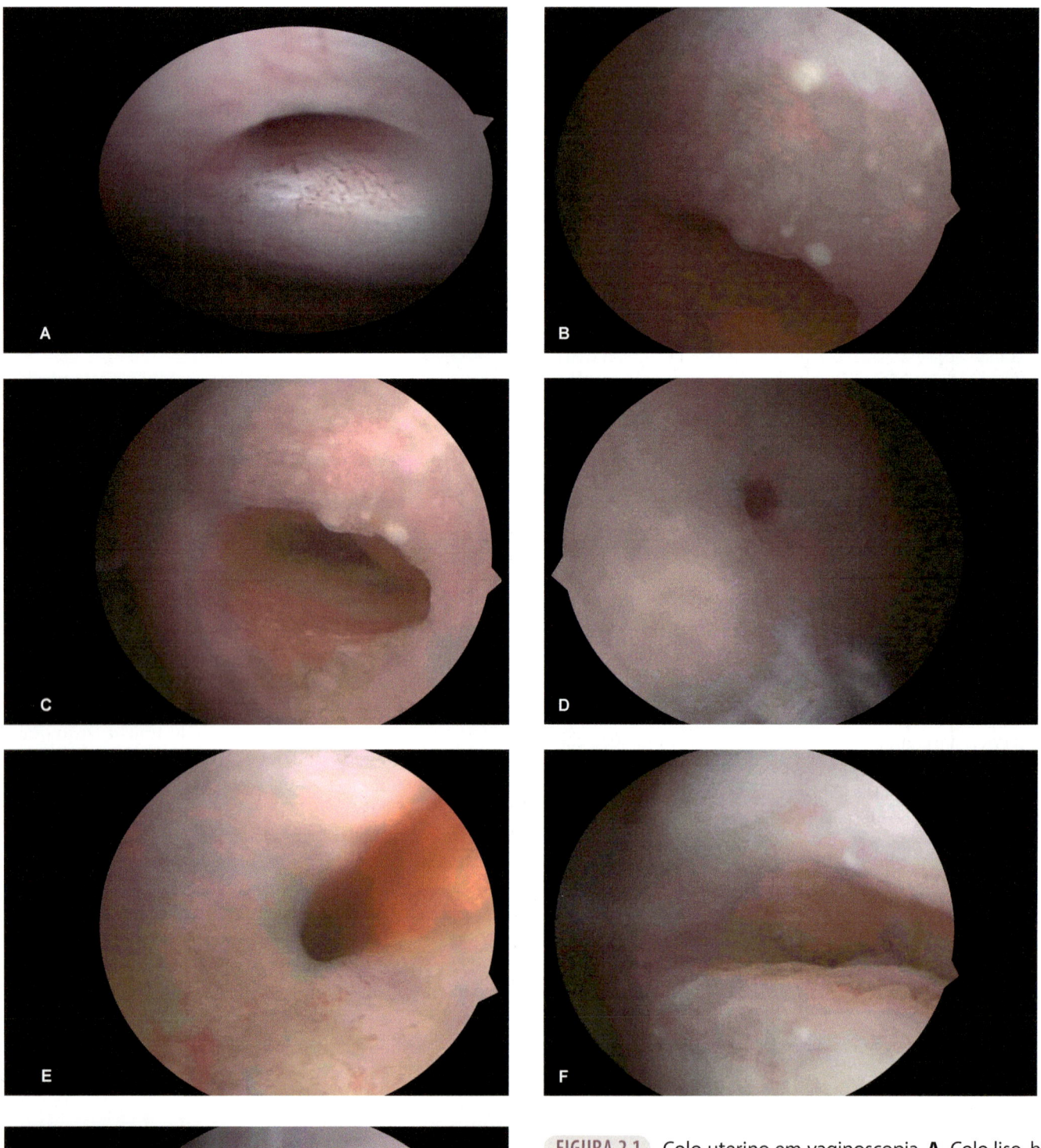

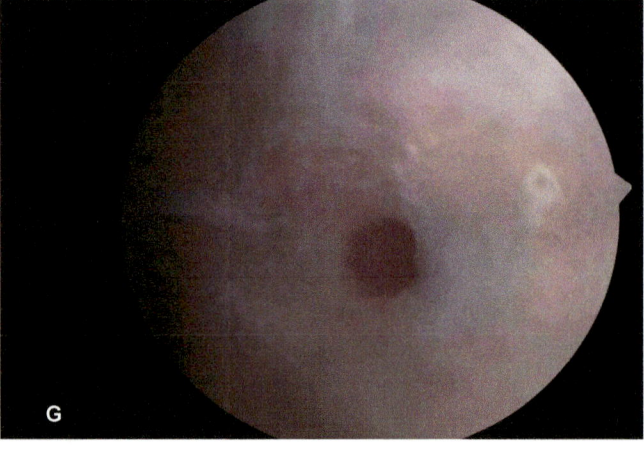

FIGURA 2.1 Colo uterino em vaginoscopia. **A.** Colo liso, hipotrófico, com junção escamo-colunar (JEC) estenosado endocervical, não sendo possível analisar o seu limite, comumente encontrado na menopausa sem tratamento hormonal. **B.** Colo trófico com orifício externo circular e JEC no limite do orifício externo (transição ectoendocervical). **C.** Colo trófico com orifício externo em fenda e JEC visível no limite do orifício externo. **D.** Colo uterino com o orifício externo puntiforme e estenosado, e paredes lisas. **E.** Colo uterino com orifício externo circular, estenosado, JEC endocervical e drenando, e muco serossanguíneo. **F.** Colo uterino trófico, orifício externo em fenda, drenando, e muco claro e espesso. **G.** Colo uterino trófico circular, com JEC aparente na transição ecto-endocervical, notando-se, na posição de 2 horas, orifício glandular remanescente.

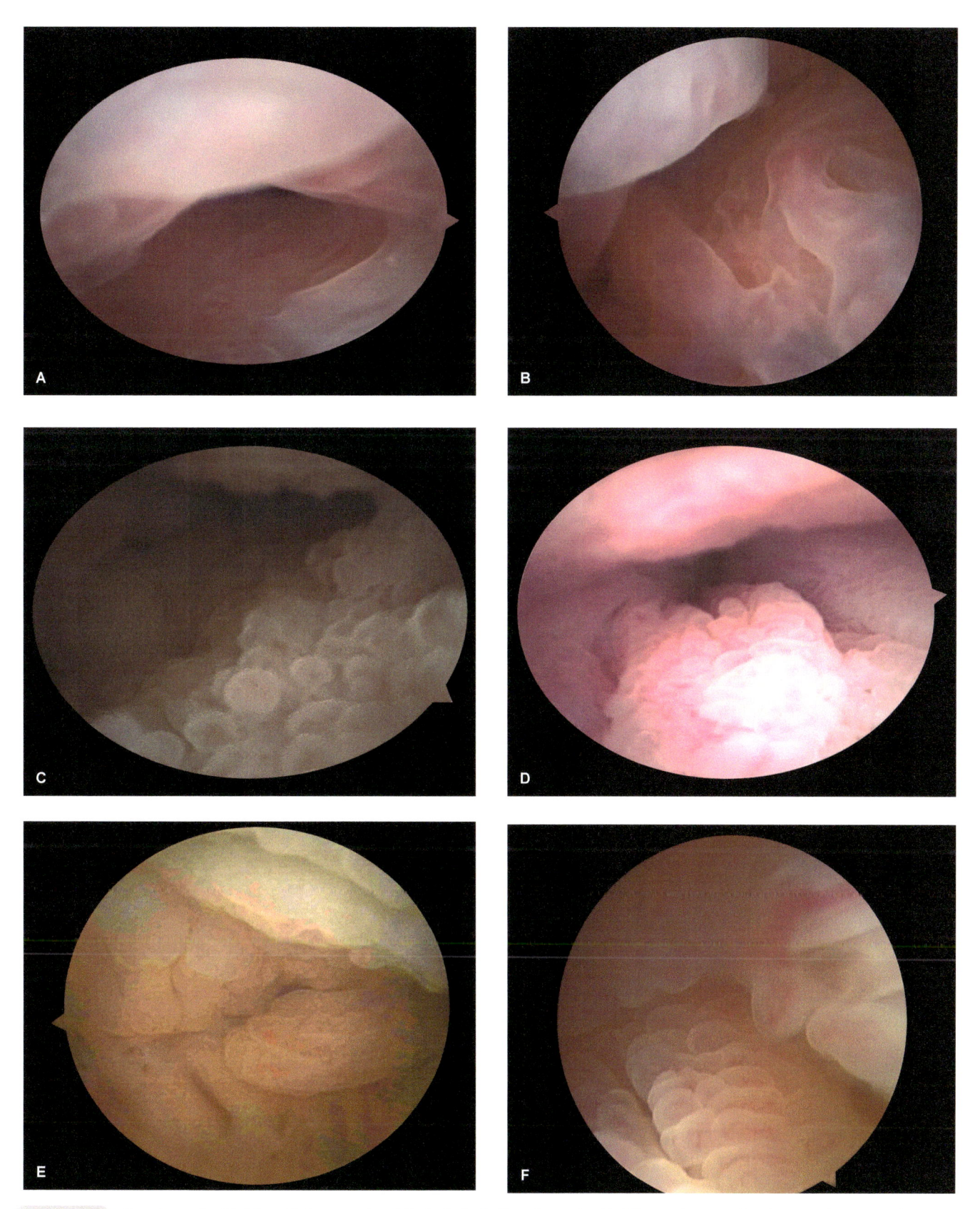

FIGURA 2.2 Canal cervical trófico. Setor proximal (inferior). **A.** Canal cervical trófico, setor proximal, com algumas criptas em epitélio endocervical. **B.** Criptas e papilas evidentes devido ao epitélio mucíparo. **C.** Micropapilas evidentes, com um muco claro e pouco aderente à óptica. **D.** Com evidência das micropapilas. **E.** Setor inferior com o epitélio mucíparo; organização em criptas pregueadas e papilas glandulares nítidas. **F.** Com as micropapilas que lembram cachos de uva, muco claro e cristalino, e dobras endocervicais evidentes.

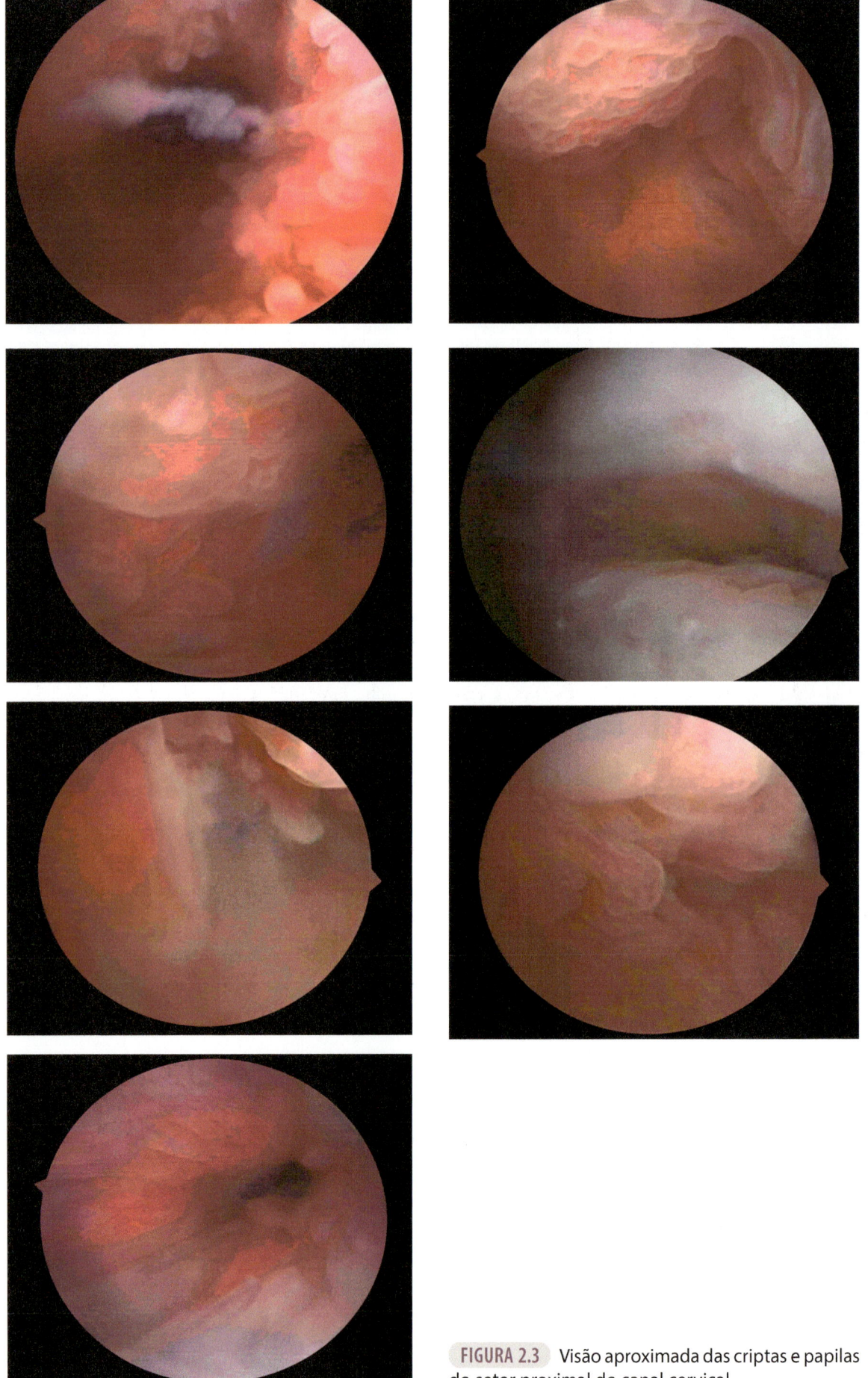

FIGURA 2.3 Visão aproximada das criptas e papilas do setor proximal do canal cervical.

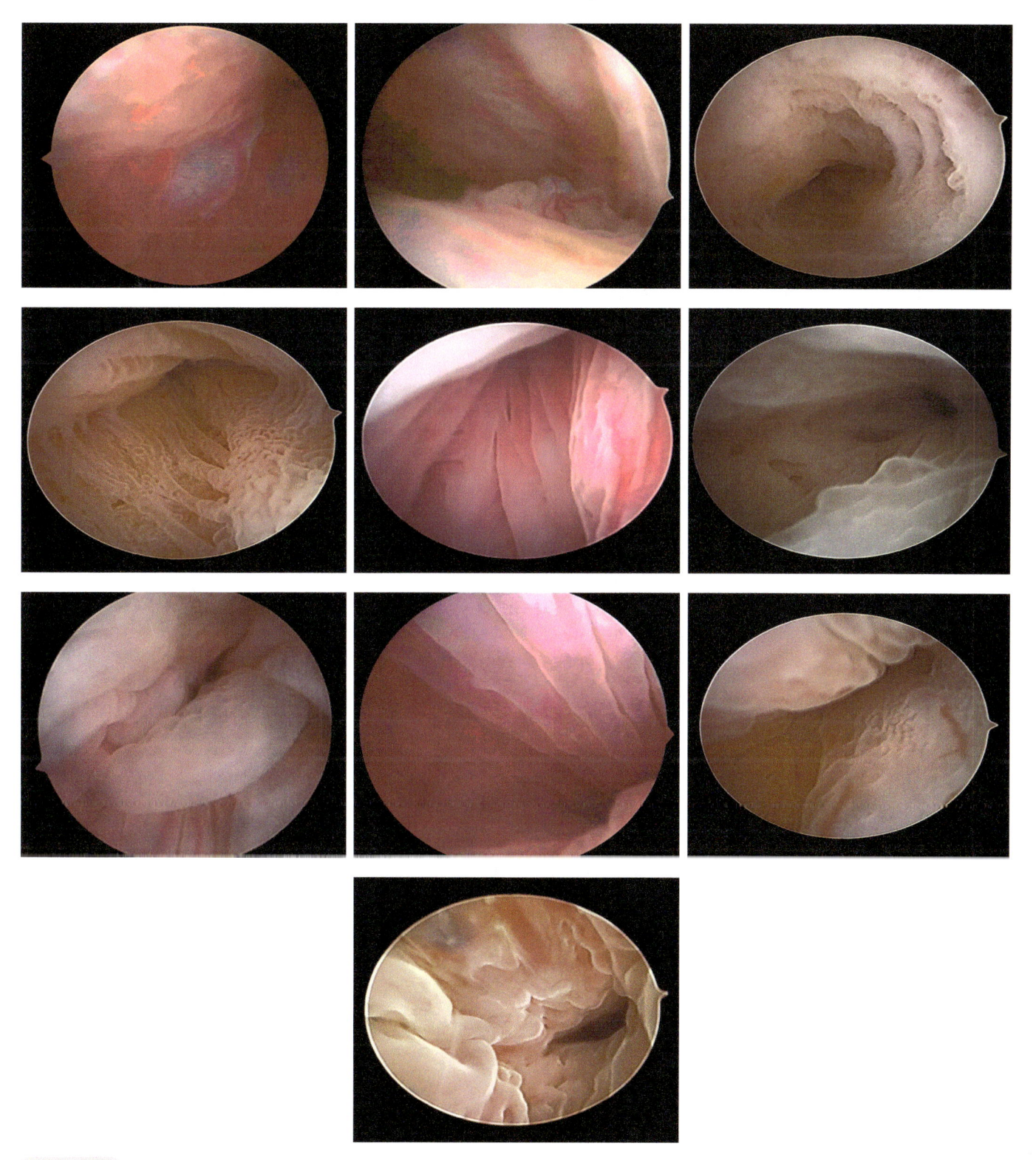

FIGURA 2.4 Setor médio do canal cervical, em que perdemos o detalhe das papilas e criptas, e sendo caracterizado por pregas longitudinais.

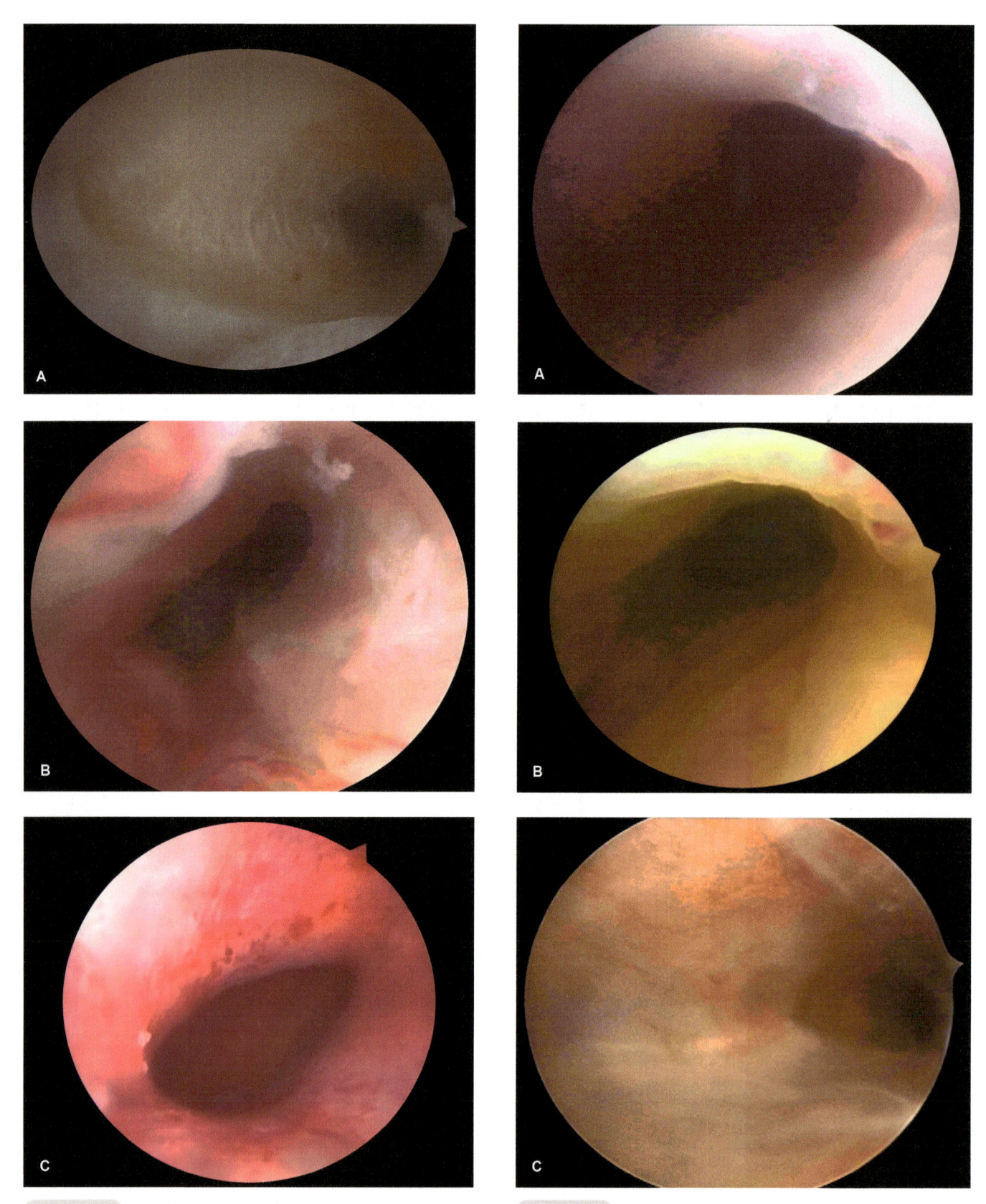

FIGURA 2.5 Canal cervical trófico. Setor distal (superior). **A.** As paredes cervicais são lisas, perdendo as pregas longitudinais. Visão do orifício interno. **B.** A mucosa fica com a superfície lisa e pouco vascularizada. **C.** Setor superior do canal cervical com as paredes lisas. Visão da região ístmica.

FIGURA 2.6 **A.** Canal cervical com sangue acumulado de hematometria. **B.** Canal cervical com sangue acumulado em pertuito. **C.** Canal cervical com muco espesso (apresentando uma imagem embaçada).

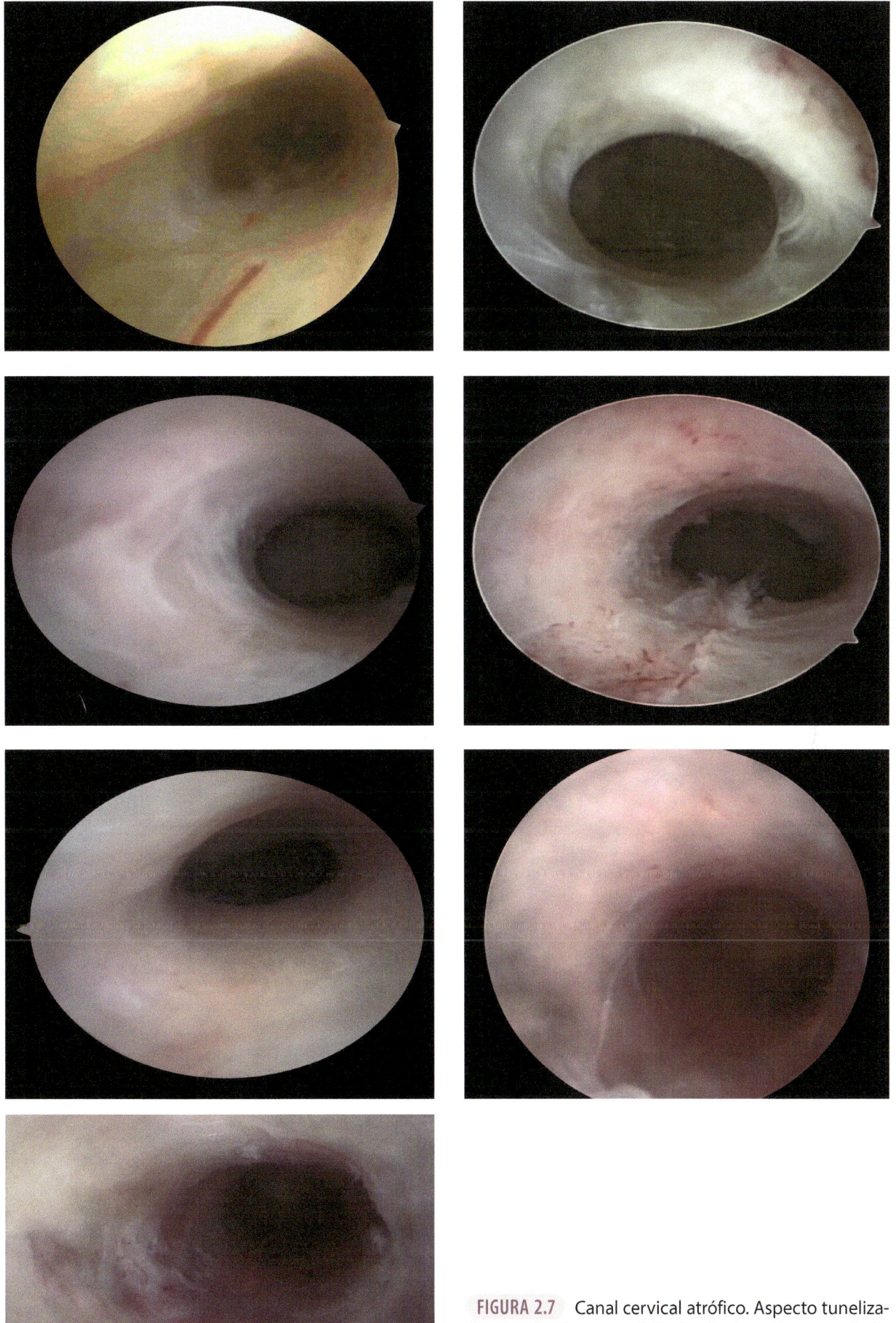

FIGURA 2.7 Canal cervical atrófico. Aspecto tunelizado, paredes lisas, sem delimitação dos setores cervicais, vascularização não visível.

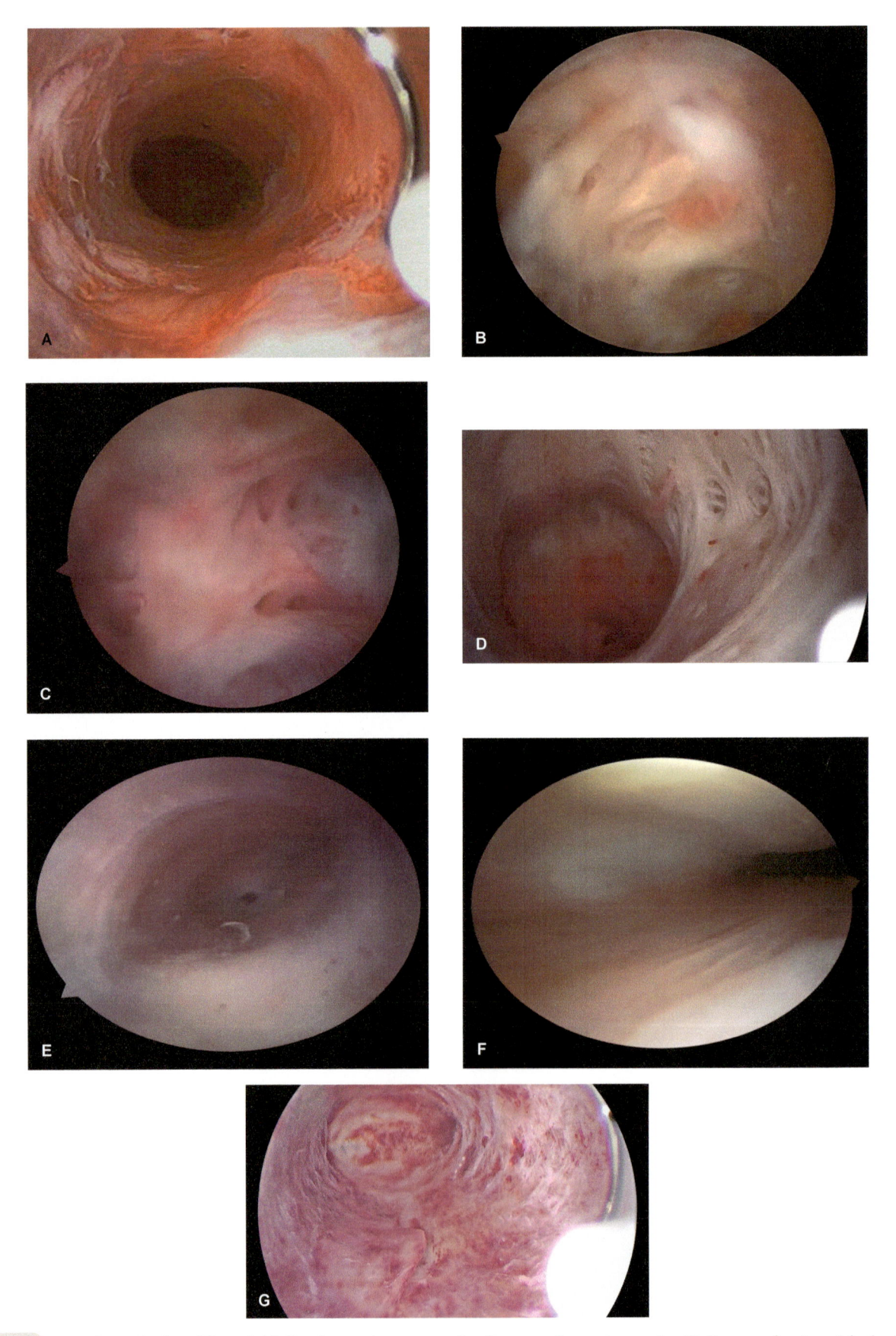

FIGURA 2.8 Canal cervical atrófico. **A.** Visão do arcabouço conjuntivo, em formato anelar. **B.** Com anfractuosidade. **C.** Visão aproximada das anfractuosidades (traves fibrosas do tecido conjuntivo). **D.** Pertuito tunelizado, sem vascularização superficial evidente, paredes lisas e com visão do arcabouço conjuntivo. **E.** Orifício interno estenosado e canal cervical tunelizado. **F.** Setor distal do canal cervical e orifício interno. **G.** Panorâmica do canal cervical com uma formação poliposa do setor médio na posição de 4 horas; cavidade uterina pequena, tunelizada, com o endométrio atrófico.

Referências bibliográficas

1. Moscovitz T, Alonso L, Tcherniakovsky M. Tratado de histeroscopia: uma viagem pelas lentes do mundo. Rio de Janeiro: DiLivros. 2021;10:103-9.
2. Crispi CP, Oliveira FMM, Damian Jr. JC, et al. Tratado de endoscopia ginecológica: cirurgia minimamente invasiva. 3. ed. São Paulo: Thieme Revinter; 2012.
3. Moscovitz T, Alonso L, Tcherniakovsky M. Tratado de histeroscopia: uma viagem pelas lentes do mundo. Rio de Janeiro: DiLivros. 2021;2:9-31.

Seção B: Cavidade Uterina Normal

Claudio Moura • Licia Gomes

Cavidade uterina

A partir do orifício interno, a cavidade uterina distendida apresenta-se como um cone invertido, cuja base se dilata suavemente até determinado ponto em que se abre mais, assumindo, a partir daí, forma ovoide de maior diâmetro transverso. Encontram-se, nos extremos laterais, as regiões cornuais, que são escavadas e afuniladas até os óstios tubários.

As paredes uterinas normais apresentam-se distendidas de maneira homogênea, delimitando bem os dois segmentos e as escavações cornuais.

Ciclo menstrual

A média de cada ciclo menstrual é de 28 dias.[1-3] Neste capítulo, utilizaremos essa média nas ilustrações e demonstrações. O organismo da mulher se prepara para uma possível fecundação, produzindo óvulos e desenvolvendo o endométrio para receber um futuro embrião. Havendo a fecundação, espera-se por sua implantação na camada interna do útero.[4] Caso contrário, o endométrio se descama, sendo eliminado pela vagina: tal evento é chamado "menstruação", que dura em média cinco dias.[2]

O período entre o início de uma menstruação e o início da próxima é denominado "ciclo menstrual". Este, por sua vez, é controlado principalmente pelos hormônios folículo estimulante (FSH) e luteinizante (LH), produzidos na hipófise, que estimulam os ovários na produção dos hormônios estrogênios e progesterona.[5]

Na primeira metade do ciclo menstrual, um folículo é estimulado pelo FSH, cresce e produz os estrogênios. Estes últimos inibem o FSH e o LH. O folículo ovariano vai aumentando de tamanho, e o endométrio vai se desenvolvendo. No 14º dia, a ovulação ocorre quando a hipófise é estimulada a promover a secreção de FSH e LH e, estimulado por estes, o folículo se rompe, liberando o óvulo.[1] A ovulação ocorre aproximadamente 14 dias antes da próxima menstruação, e o óvulo pode ser fecundado entre 24 e 36 horas após ser liberado.

A taxa de estrogênio cai, e o folículo rompido se desenvolve, estimulado pelo LH, transformando-se no corpo lúteo. Este secreta estrogênio e progesterona, possibilitando que o endométrio se torne espesso, rico em secreções nutritivas, a fim de suprir as necessidades do embrião.[6]

Ocorrendo a fecundação, a placenta produzirá o hormônio gonadotrofina coriônica (hCG), um hormônio que impede outra ovulação e evita, também, a descamação do endométrio, mantendo a ação do corpo lúteo[2] constante.

Não ocorrendo a fecundação, as altas concentrações de progesterona diminuem a secreção de FSH e LH, fazendo o corpo lúteo regredir; isso, por sua vez, faz com que a concentração de estrogênio e progesterona diminua, provocando a menstruação.[6]

Ação do estrogênio e da progesterona

Estrogênio e progesterona são hormônios sexuais, originários do colesterol, presentes nas mulheres e responsáveis por várias ações.[1] Neste capítulo, vamos nos deter às repercussões desses hormônios no canal cervical e na cavidade uterina.

Estrogênio

Existem quatro tipos de estrogênio; o estradiol é o que está envolvido no ciclo menstrual, sendo produzido pelos ovários e com predominância na primeira fase do ciclo menstrual (Figura 2.9).

O estradiol age no canal cervical tornando o muco cervical favorável tanto para cervicoscopia quanto para a espermomigração pelo predomínio de água, contribuindo na fluidez e transparência.[7] Em relação às fibras elásticas, estas são mais complacentes, distendem com mais facilidade e aceitam a passagem do histeroscópio com menor resistência. Esse é um dos motivos pelos quais o exame de histeroscopia é menos doloroso quando realizado na primeira fase do ciclo menstrual.

Em relação ao miométrio, o estradiol age nas fibras musculares, favorecendo a contração. Portanto, durante o exame de histeroscopia há uma menor distensibilidade da cavidade uterina.[8,9]

Em relação ao endométrio, ele é dividido em camada basal e camada funcional, que se subdivide em camada esponjosa e superficial.[10]

A camada basal não descama na menstruação e é responsável pela origem da formação das estruturas glandulares e da vascularização interglandular.

Já a camada funcional é aquela que descama na menstruação e é a responsável pelo desenvolvimento de toda a estrutura endometrial, propiciando aumento do número glandular, porém ainda sem produção de secreção intraluminal nessa primeira fase do ciclo menstrual. Dessa maneira, identificamos, na superfície endometrial, vários orifícios glandulares, de aspecto puntiforme, que vão aumentando em número e espessura endometrial, da fase regenerativa até a periovulatória. Como a estrutura glandular é fina, há espaço para a vascularização interglandular chegar até a superfície endometrial, conforme se vê na Figura 2.9.

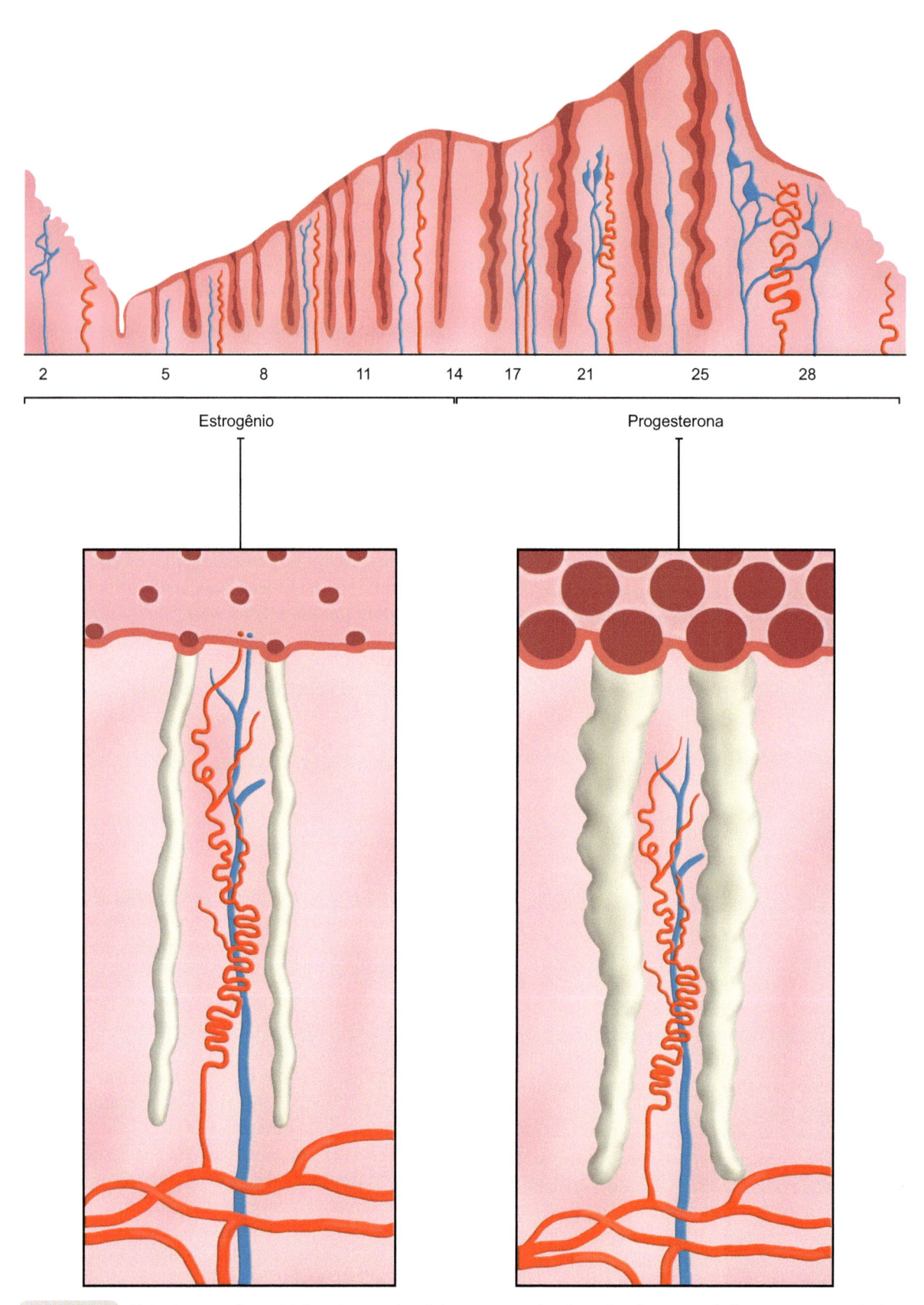

FIGURA 2.9 Estrutura endometrial ao longo do ciclo menstrual sob estímulo estrogênico e progesterônico.

É interessante notar, portanto, que, durante um exame de histeroscopia, o que se visualiza é a superfície endometrial, similar ao que ocorre quando vemos um *iceberg* no oceano: para sabermos o tamanho do *iceberg* e o que está acontecendo abaixo da superfície do mar, somente mergulhando em sua profundidade (Figura 2.10).

Em uma analogia com o oceano, é possível interagir com a camada funcional realizando a marcação endometrial. Isso é feito imprimindo a óptica sobre o endométrio, o que proporcionará uma depressão nele. Desse modo, conseguimos avaliar a espessura endometrial e as características dessa camada, conforme Figura 2.11.

Progesterona

É produzida pelo corpo lúteo, em menor quantidade pela suprarrenal e, na gravidez, pela placenta. No ciclo menstrual normal, apresenta seu predomínio na segunda fase.

A melhor maneira de exemplificar os efeitos da progesterona no canal cervical e no útero é lembrando os principais efeitos que ocorrem ao longo da gravidez, com o objetivo de proteção do feto e do seu desenvolvimento intrauterino adequado. Há uma redução de água na composição do muco cervical, tornando-o espesso e opaco, formando um tampão mucoso, semelhante a uma rolha. Dessa maneira, evita-se ou minimiza-se a ascensão de microrganismos para o interior da cavidade uterina.[7] Em relação às fibras elásticas, estas são menos complacentes e mais rígidas, evitando a abertura do orifício interno. A sua resistência é tão grande, a ponto de "vencer" o peso do feto, o líquido amniótico e a placenta, demonstrando a competência do orifício interno do colo uterino.

Em contrapartida, efeito contrário ocorre com o miométrio, conhecido como "bloqueio progesterônico miometrial", que mantém as fibras musculares relaxadas para que o útero possa se expandir com a evolução da gravidez.[11]

Desse modo, entende-se o que ocorre na segunda fase do ciclo menstrual, similar ao que ocorre na gravidez, conforme demonstrado acima, pelo predomínio da progesterona.

Já em relação à camada funcional do endométrio, sob o efeito da progesterona, ocorre uma evolução no desenvolvimento de toda a estrutura endometrial, propiciando produção de secreção intraluminal, que vai aumentando a sua produção até a exaustão máxima no período secretor tardio. Dessa maneira, identificamos, na superfície endometrial, vários orifícios glandulares mais amplos, que ocasionam aumento da espessura endometrial. Como a estrutura glandular é espessa, os orifícios glandulares se aproximam tanto, a ponto de tornar a vascularização superficial mais escassa, conforme a Figura 2.9. O estroma é bastante edemaciado, fazendo com que o endométrio fique com muco abundante por transudação.[12]

Aspecto do endométrio nas fases do ciclo menstrual

Apresentaremos a seguir as principais variáveis que podem ser valorizadas durante o exame de histeroscopia e que facilitam a identificação da fase do ciclo menstrual. São elas: cor, superfície, glândulas, muco, vascularização, marcação e espessura endometrial.

Vale ressaltar que a mudança endometrial ocorre dia a dia, não sendo uma mudança abrupta. Na Tabela 2.2, tem-se a apresentação de um ciclo menstrual de 28 dias.

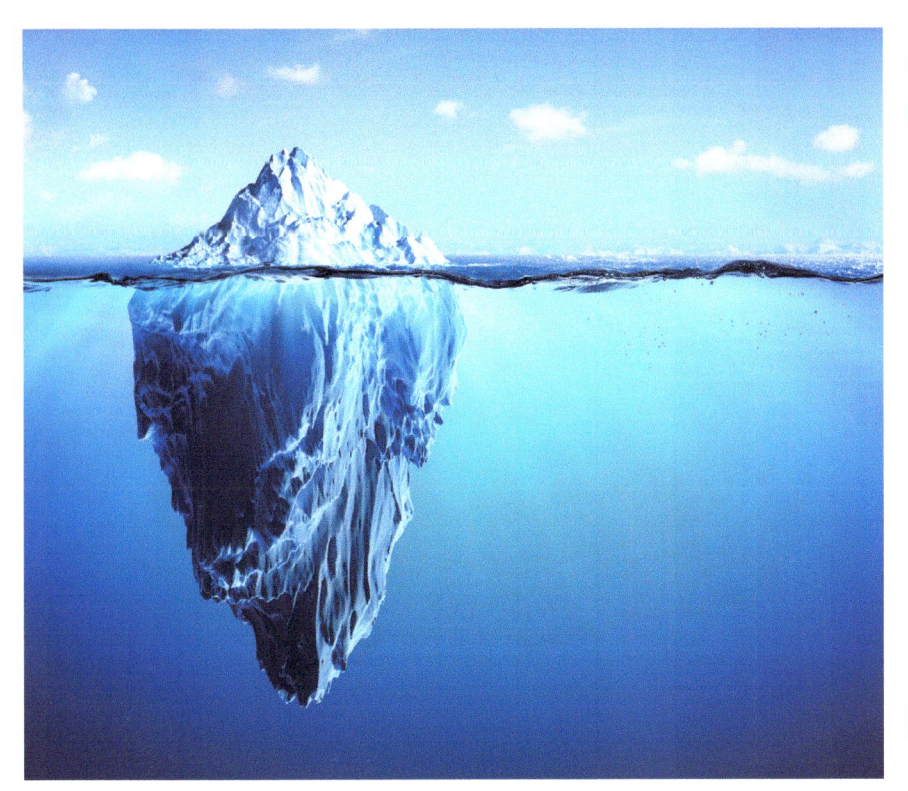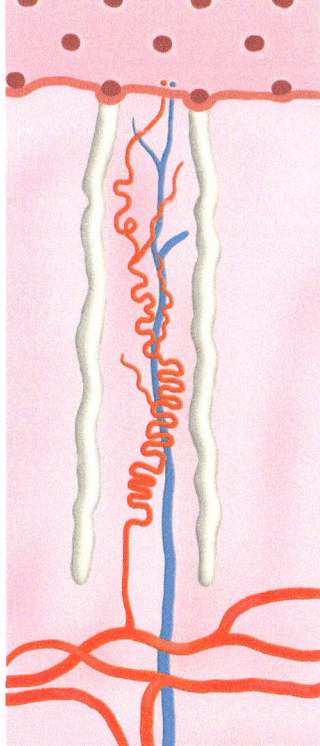

FIGURA 2.10 Visualização da superfície endometrial.

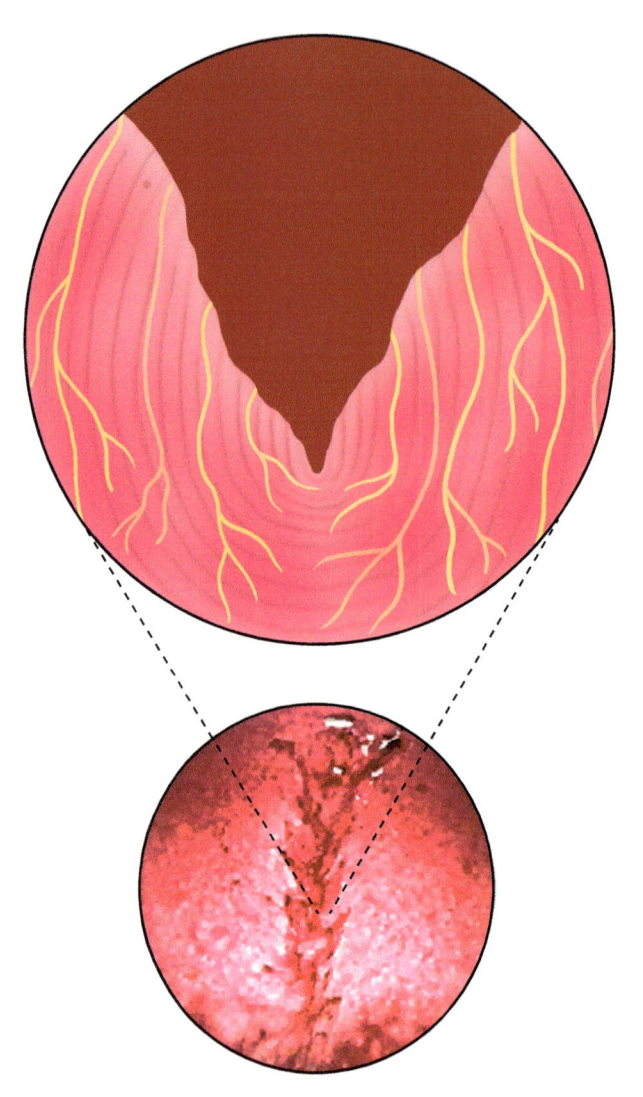

FIGURA 2.11 Marcação endometrial pela impressão da óptica sobre o endométrio, possibilitando visualizar as camadas basal e funcional.

TABELA 2.2 Características histeroscópicas de acordo com a fase do ciclo menstrual.[12]

Variáveis	Cor	Superfície	Glândulas	Muco	Vascularização	Marcação endometrial	Espessura endometrial
Regenerativo (2º ao 4º dia)	Vermelho intenso	Rugosa	Isoladas	Ausência	Evidente da camada basal	Sangra	De 0 a 1 mm
Proliferativo inicial (5º ao 10º dia)	Rosada	Plana e uniforme	Pontilhadas e espaçadas	Fino	Capilares finos	Discreto sangramento	De 2 a 5 mm

(continua)

TABELA 2.2 Características histeroscópicas de acordo com a fase do ciclo menstrual.[12] (*Continuação*)

Variáveis	Cor	Superfície	Glândulas	Muco	Vascularização	Marcação endometrial	Espessura endometrial
Proliferativo tardio (11º ao 14º dia)	Rosada/Amarela	Plana e uniforme	Pontilhadas e agrupadas	Fino	Capilares finos e médios	Sangramento	De 6 a 7 mm
Periovulatório (15º ao 18º dia)	Rosada/Amarela	Plana e brilhante	Sobrelevadas e espessadas	Fino	Loseta vascular	Sangramento discreto e tardio	De 6 a 7 mm
Secretor inicial (19º ao 21º dia)	Rosada/ Esbranquiçada	Plana com ondulações	Sobrelevadas, agrupadas e espessadas	Fino e abundante	Superficial, diminuída ou ausente	Serosa	De 8 a 9 mm
Secretor tardio (22º ao 25º dia)	Rosada	Ondulada	Sobrelevadas, agrupadas e espessadas	Aquoso e com formação de bolhas	Superficial, diminuída ou ausente	Serosa	Maior que 7 mm
Pré-menstrual (26º ao 28º dia)	Avermelhada/ Esbranquiçada	Irregular, friável	Sobrelevadas e agrupadas	Sanguinolento	Com lagos hemorrágicos	Sangramento	Menor que 3 mm
Menstrual (28º dia)	Avermelhada	Irregular com placas endometriais	Não visíveis	Sanguinolento	Com lagos hemorrágicos	Sangramento	De 0 a 1 mm

Os exames de histeroscopia são realizados em algum momento do ciclo menstrual, e saber as características endometriais e os efeitos hormonais é fundamental. Isso norteará inclusive a escolha, pelo examinador, do melhor momento para realizar o exame.

Em algumas situações, iremos nos deparar com casos de pacientes que estão sob influência medicamentosa ou que apresentam distúrbios hormonais ou patologias endometriais. Conhecer as características fisiológicas é o passo inicial para reconhecer anormalidades.

A seguir, serão apresentadas imagens histeroscópicas de acordo com cada fase do ciclo menstrual.

VÍDEOS

▶ **2.4** Técnica de entrada em canal e cavidade uterina.

▶ **2.5** Visão da passagem da óptica pelo canal cervical e cavidade uterina com pólipo e endométrio secretor.

Acesse pelo QR code

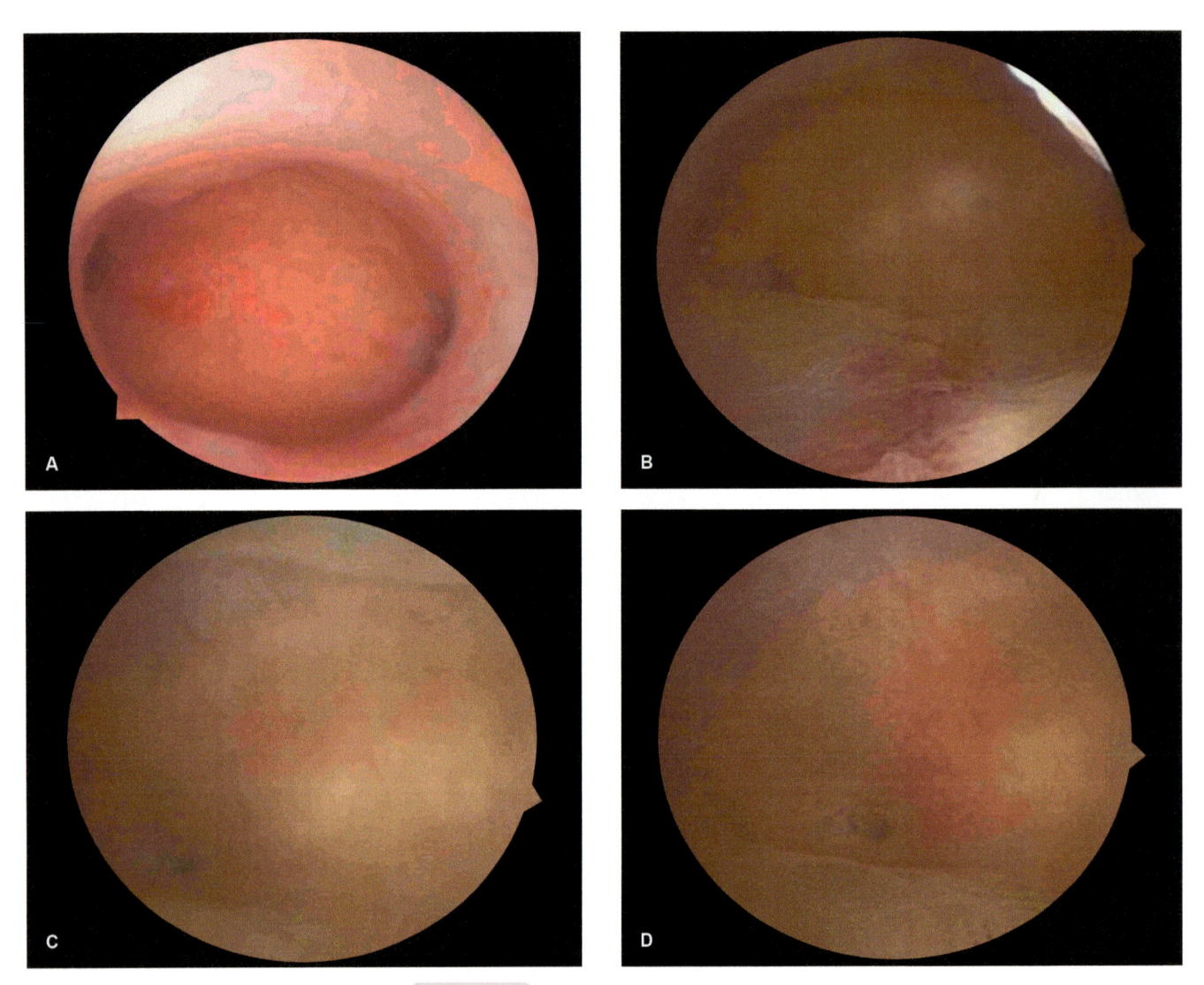

FIGURA 2.12 Cavidade uterina normal.

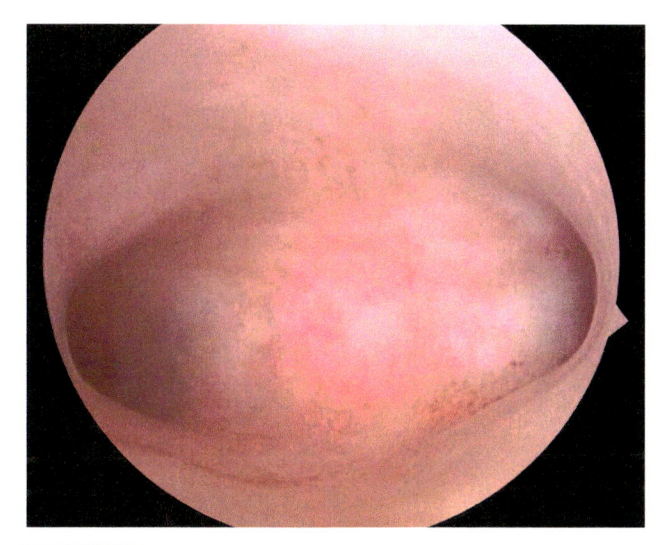

FIGURA 2.13 Cavidade uterina normal, com arquitetura triangular, paredes laterais de aspecto convexo e regiões cornuais escavadas.

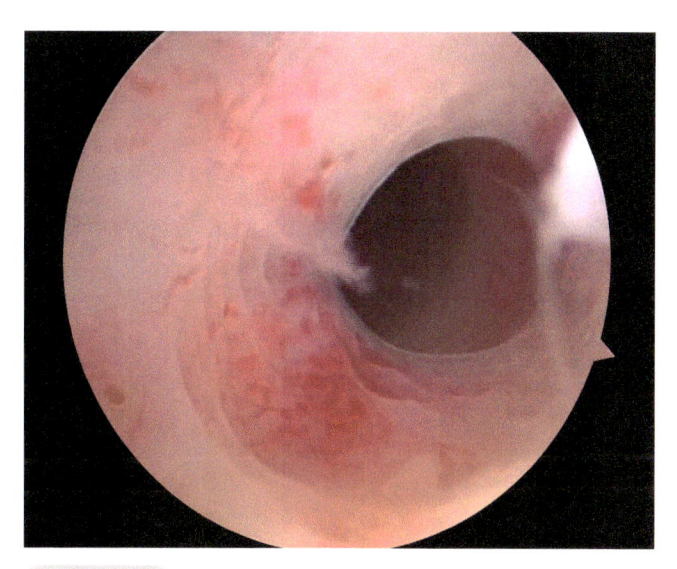

FIGURA 2.16 Orifício interno de uma mulher no menacme.

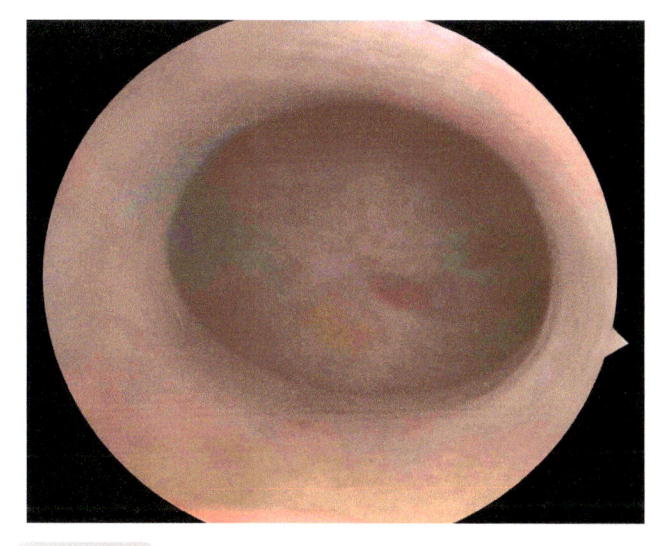

FIGURA 2.14 Cavidade uterina normal, com aspecto tunelizado, endométrio do padrão hipotrófico, não evidenciando pontilhado glandular.

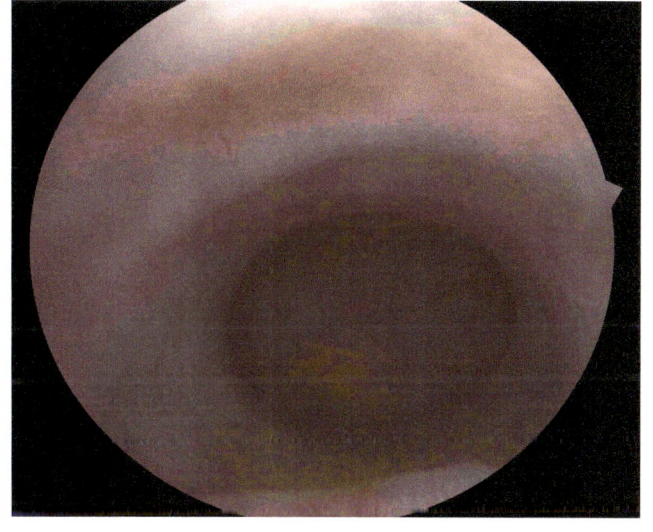

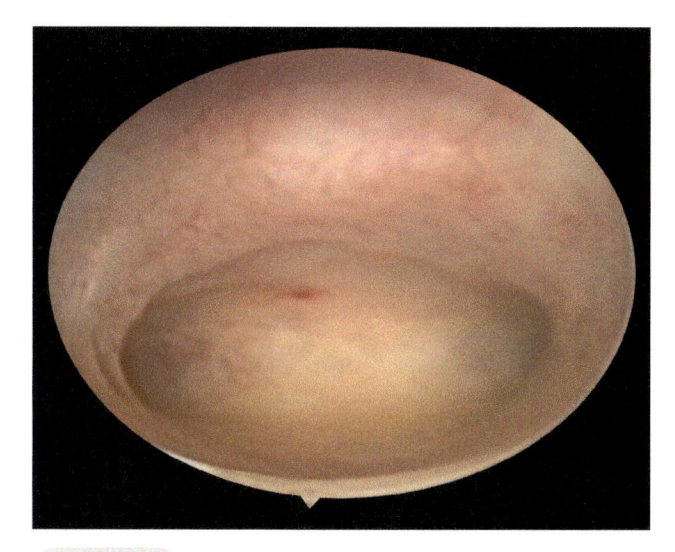

FIGURA 2.15 Cavidade uterina normal na menopausa.

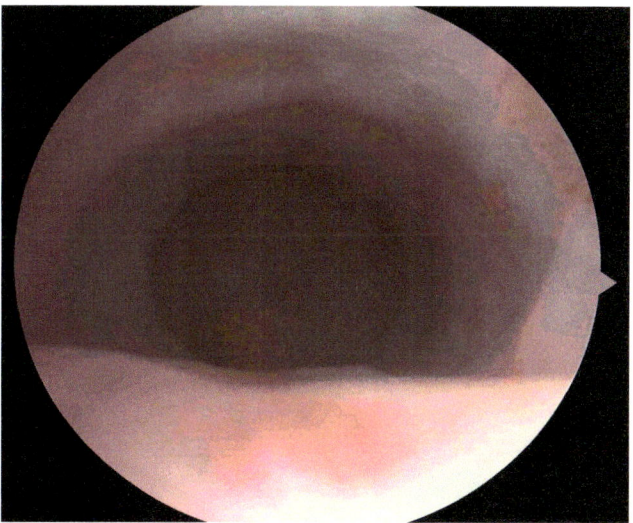

FIGURA 2.17 Região ístmica.

Referências bibliográficas

1. Taylor HS, Pal L, Seli E. Speroff's Clinical Gynecologic Endocrinology and Infertility. 9th ed. Lippincott Williams & Wilkins (LWW). 2019;25-413.
2. Mihm M, Gangooly S, Muttukrishna S. The normal menstrual cycle in women. Anim Reprod Sci. 2011;124(3-4):229-36.
3. Chiazze L Jr., Brayer FT, Macisco JJ Jr., Parker MP, Duffy BJ. The length and variability of the human menstrual cycle. JAMA; 1968;203:377.
4. Critchley HO, Kelly RW, Brenner RM, Baird DT. The endocrinology of menstruation: a role for the immune system. Clin Endocrinol (Oxf). 2001;55(6):701-10.
5. Backstrom CT, McNeilly AL, Leask RM, Baird DT. Pulsatile secretion of LH, FSH, prolactin, estradiol and progesterone during the human menstrual cycle. Clin Endocrinol (Oxf); 1982;16:29.
6. Maybin JA, Critchley HO. Menstrual physiology: implications for endometrial pathology and beyond. Hum Reprod Update. 2015;21(6):748-61.
7. Curlin M, Bursac D. Cervical mucus: from biochemical structure to clinical implications. Front Biosci (Schol Ed); Jan. 2023;1.2013;5:507-15.
8. The use of hysteroscopy for the diagnosis and treatment of intrauterine pathology: ACOG Committee Opinion, Number 800. Obstet Gynecol. 2020;135(3):138-48.
9. Bakour SH, Jones SE, O'Donovan P. Ambulatory hysteroscopy: evidence-based guide to diagnosis and therapy. Best Pract Res Clin Obstet Gynaecol. 2006;20(6):953-75.
10. Bettocchi S, Nappi L, Ceci O, Selvaggi L. What does 'diagnostic hysteroscopy' mean today? The role of the new techniques. Curr Opin Obstet Gynecol. 2003;15(4):303-8.
11. Mendelson CR, Gao L, Montalbano AP. Multifactorial Regulation of Myometrial Contractility During Pregnancy and Parturition. Front Endocrinol (Lausanne); 25 Oct. 2019;10:714.
12. Moscovitz T, Alonso L, Tcherniakovsky M. Tratado de histeroscopia: uma viagem pelas lentes do mundo. São Paulo: DiLivros. 2021;10:103-9.

Seção C: Endométrio Proliferativo

Licia Gomes

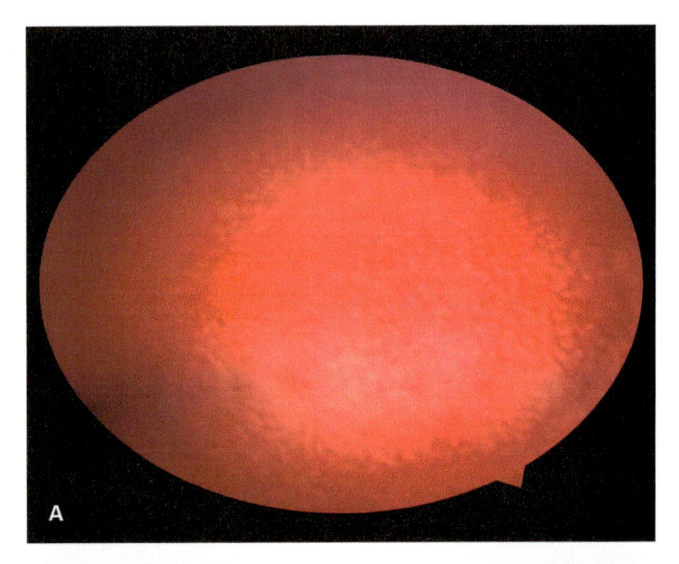

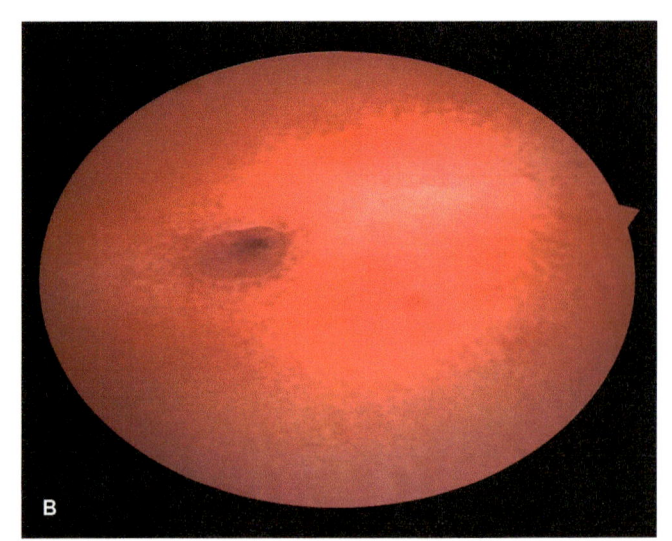

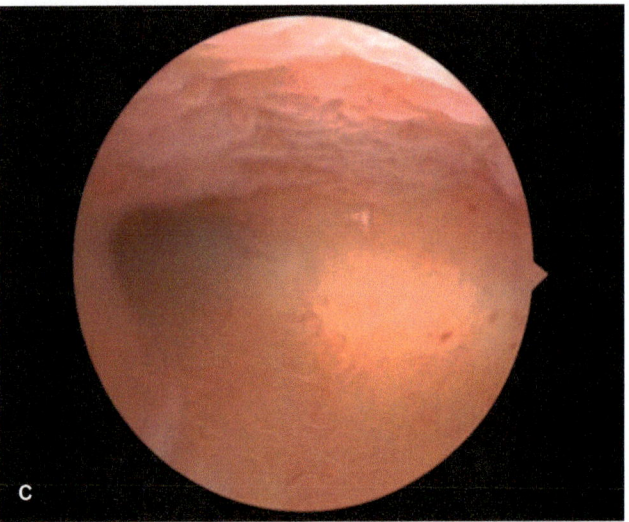

FIGURA 2.18 Endométrio do padrão proliferativo tardio. **A.** Com a vascularização periglandular exuberante. **B.** Com o pontilhado glandular esbranquiçado e a vascularização periglandular em formação. **C.** Com discreta irregularidade do relevo.

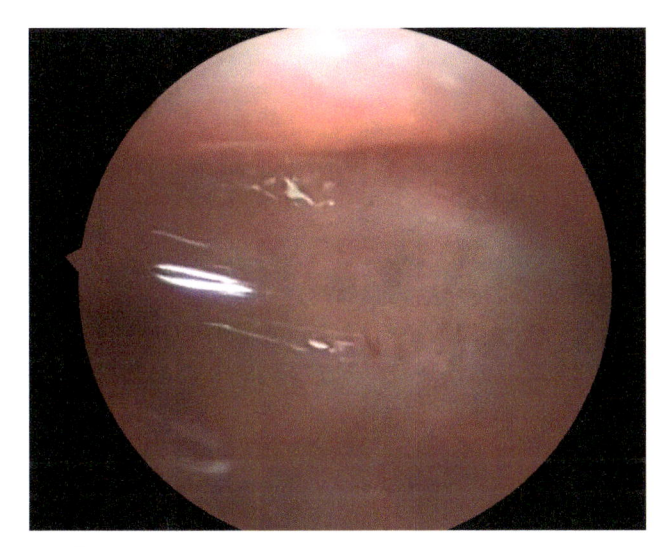

FIGURA 2.19 Endométrio proliferativo, com visão de pontilhado glandular em regiões cornuais em exame feito com CO_2.

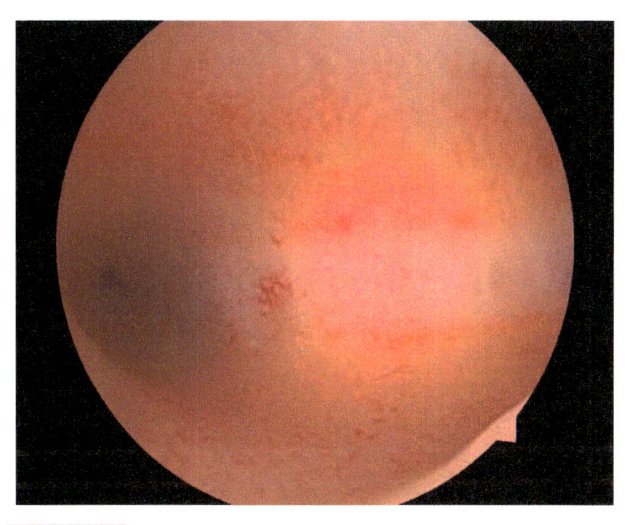

FIGURA 2.22 Endométrio proliferativo, região cornual mais angulada, com o pontilhado glandular e a vascularização superficial mais evidentes.

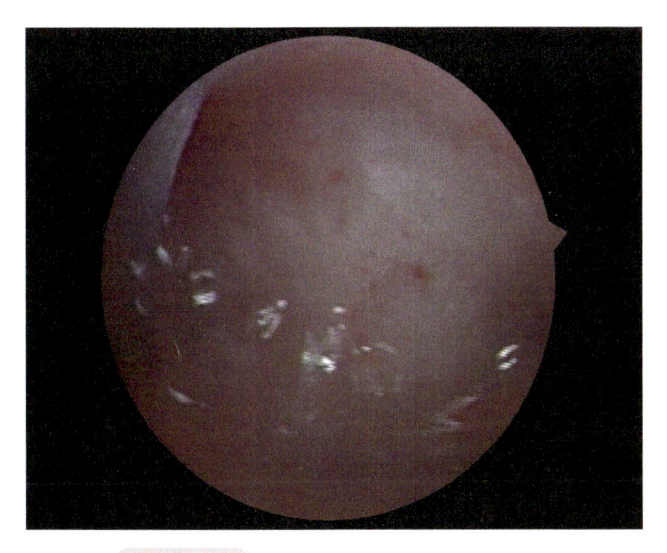

FIGURA 2.20 Endométrio proliferativo.

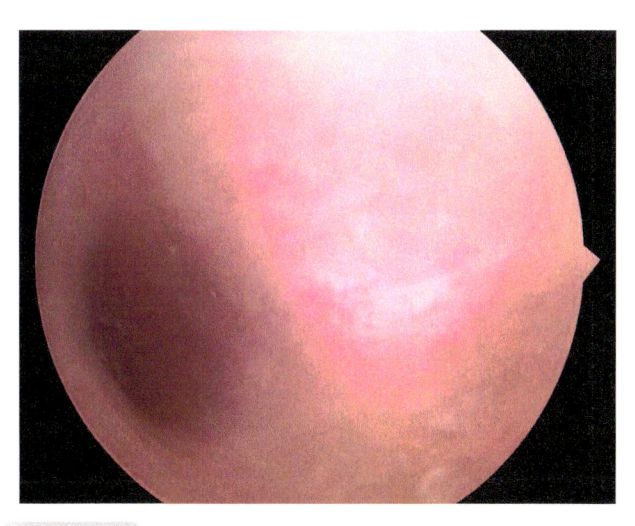

FIGURA 2.23 Fase proliferativa, região cornual delimitada, óstio tubário funcional circular alargado sobre o orifício muscular.

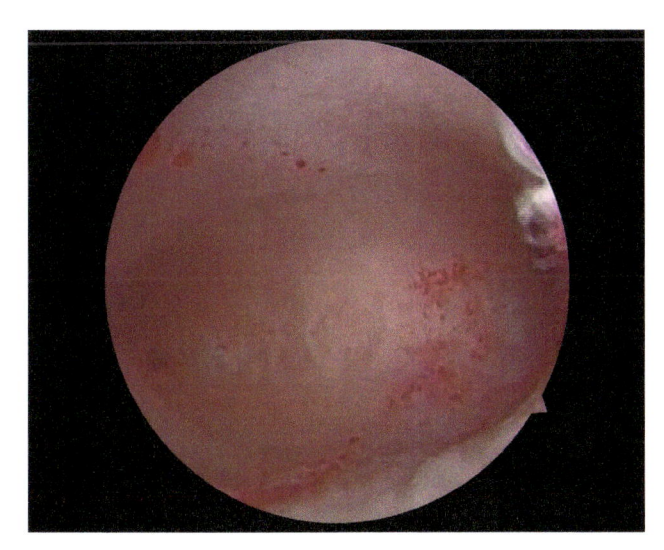

FIGURA 2.21 Endométrio proliferativo, com sulco feito pela óptica com discreto sangramento.

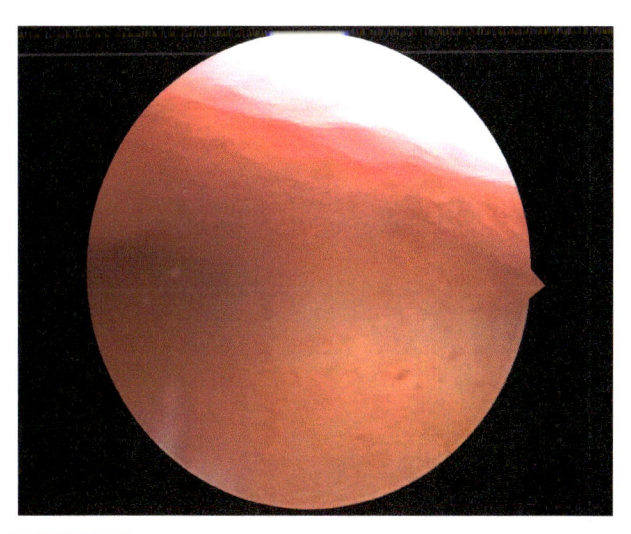

FIGURA 2.24 O endométrio é mais espesso, de superfície lisa e brilhante, coloração amarelada; as glândulas aparecem como pontilhados brancos esparsos.

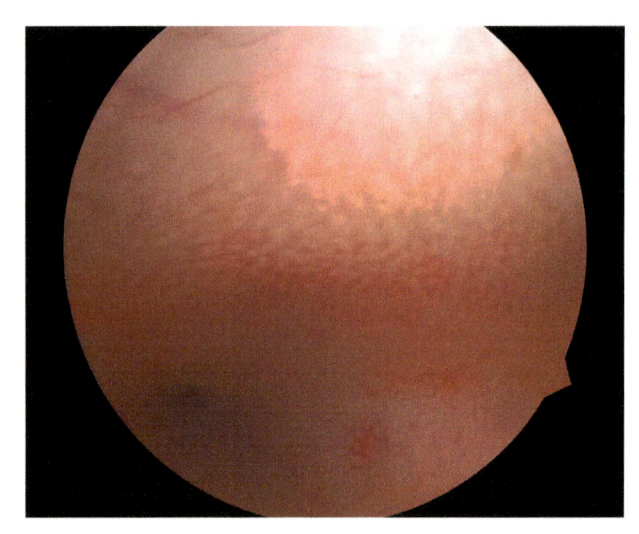

FIGURA 2.25 Região cornual com superfície lisa e brilhante, coloração rósea; as glândulas aparecem como pontilhados esbranquiçados, algumas rosáceas.

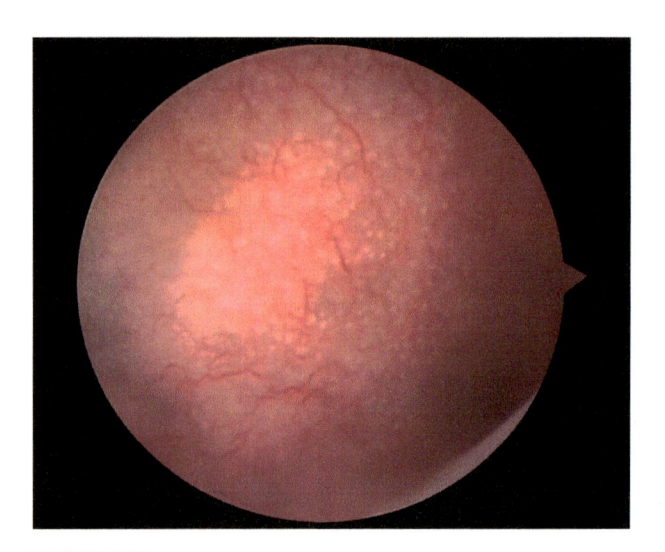

FIGURA 2.26 Região cornual esquerda com o pontilhado glandular evidente e a vascularização superficial periglandular, com início das rosáceas.

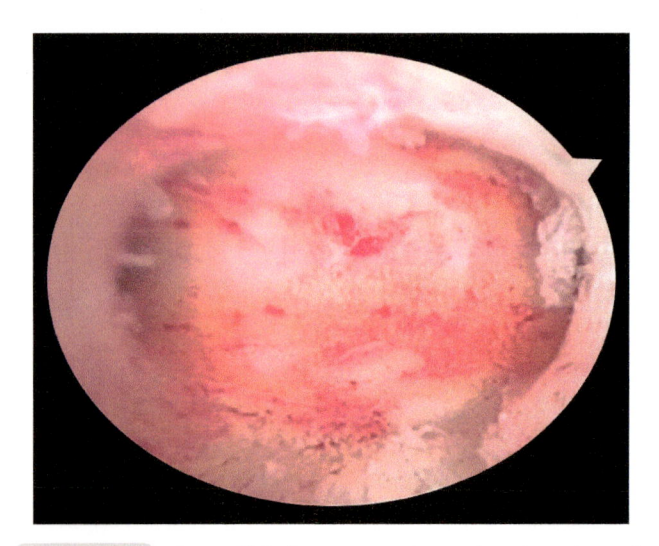

FIGURA 2.27 Superfície levemente irregular, de coloração rosada, com sulco feito pela óptica com discreto sangramento.

Seção D: Endométrio Periovulatório

Licia Gomes

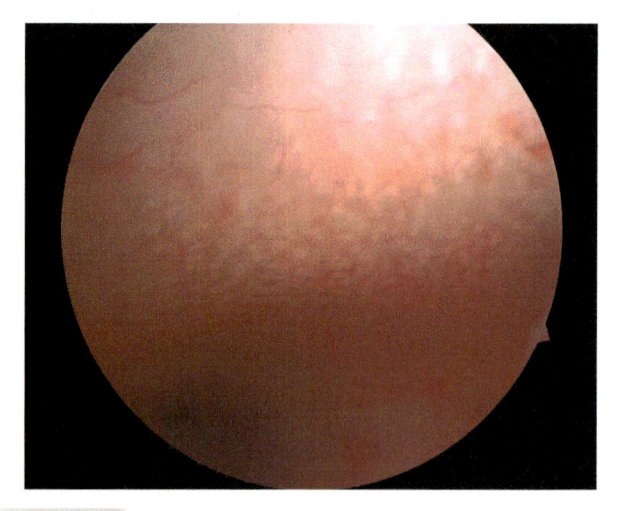

FIGURA 2.28 Início da fase periovulatória, com o pontilhado glandular exuberante.

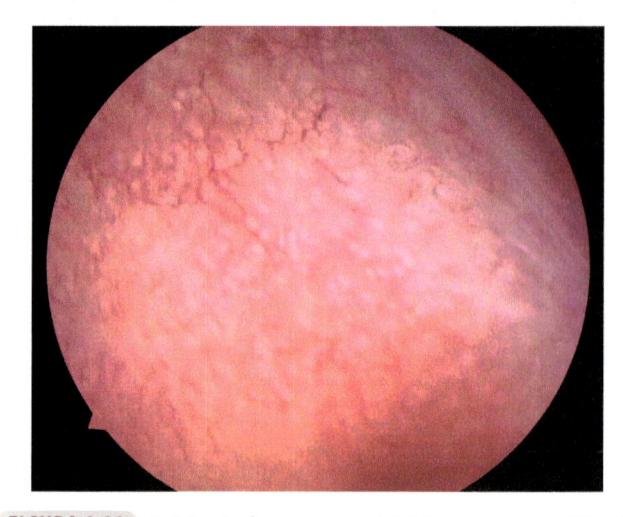

FIGURA 2.29 Início da fase periovulatória, com o pontilhado glandular; aumento da vascular, começando a formar as losetas.

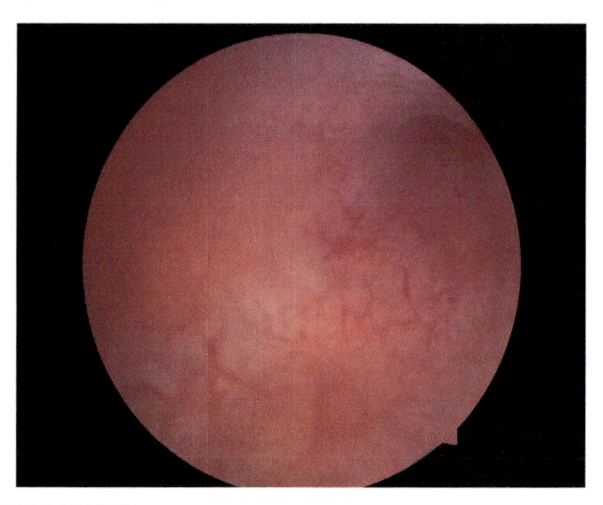

FIGURA 2.30 Orifício tubário e início da formação vascular reticular.

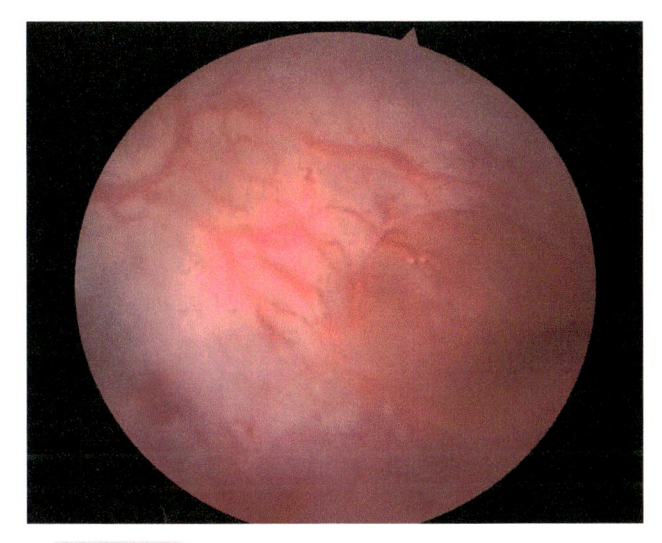

FIGURA 2.31 Orifício tubário na fase periovulatória.

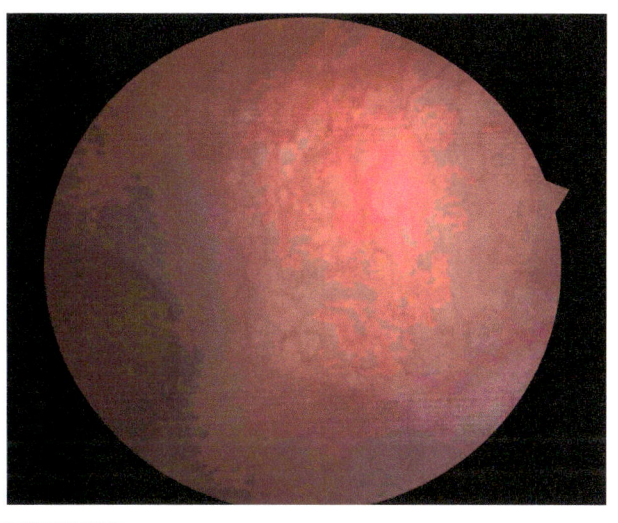

FIGURA 2.34 Região cornual no período periovulatório, com a vascularização em losetas.

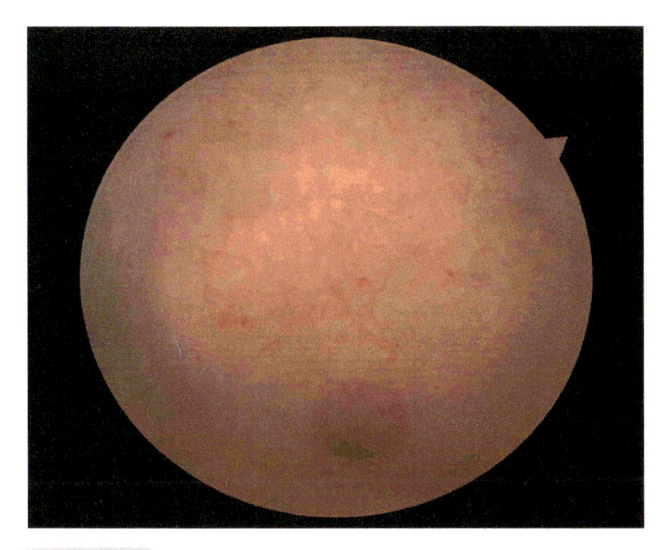

FIGURA 2.32 Período periovulatório com o orifício tubário e a visão dos primeiros milímetros dos óstios tubários.

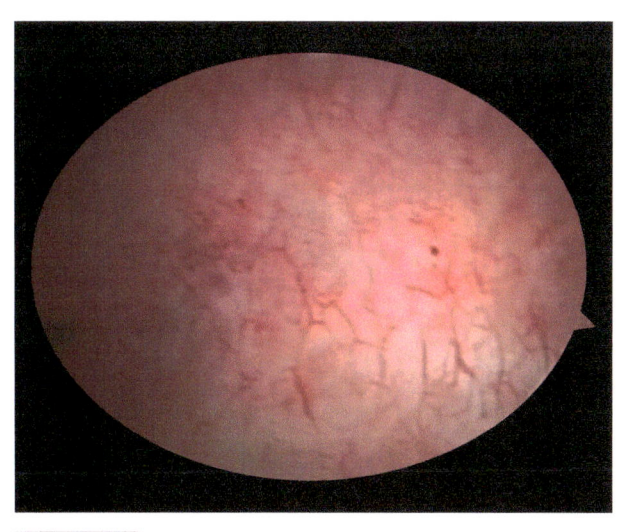

FIGURA 2.35 Trama superficial da vascularização aumentada.

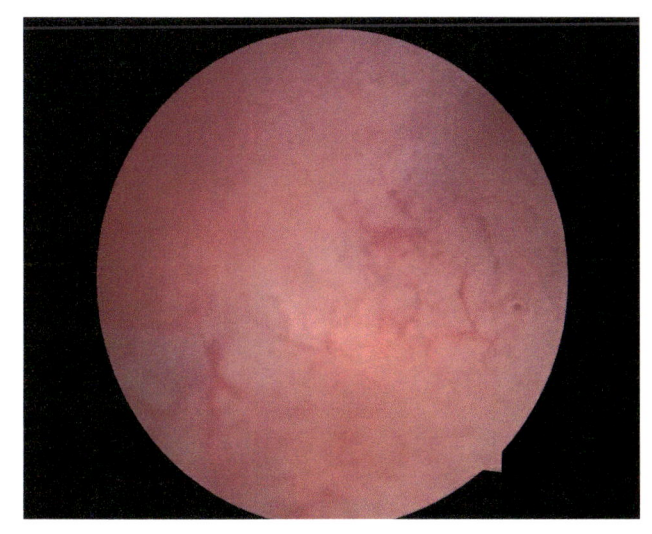

FIGURA 2.33 Período periovulatório, glândulas acopladas e espessadas com os vasos reticulares.

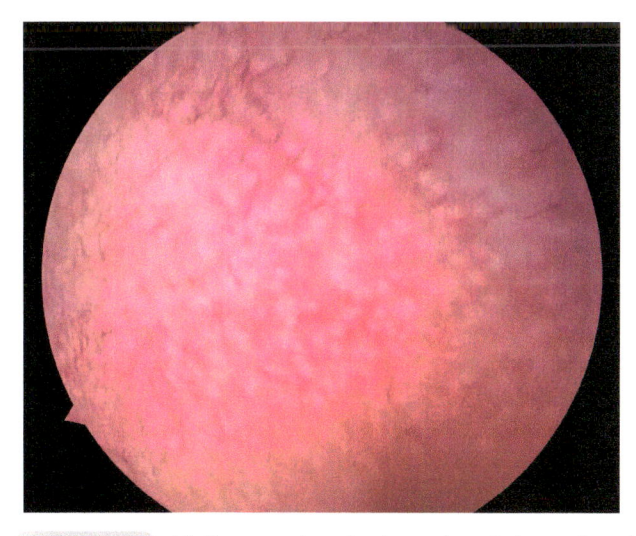

FIGURA 2.36 Visão aproximada do endométrio periovulatório, com o pontilhado glandular exuberante e a rede periglandular evidente.

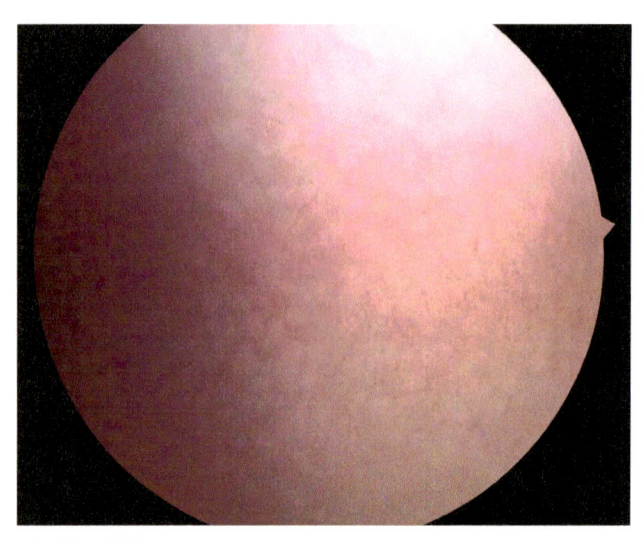

FIGURA 2.37 Visão aproximada do fundo uterino na fase proliferativa, com o pontilhado glandular exuberante.

Seção E: Endométrio Secretor

Licia Gomes

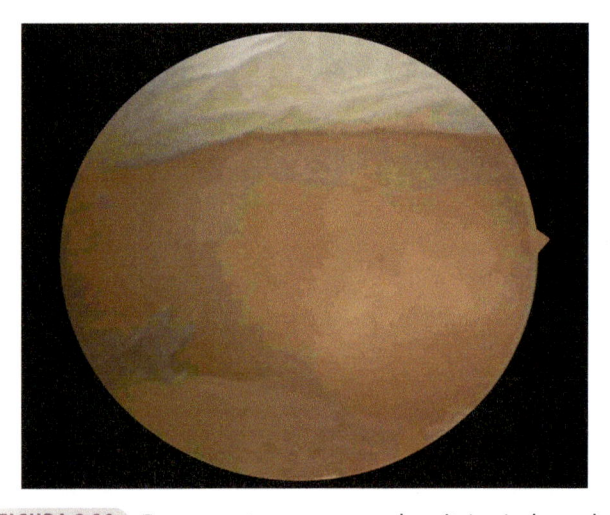

FIGURA 2.38 Fase secretora, com o endométrio ainda exuberante, de 6 a 8 mm de espessura, reduzindo a cavidade uterina.

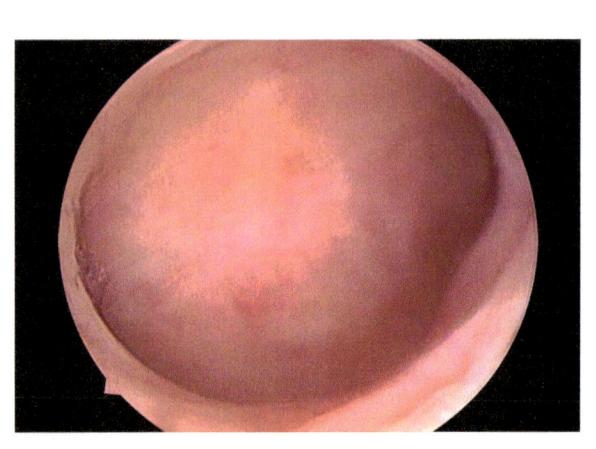

FIGURA 2.39 Cavidade uterina com imagem levemente embaçada devido ao muco hialino na fase secretora.

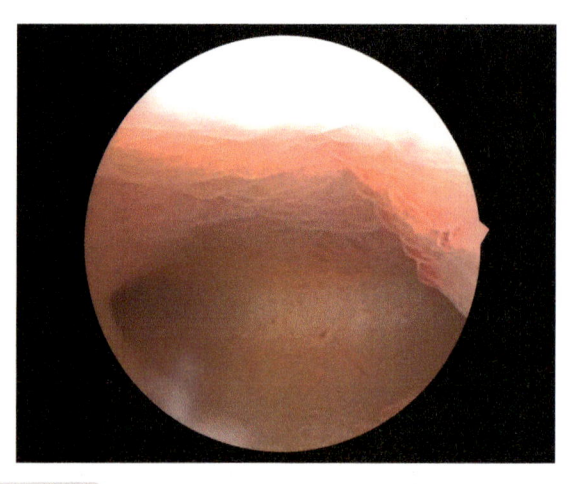

FIGURA 2.40 Discreta irregularidade do relevo em fase inicial do período secretor.

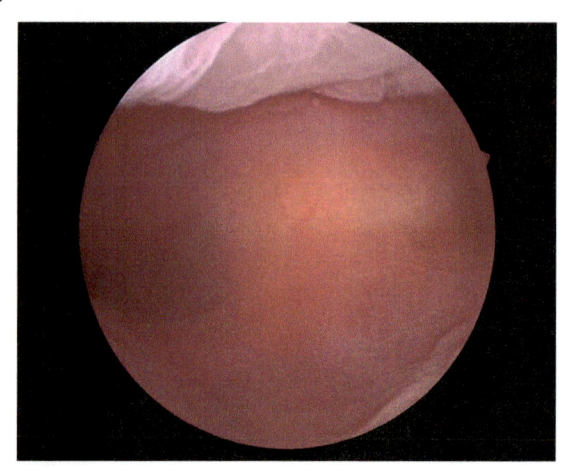

FIGURA 2.41 Endométrio com o relevo irregular edemaciado, avascular.

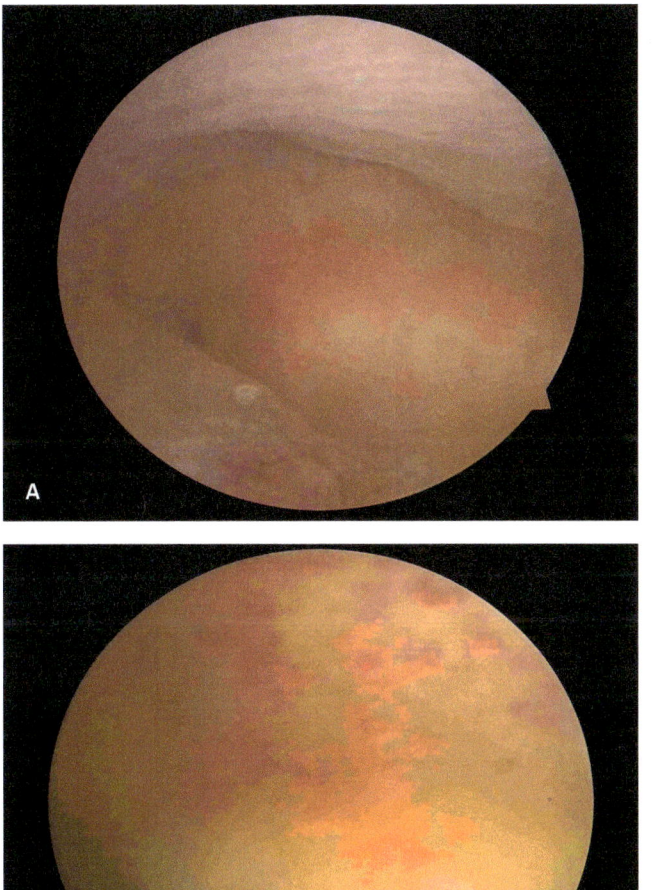
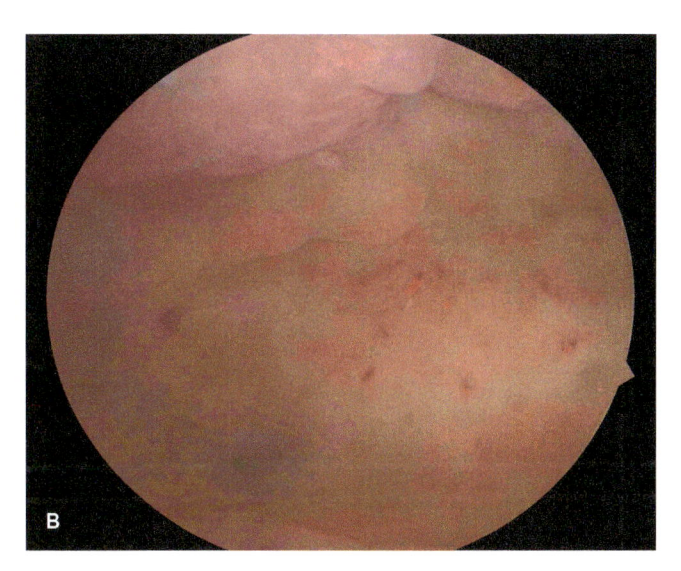
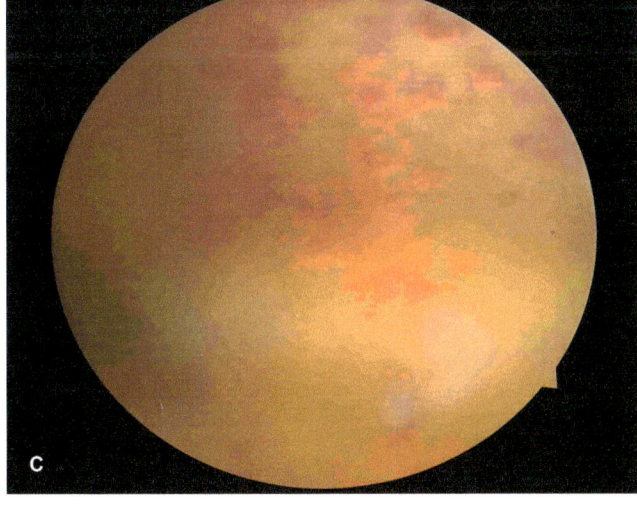

FIGURA 2.42 Endométrio do padrão secretor. **A.** Com dobras de acomodação devido ao espessamento funcional entre as paredes e o fundo uterino. **B.** Com a superfície um pouco irregular, coloração rosada, sem o pontilhado glandular ou vascularização superficial visível. **C.** Com muco espesso (visão turva); áreas de coloração avermelhada, outras amareladas; superfície um tanto irregular.

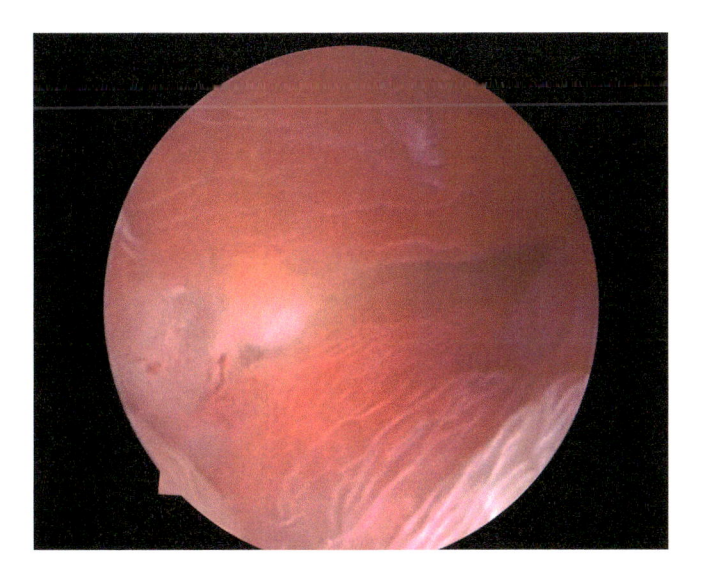

FIGURA 2.43 Endométrio espessado, relevo irregular, sem pontilhado glandular visível, edemaciado.

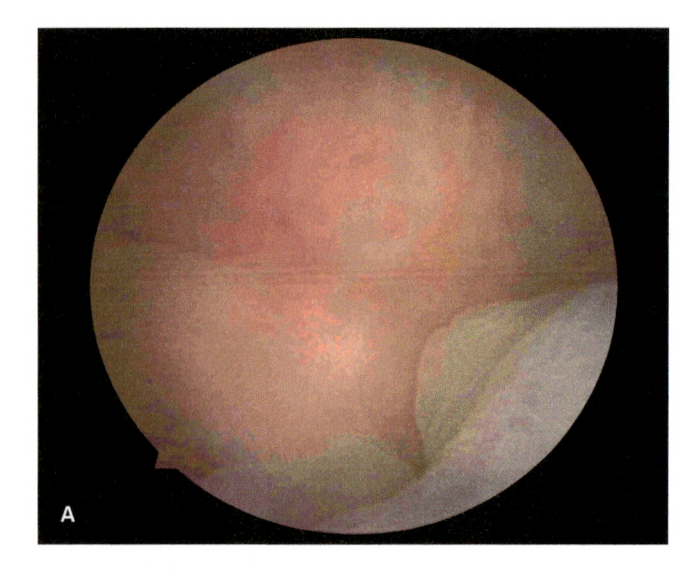

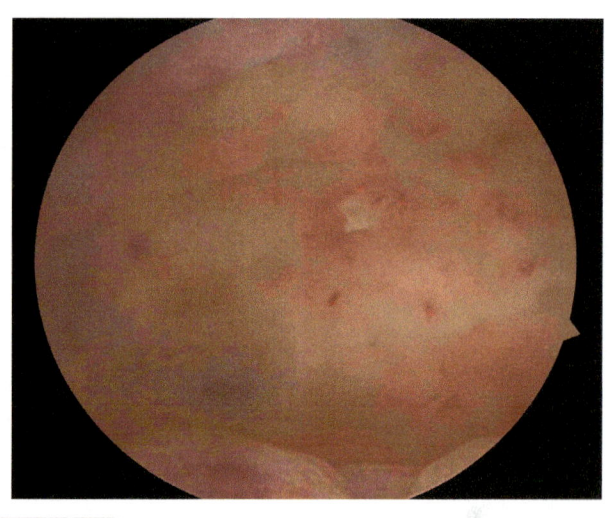

FIGURA 2.45   Endométrio secretor, irregularidade do relevo devido ao edema e algumas áreas com pequenos lagos hemorrágicos.

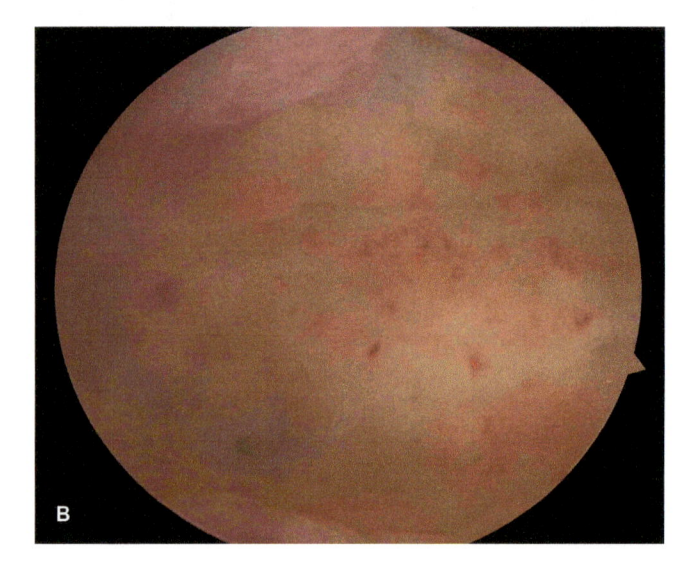

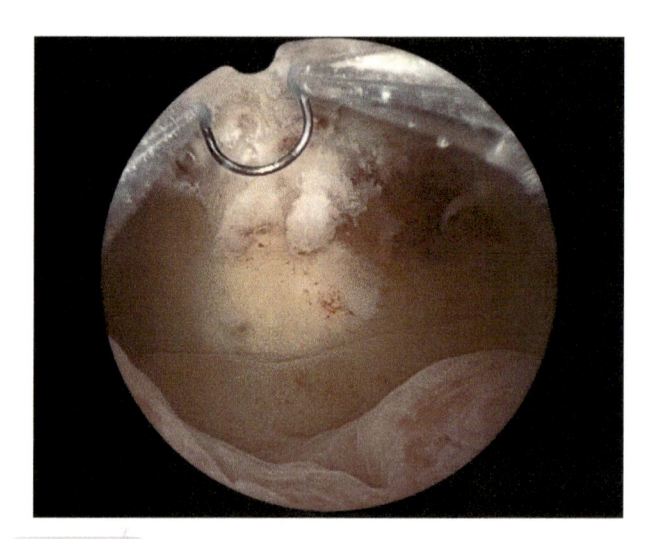

FIGURA 2.46   Endométrio secretor edemaciado, pseudopolipoide.

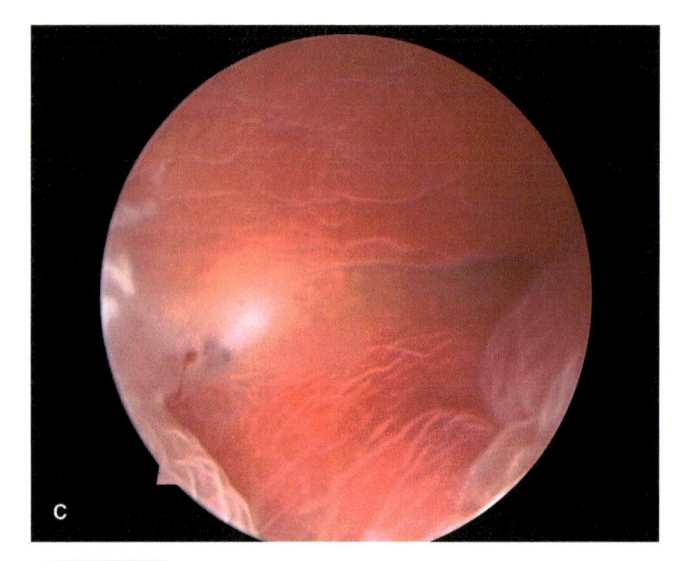

FIGURA 2.44   Endométrio na fase secretora. **A.** Com endométrio um pouco edemaciado, formando dunas e elevações; vascularização superficial não visível. **B.** Já com um pouco de pontilhado hemorrágico. **C.** Fase secretora avançada (20º a 24º dia), com coloração da mucosa mais avermelhada; superfície com desníveis lembrando dunas ou digitações polipoides.

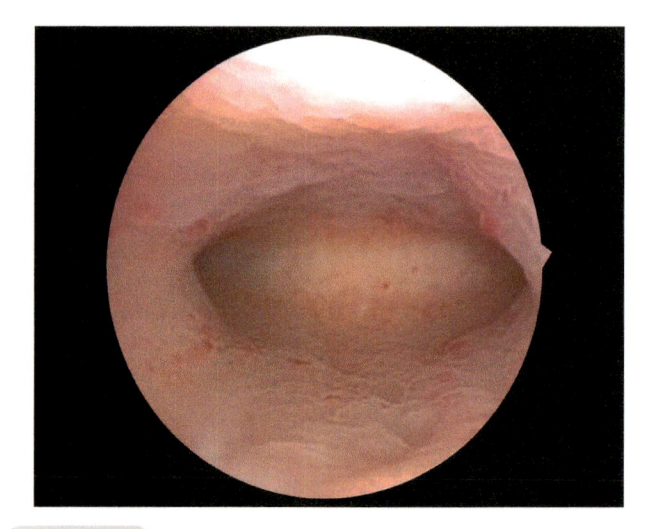

FIGURA 2.47   Endométrio secretor inicial; óstios tubários de menor calibre; irregularidade na espessura.

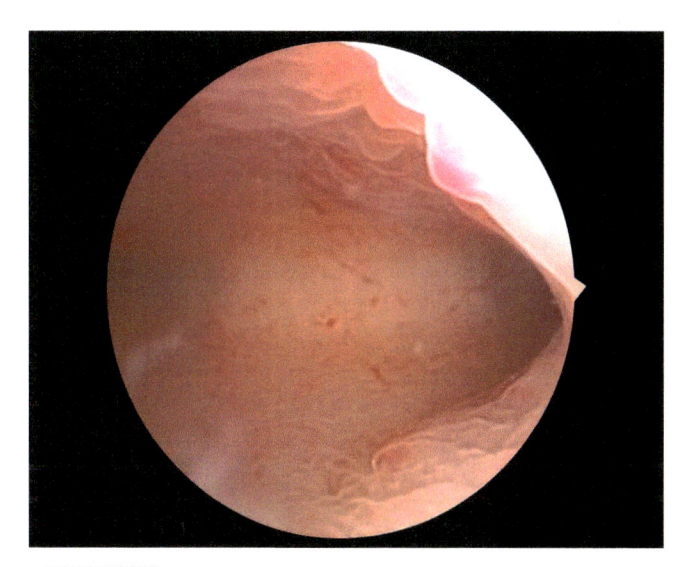

FIGURA 2.48   Fase secretora, com irregularidade da superfície endometrial, aumento do muco (mais espesso) e perda da visão do pontilhado glandular.

Seção F: Endométrio no Pré-Menstruo

Licia Gomes

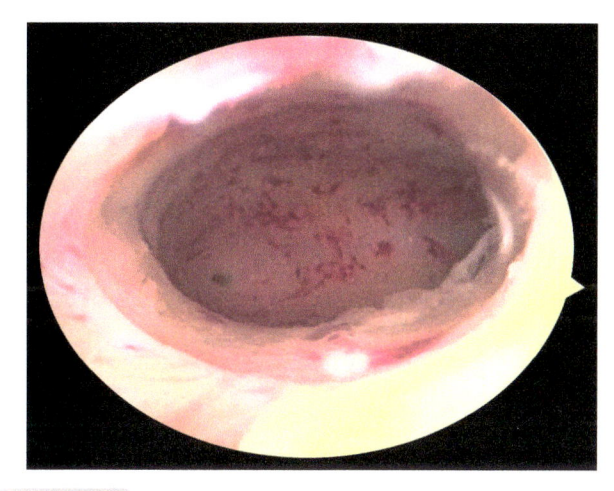

FIGURA 2.50   Panorâmica da cavidade com o endométrio esbranquiçado, já com rachaduras e pontos hemorrágicos.

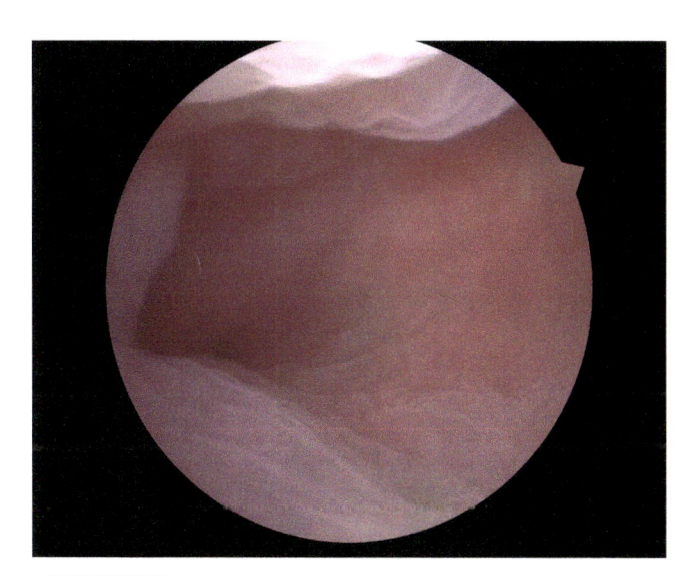

FIGURA 2.49   Fase secretora; superfície de coloração esbranquiçada; 6 a 7 mm de espessura; digitações pseudopolipoides.

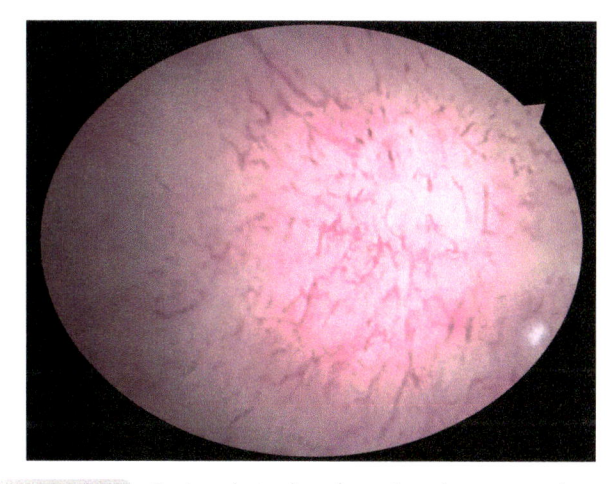

FIGURA 2.51   Endométrio de coloração esbranquiçada, com rachaduras e sangramento em permeio.

VÍDEOS

▶ **2.6** Endométrio do padrão secretor, relevo pseudopolipoide, sem vascularização superficial evidente.

▶ **2.7** Endométrio do padrão secretor, relevo irregular, com uma lesão poliposa tipo funcional na região ístmica anterior.

▶ **2.9** Endométrio do padrão secretor, com cavidade normal; endométrio com esbranquiçado, espessado, relevo irregular devido ao edema, sem o pontilhado glandular.

Acesse pelo QR code

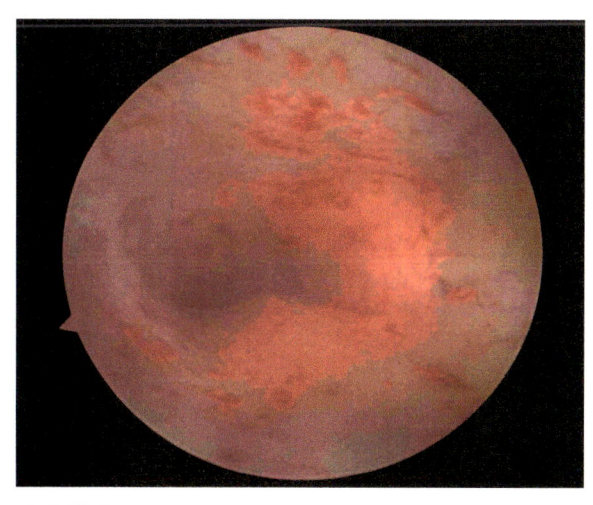

FIGURA 2.52   Endométrio pré-menstruo, relevo irregular, com áreas de rachaduras, pontos hemorrágicos, alternados de áreas de coloração esbranquiçada.

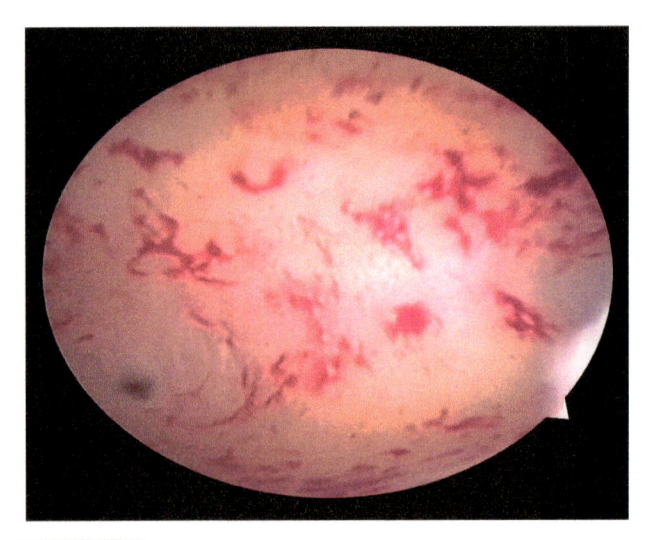

FIGURA 2.53 Fundo uterino com endométrio com pontos hemorrágicos, em período pré-menstruo.

Seção G: Cavidade Uterina Atrófica e Hipotrófica

Licia Gomes • Claudio Moura • Gisele Ozom

Útero hipotrófico

Essa condição uterina acontece nos primeiros anos de déficit estrogênico, quando a cavidade uterina ainda apresenta forma e volume normais[1] ou associada a uso de alguns medicamentos hormonais, conforme citaremos abaixo.

O canal cervical apresenta diminuição da quantidade e do volume das criptas, que por sua vez não exibem papilas funcionantes. A vascularização é mais fina e a estrutura fibroconjuntiva de seu arcabouço é identificada através do epitélio mais delgado e transparente.

A cavidade hipotrófica apresenta as regiões cornuais mais escavadas, com orifícios glandulares bem espaçados, deixando visualizar o relevo das fibras musculares concêntricas em "caracol", que culminam nos óstios tubários. A coloração apresenta-se de rosada a esbranquiçada, pálida e opaca. A marcação endometrial tem espessura baixa (entre 0 e 3 mm). Os vasos da camada basal são delgados e curtos e podem apresentar petéquias submucosas induzidas pela distensão uterina.[2]

Esse tipo de útero é encontrado nas seguintes situações: a) no período perimenopáusico; b) em usuárias de contraceptivos hormonais e dispositivo intrauterino (DIU) hormonal.

Útero atrófico

Característico em pacientes que se encontram na menopausa. A falência ovariana e, por conseguinte, a ausência endógena de estrogênios propiciam mudanças significativas na endocérvice, no endométrio, além de conformação da cavidade uterina.

No canal cervical, o epitélio e a vascularização desaparecem por completo, deixando à mostra toda a estrutura conjuntiva. Pode ocorrer coalescência fibrótica ou crescimento de alguns cistos de retenção com mucocele.

Já a cavidade uterina atrófica apresenta um volume reduzido às custas de um estreitamento do segmento superior, com aspecto tubular. Ocorre acentuada projeção da área fúndica central, e as regiões cornuais ficam mais escavadas, em forma de funil longo. O aspecto é de uma cavidade tubular com fundo uterino projetado que se assemelha ao tipo útero bicorno. A superfície é lisa e uniforme, não apresenta vascularização superficial nem são identificados orifícios glandulares.[1] Podem ser encontradas pequenas formações císticas, ditas atrofia cística. A coloração é esbranquiçada, pouco brilhante. Apresenta marcação endometrial de 0 a 1 mm, podendo apresentar pequenos sangramentos durante a distensão uterina.

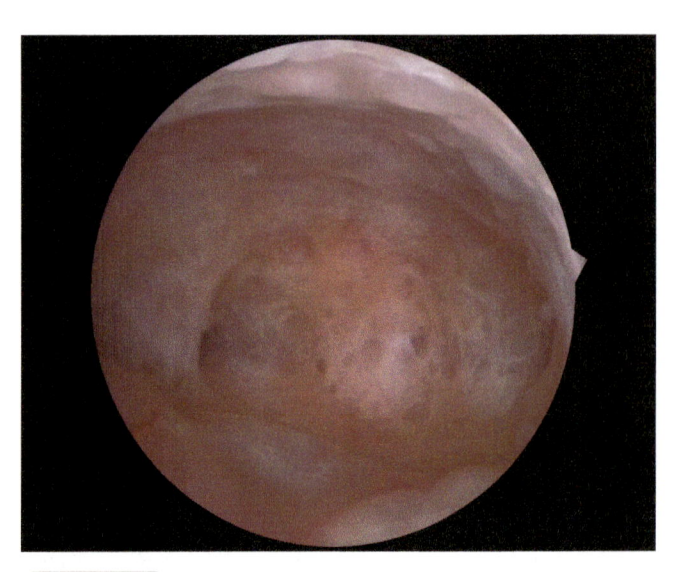

FIGURA 2.54 Visão panorâmica da cavidade uterina com o endométrio um pouco irregular, devido à atrofia cística.

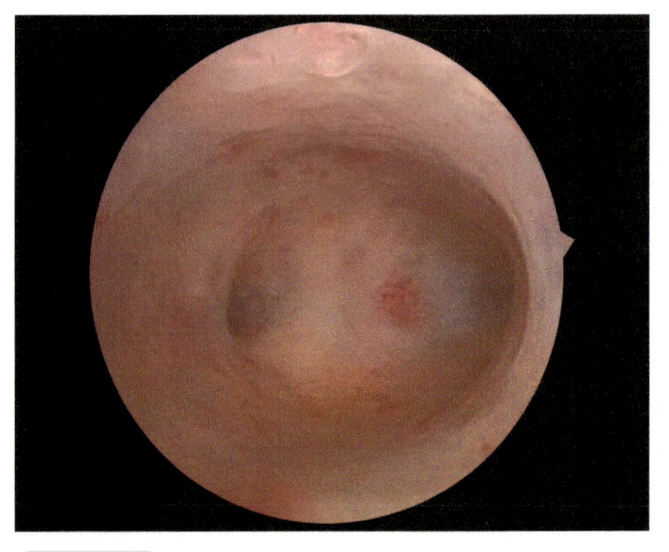

FIGURA 2.55 Cavidade uterina tubular com endométrio com cistos tipo "pingo de vela", devido à atrofia.

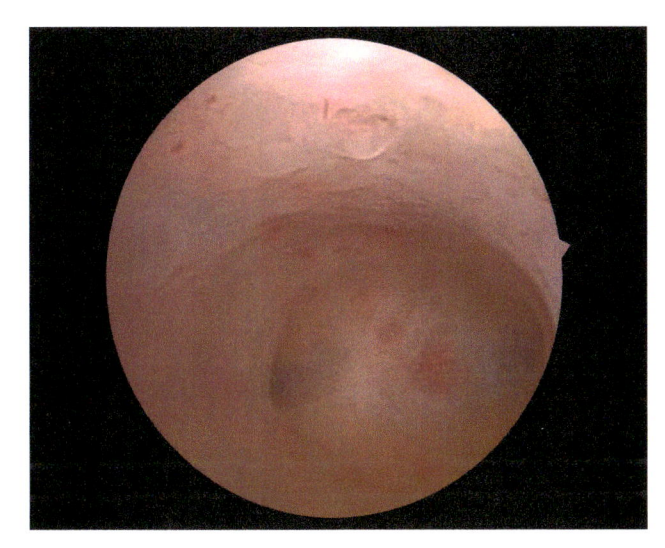

FIGURA 2.56 Cavidade uterina atrófica, com a arquitetura das paredes tunelizadas; endométrio do padrão atrófico cístico.

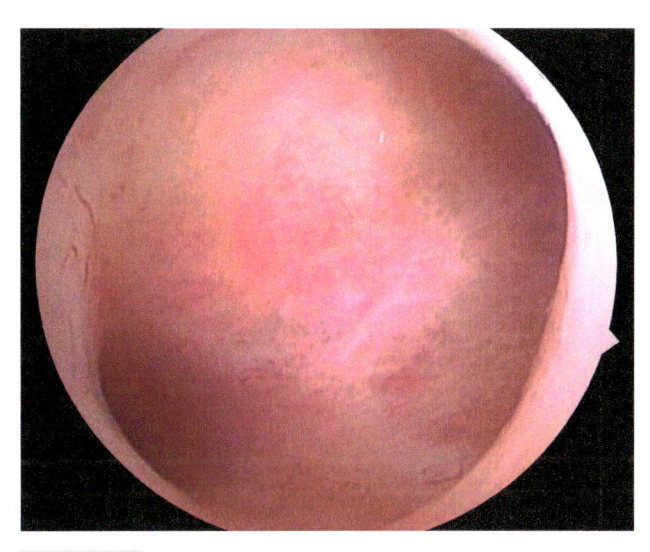

FIGURA 2.59 Cavidade uterina com discreta projeção do fundo uterino devido à atrofia.

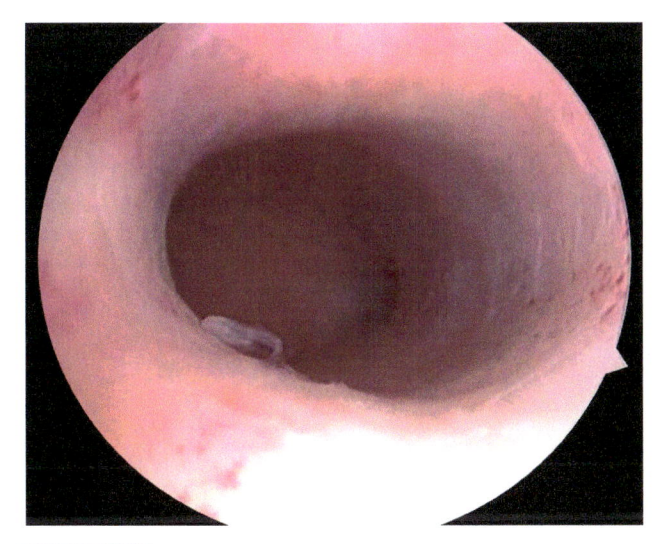

FIGURA 2.57 Cavidade uterina atrófica, tunelizada, visão panorâmica.

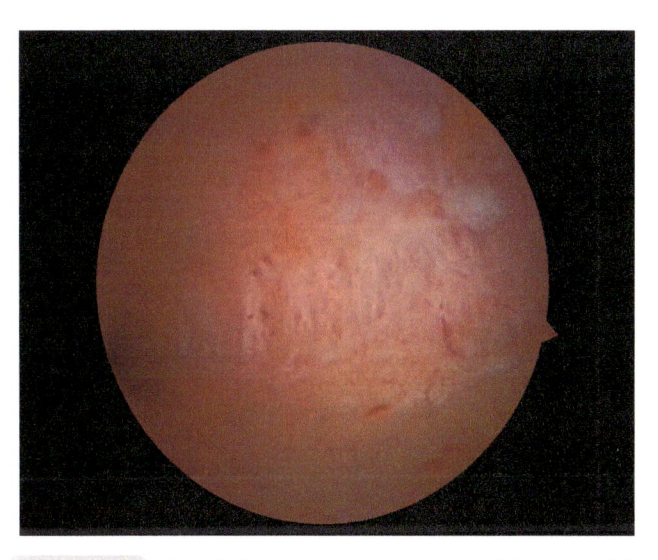

FIGURA 2.60 Cavidade uterina com o endométrio do padrão hipotrófico.

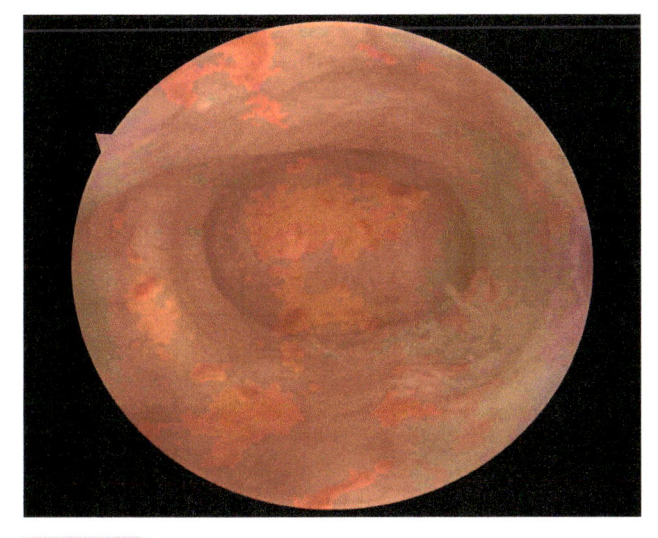

FIGURA 2.58 Cavidade uterina atrófica em formato tubular com fundo uterino mais afunilado.

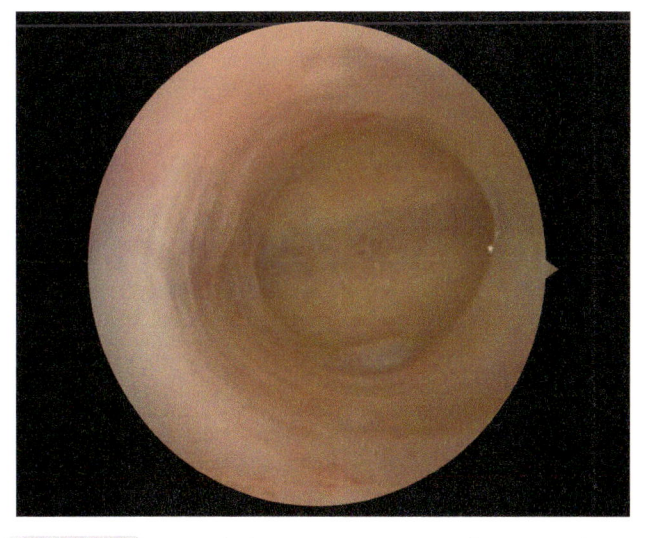

FIGURA 2.61 Cavidade uterina com o endométrio do padrão atrófico.

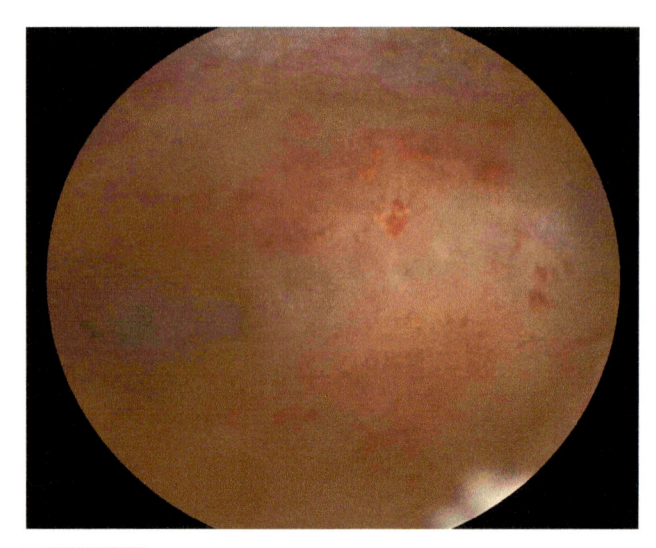

FIGURA 2.62 Cavidade uterina com visão do arcabouço conjuntivo em fundo uterino devido à atrofia endometrial.

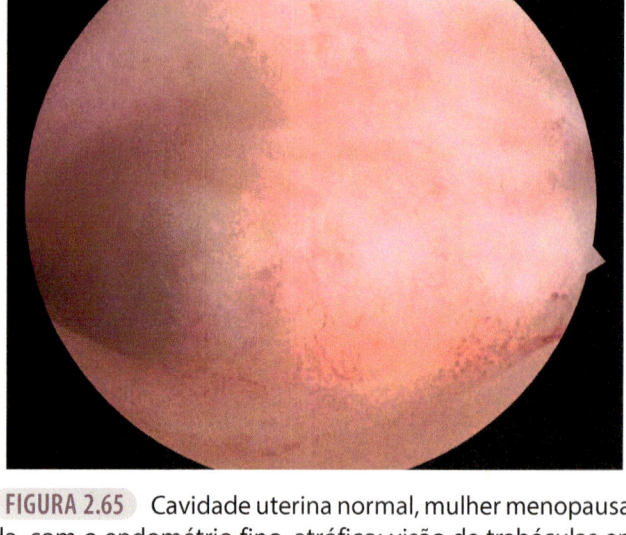

FIGURA 2.65 Cavidade uterina normal, mulher menopausada, com o endométrio fino, atrófico; visão de trabéculas em fundo uterino.

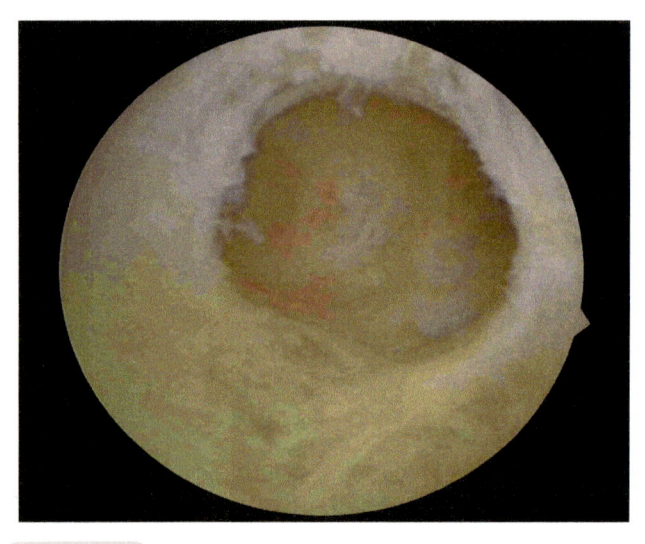

FIGURA 2.63 Cavidade uterina muito pequena, com aspecto tubular; endométrio atrófico.

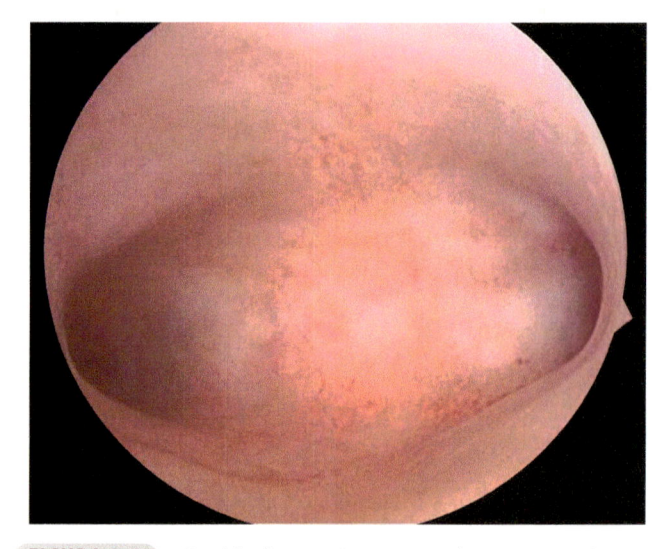

FIGURA 2.66 Cavidade uterina normal, com arquitetura triangular, paredes laterais de aspecto convexo, regiões cornuais escavadas.

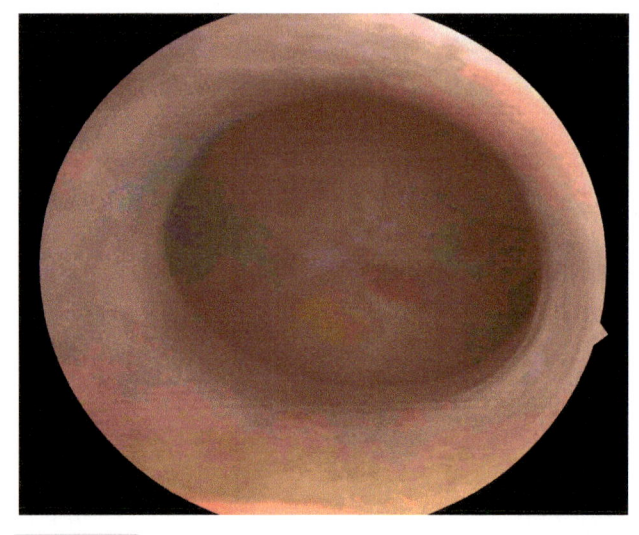

FIGURA 2.64 Cavidade uterina normal, com aspecto tunelizado; endométrio do padrão hipotrófico, não evidenciando pontilhado glandular.

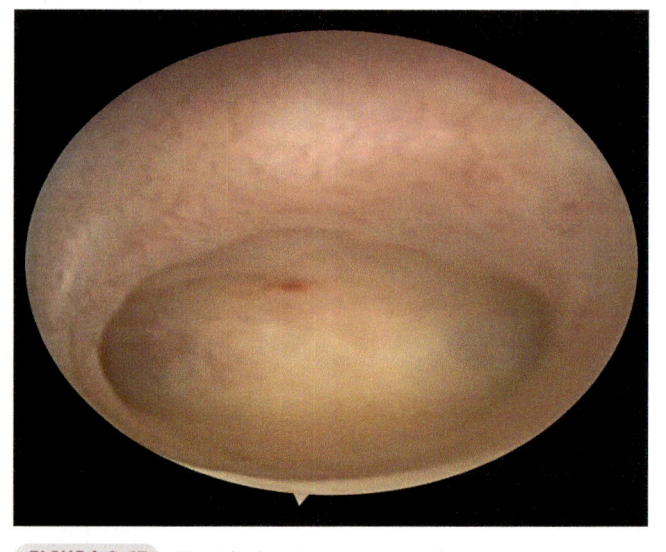

FIGURA 2.67 Cavidade uterina normal na menopausa.

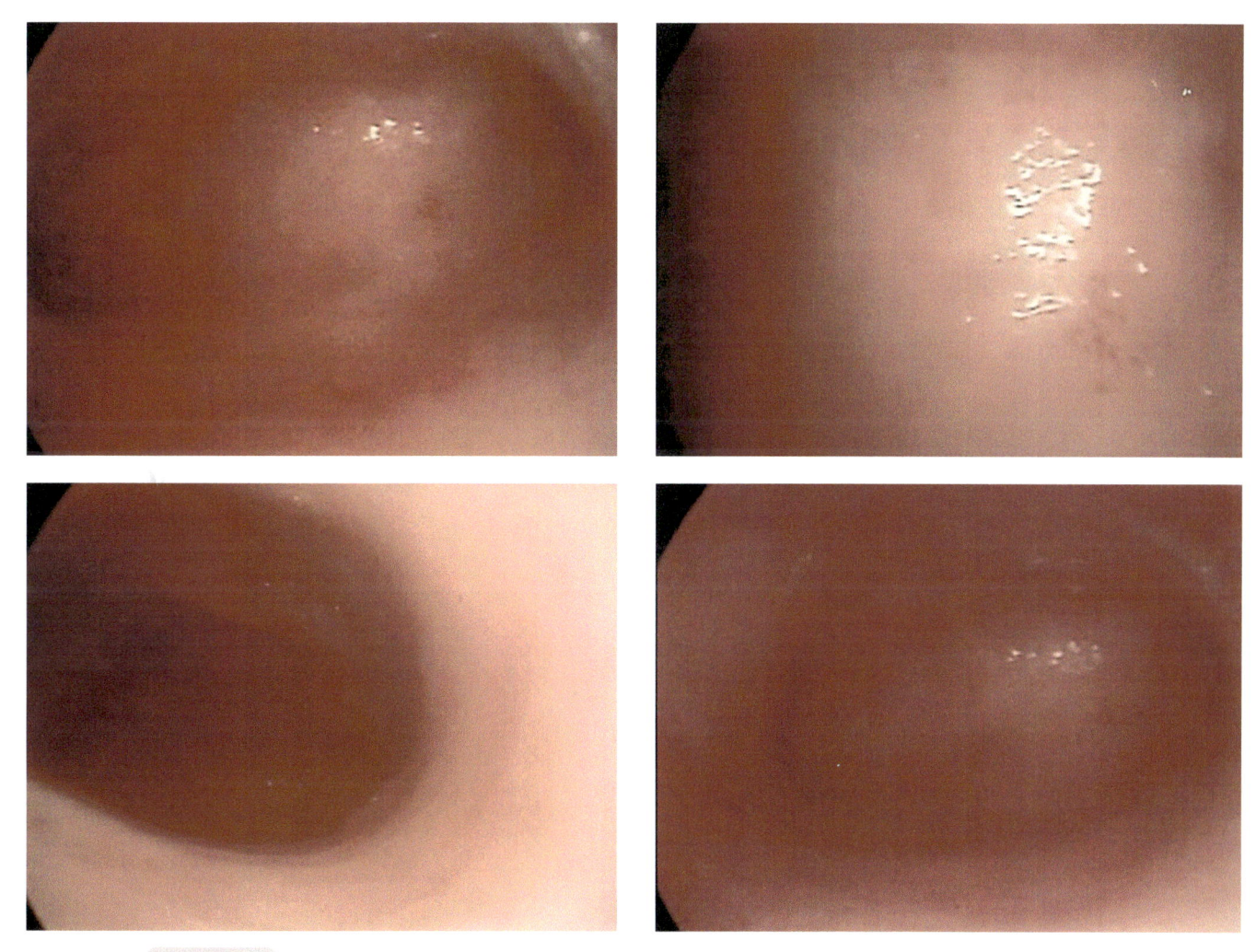

FIGURA 2.68 Cavidade uterina normal, endométrio do padrão atrófico, exame feito com gás CO_2.

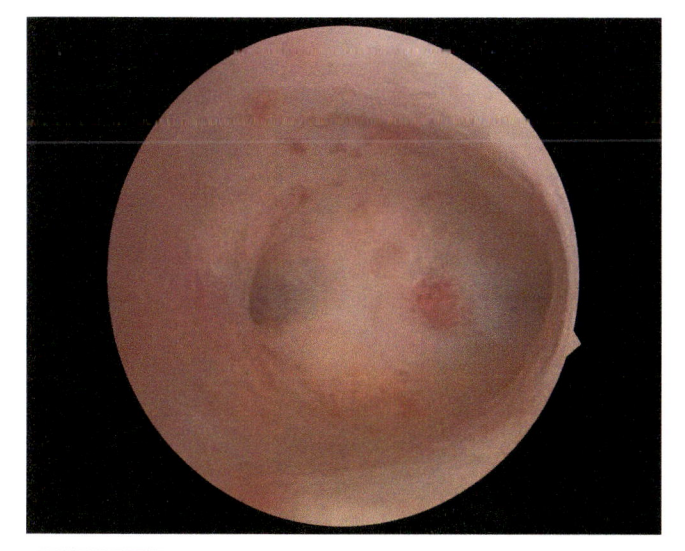

FIGURA 2.69 Cavidade uterina tunelizada, fundo uterino retificado, endométrio com a superfície fina regular, avascular e sem glândulas.

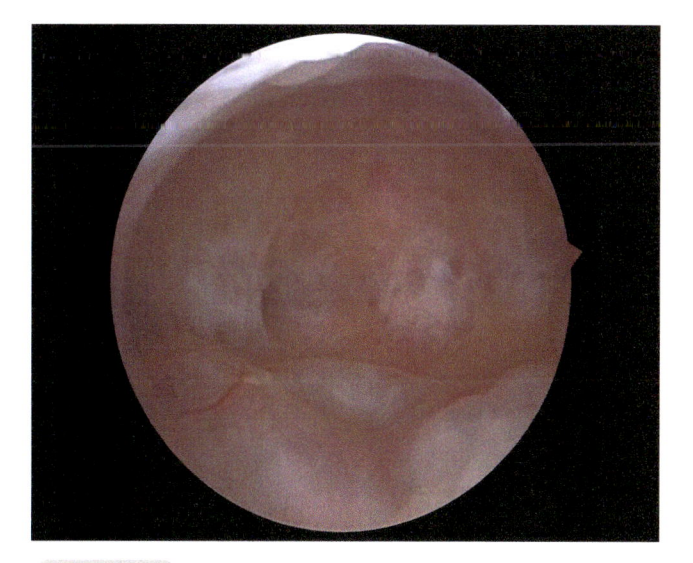

FIGURA 2.70 Cavidade uterina tunelizada, com o endométrio do padrão atrófico cístico. Diversas formações císticas dando certa irregularidade no relevo.

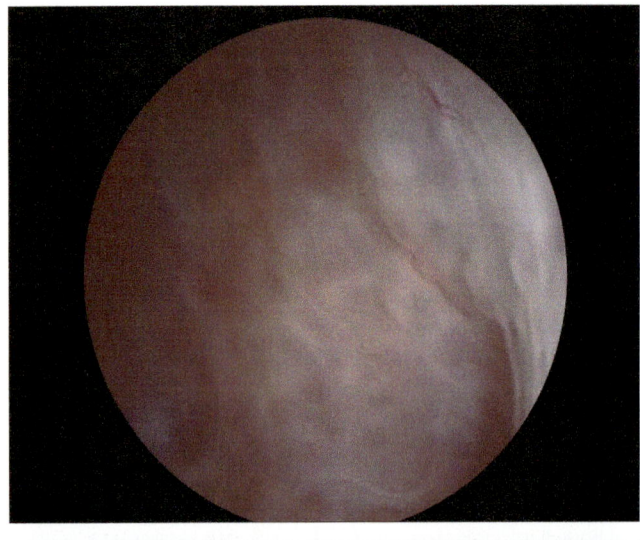

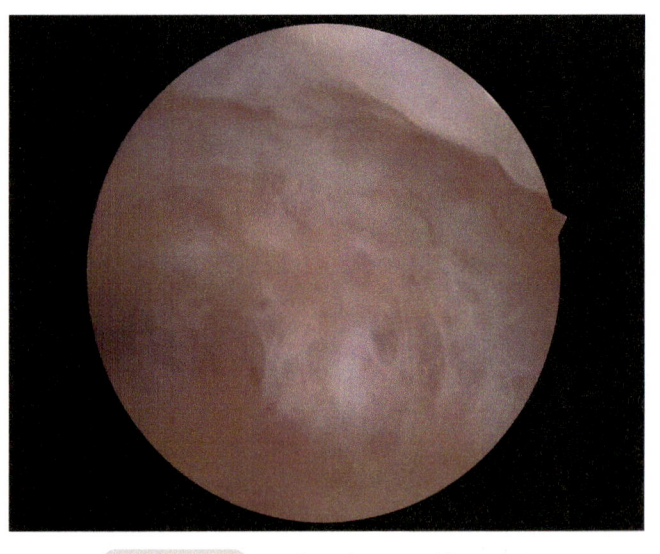

FIGURA 2.73 Endométrio atrófico cístico.

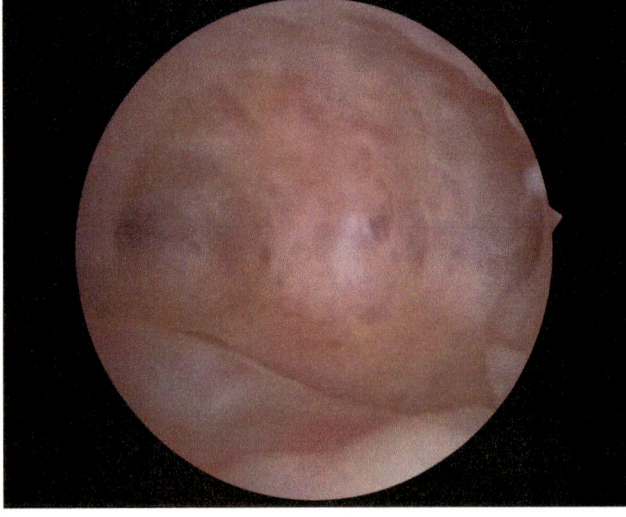

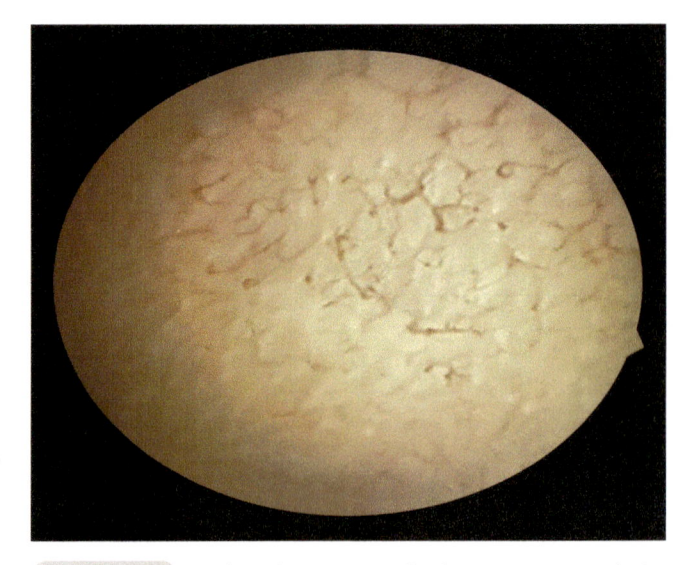

FIGURA 2.71 Endométrio atrófico cístico.

FIGURA 2.74 Endométrio periovulatório, com a vascularização superficial em volta do pontilhado glandular.

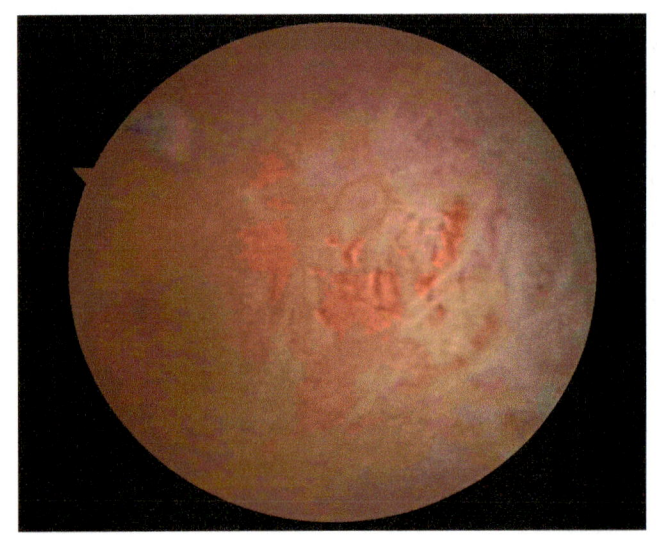

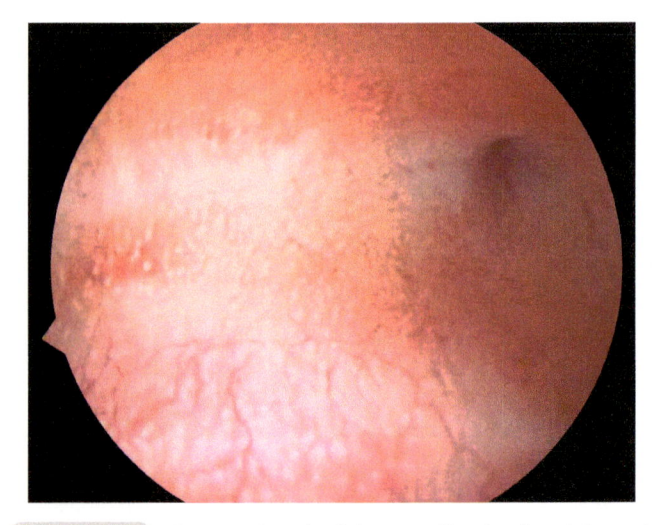

FIGURA 2.72 Endométrio atrófico, superfície fina, que permite visualizar o arcabouço conjuntivo da cavidade uterina.

FIGURA 2.75 Fase periovulatória, pontilhado glandular evidente e vascularização periglandular iniciando a formação de rosetas.

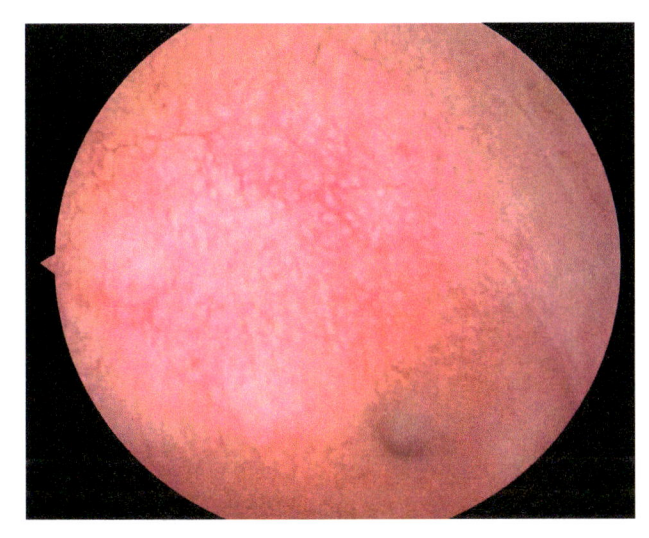

FIGURA 2.76 Fase periovulatória, vasos de aspecto reticular e glândulas endometriais evidentes.

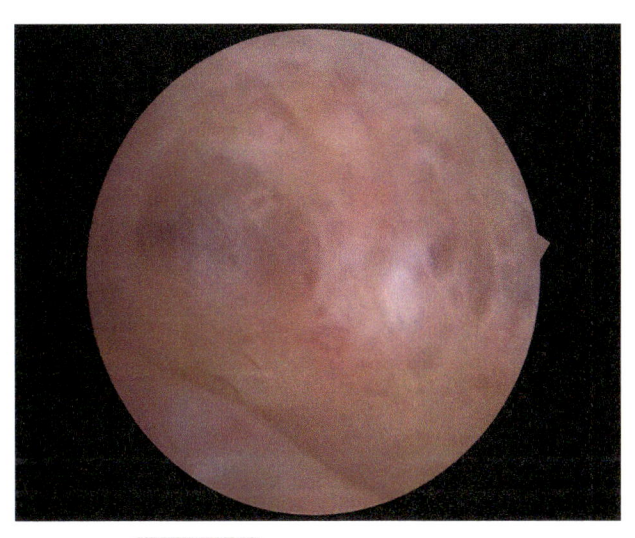

FIGURA 2.79 Região cornual direita.

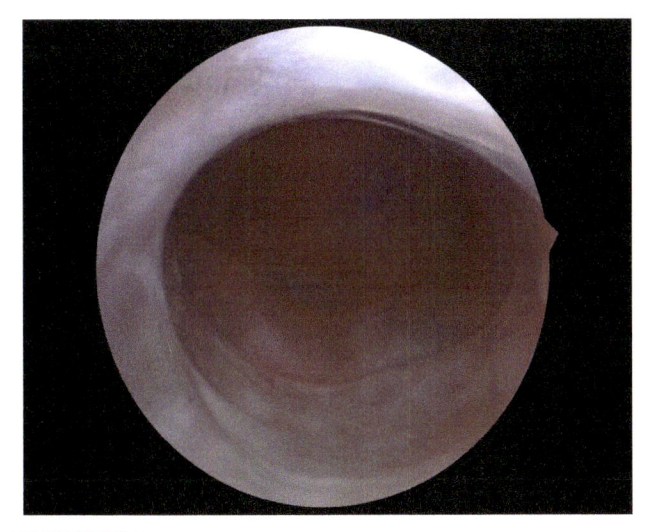

FIGURA 2.77 Panorâmica da cavidade uterina, com o endométrio atrófico cístico lembrando formações pseudopoliposas.

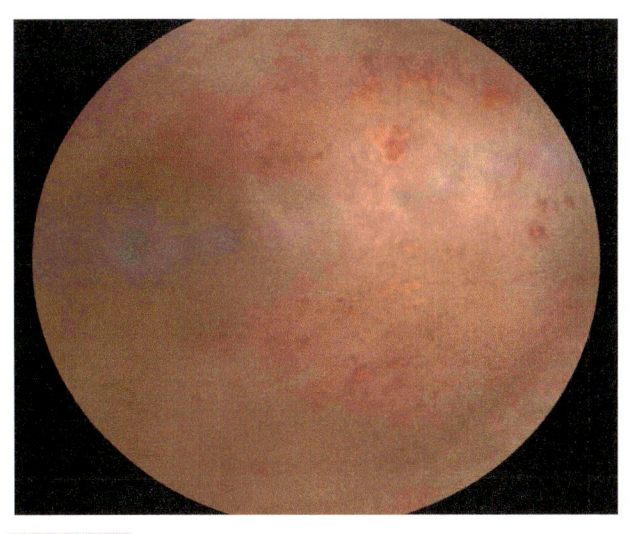

FIGURA 2.80 Região cornual direita e fundo uterino com visão do arcabouço conjuntivo devido à atrofia uterina.

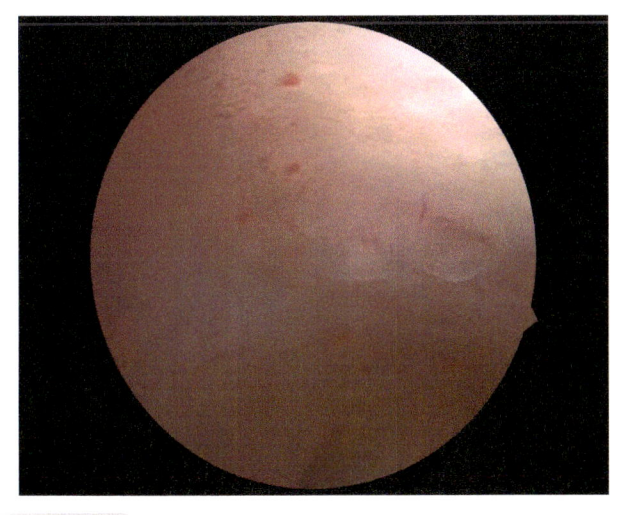

FIGURA 2.78 Parede corporal anterior com o endométrio atrófico cístico, vascularização superficial ausente.

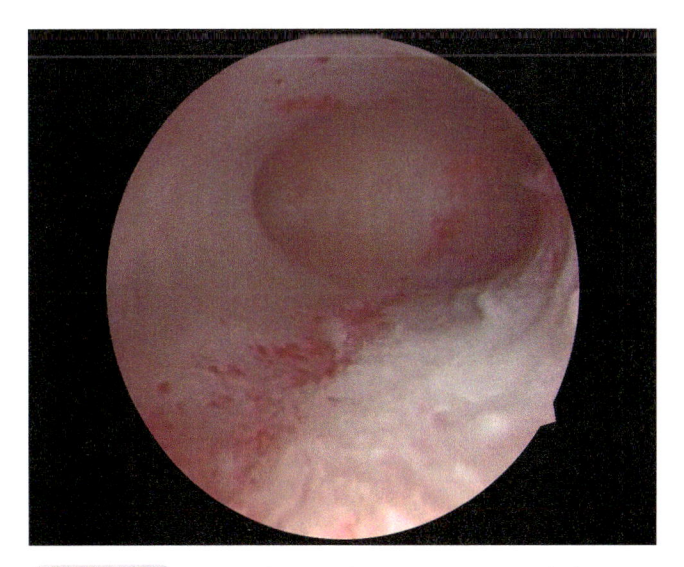

FIGURA 2.81 Região ístmica de útero com a cavidade uterina após menopausa.

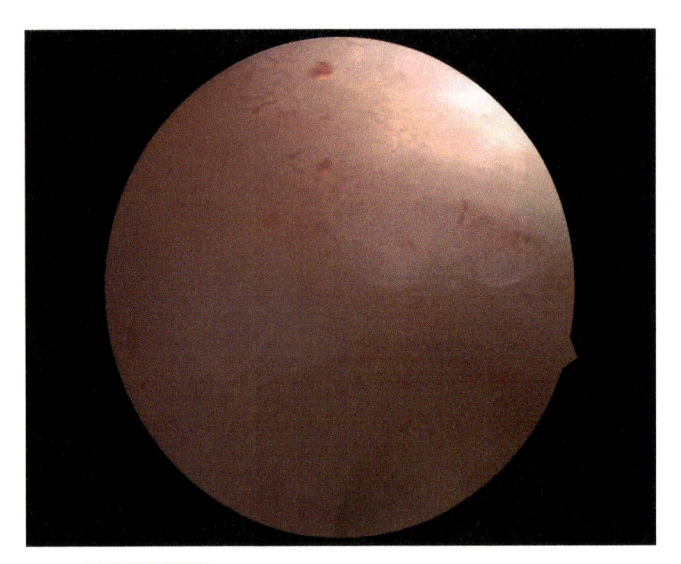

FIGURA 2.82 Visão aproximada do endométrio.

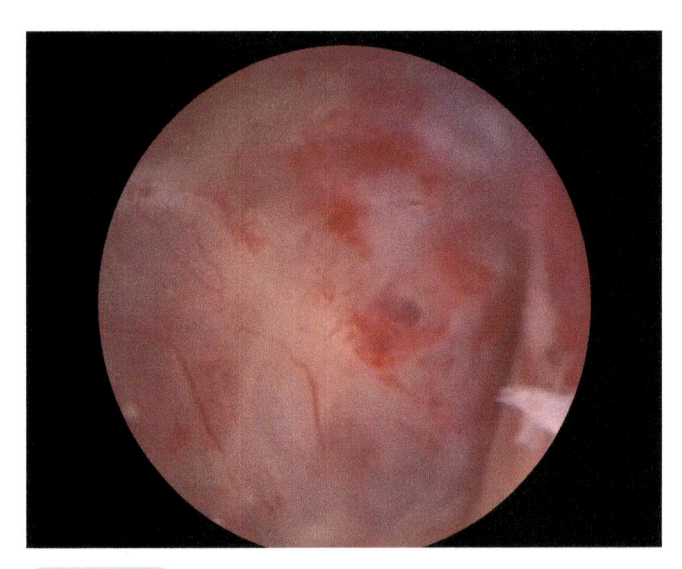

FIGURA 2.83 Visão aproximada de endométrio com atrofia cística (áreas tipo "pingos de vela").

VÍDEOS

▶ **2.9** Canal cervical ainda com pregueamento longitudinal; endométrio com superfície fina, com perda do pontilhado glandular.

Acesse pelo QR code

▶ **2.10** Cavidade uterina com arcabouço conjuntivo em fundo uterino, paredes com o endométrio fino atrófico e com áreas císticas (tipo "pingo de vela") em parede corporal posterior.

▶ **2.11** Endométrio com paredes finas; superfície sem vascularização ou pontilhado glandular; visão do arcabouço conjuntivo em fundo uterino.

▶ **2.12** Endométrio atrófico cístico, com áreas com calcificações visualizadas pelas paredes translúcidas.

▶ **2.13** Endométrio atrófico cístico. Observar as pequenas áreas císticas em fundo uterino e parede posterior avascular.

Referências bibliográficas

1. Crispi CP, Oliveira FMM, Damian Jr. JC, et al. Tratado de endoscopia ginecológica: cirurgia minimamente invasiva. 3. ed. São Paulo: Thieme Revinter. 2012;39:581-91.
2. Moscovitz T, Alonso L, Tcherniakovsky M. Tratado de histeroscopia: uma viagem pelas lentes do mundo. [São Paulo]: DiLivros. 2021;36:449-63.

CAPÍTULO 3

Pólipos Endocervicais

Claudio Moura • Rafael Camardella Carneiro • Licia Gomes

Pólipos endocervicais são tumores sésseis ou pediculados (mais frequentes) do epitélio mucíparo do canal cervical, resultantes da proliferação focal reativa aos processos inflamatórios ou a situações de hiperestrogenismo. Apresentam um eixo conjuntivo central e um revestimento epitelial, com vasos frequentemente numerosos que acompanham longitudinalmente o seu pedículo.[1]

Os pólipos devem ser diferenciados dos falsos pólipos, onde a mucosa glandular papilar se encontra hipertrófica e com aspecto polipoide. Podem estar completamente no canal cervical ou exteriorizar o orifício externo.

Quando estão no terço inicial do canal cervical, são mais responsivos ao estímulo estrogênico e apresentam aspecto micropapilar. No caso de reação sugerindo origem inflamatória, normalmente são mais avermelhados, com superfície lisa e edematosa, com vasos congestos. Habitualmente, sangram com facilidade ao se tentar ultrapassá-los ou durante a biópsia dirigida.[1] Podem ser assintomáticos ou propiciar irregularidade menstrual e sinusorragia, quando expostos na vagina. Podem ser pediculados ou de base larga, único ou múltiplos.

A associação de pólipos endocervicais e endometriais é em torno de 30%, e o risco de malignização é baixa (em média, de 0,5%).

Habitualmente, quando pequenos (menores de 1 cm), podem ser retirados cirurgicamente com a própria pinça de biópsia dirigida. Quando maiores, podem ser removidos posteriormente, mais comumente com ponteira bipolar ou alça de ressecção mono ou bipolar.[2,3]

Já nos casos de malignidade, a melhor opção será a histerectomia total.

VÍDEOS

▶ **3.1** Pólipo endocervical com base em setor distal e cavidade uterina com o endométrio atrófico.

▶ **3.2** Pólipo endocervical com o pedículo longo e torcido.

▶ **3.3** Pólipo endocervical exteriorizando pelo orifício externo e com a base em setor proximal.

▶ **3.4** Pólipo endocervical pediculado com a base em setor distal.

▶ **3.5** Pólipo endocervical visualizado desde o orifício externo do colo uterino.

▶ **3.6** Pólipos endocervicais em canal cervical trófico.

Acesse pelo QR code

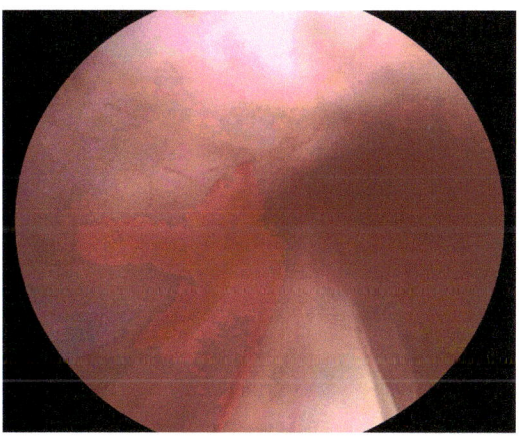

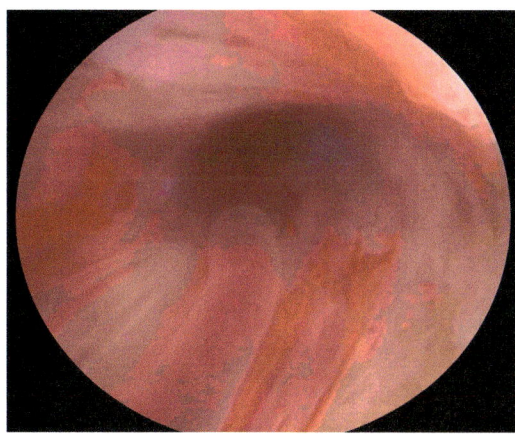

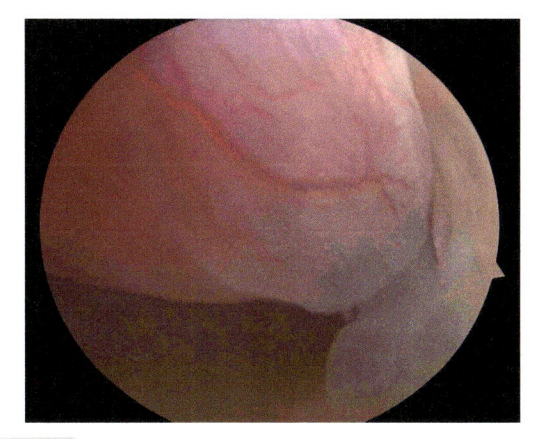

FIGURA 3.1 Base da formação poliposa endocervical no setor médio do canal cervical.

FIGURA 3.2 Base do pólipo pediculado em parede posterior de canal cervical atrófico.

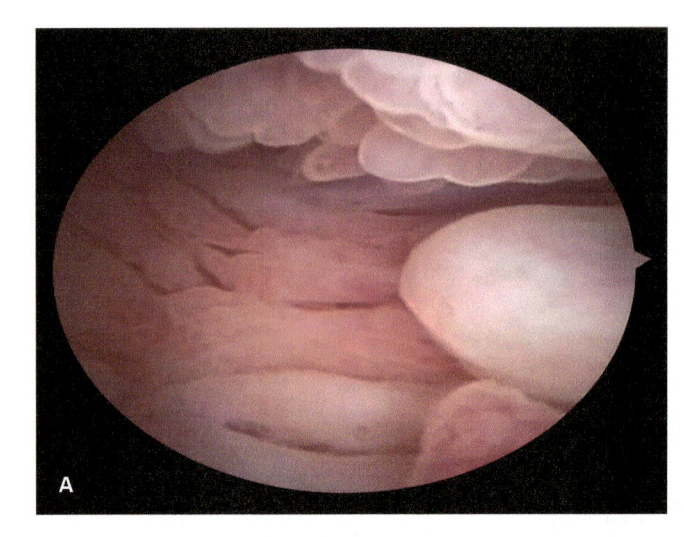

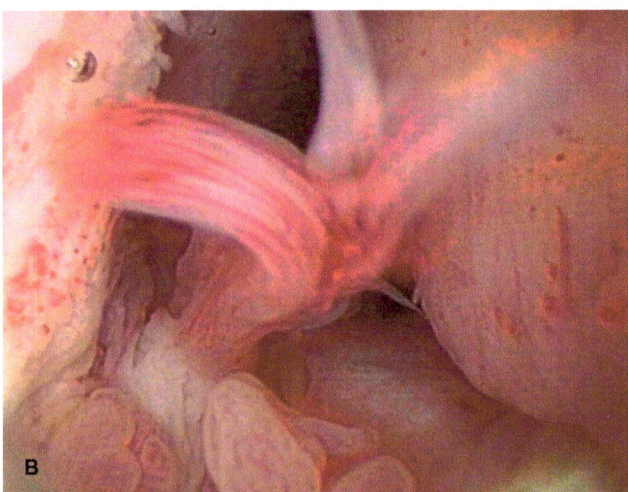

FIGURA 3.3 Canal cervical trófico. **A.** Com um pólipo endocervical na posição de 3 horas do setor proximal. **B.** Com diversos pólipos endocervicais.

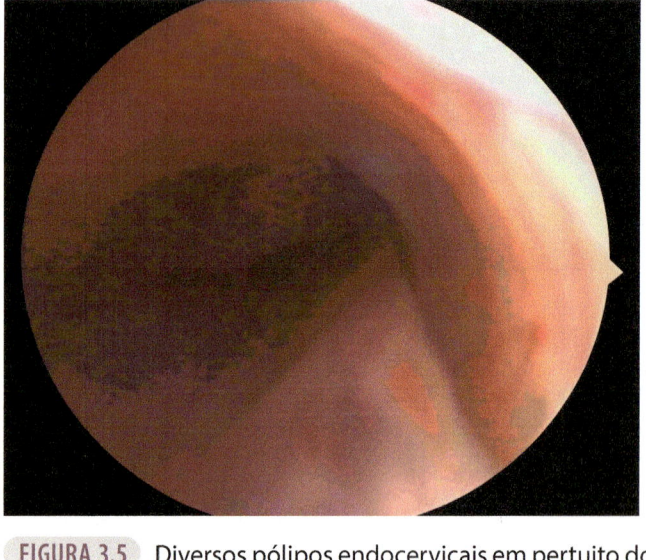

FIGURA 3.5 Diversos pólipos endocervicais em pertuito do canal cervical.

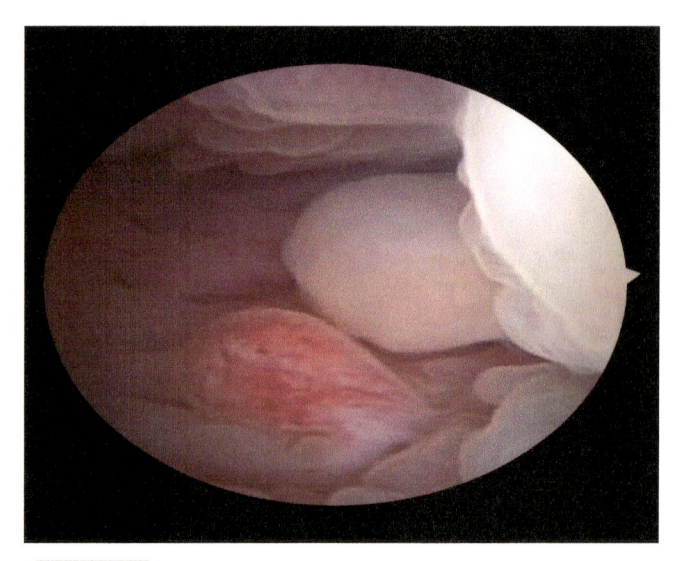

FIGURA 3.6 Dois pólipos endocervicais em canal cervical trófico.

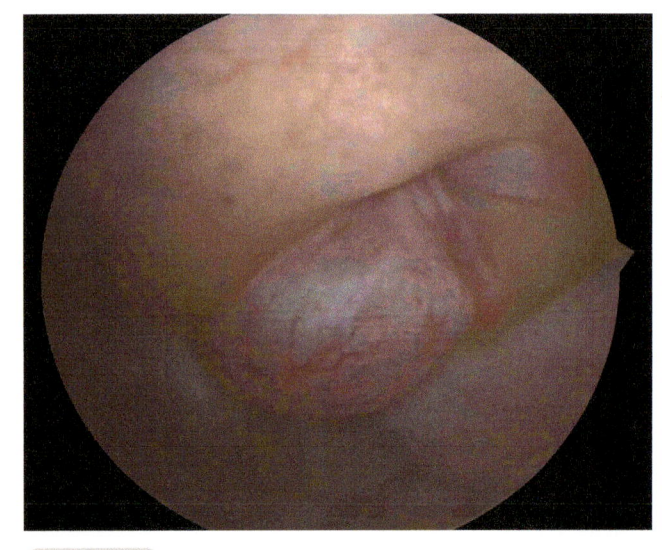

FIGURA 3.4 Colo uterino com uma formação poliposa, com aspecto fibrocístico, exteriorizando através do orifício externo.

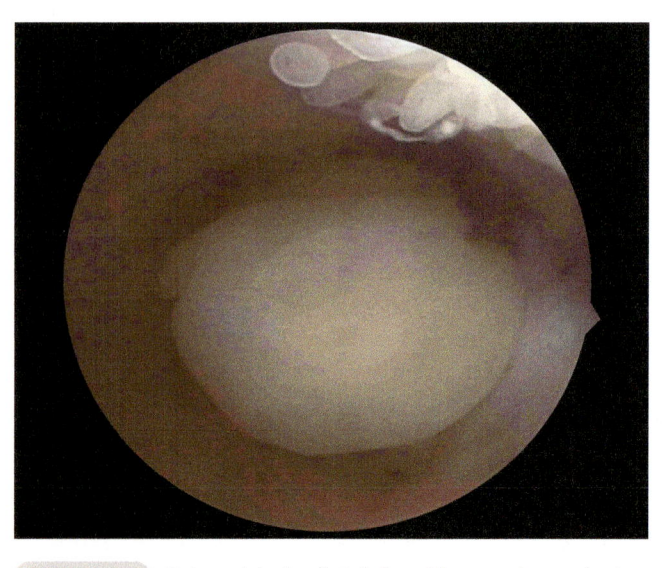

FIGURA 3.7 Extremidade distal de pólipo endocervical.

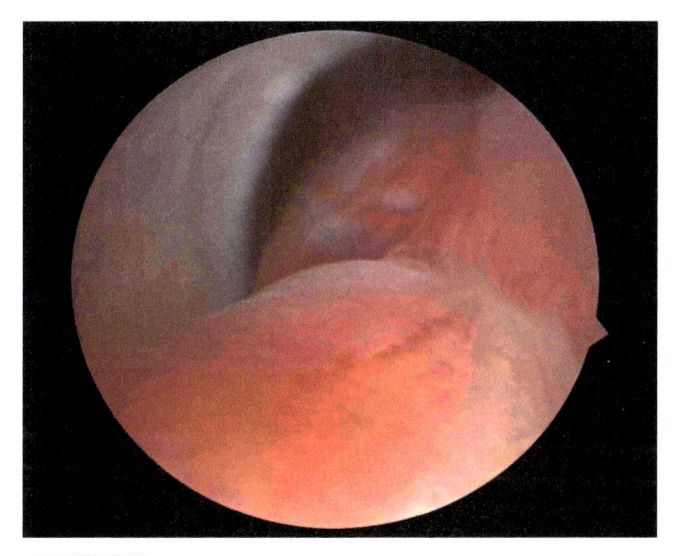

FIGURA 3.8 Formação poliposa endocervical em primeiro plano. Em segundo plano, a extremidade distal de um pólipo endometrial.

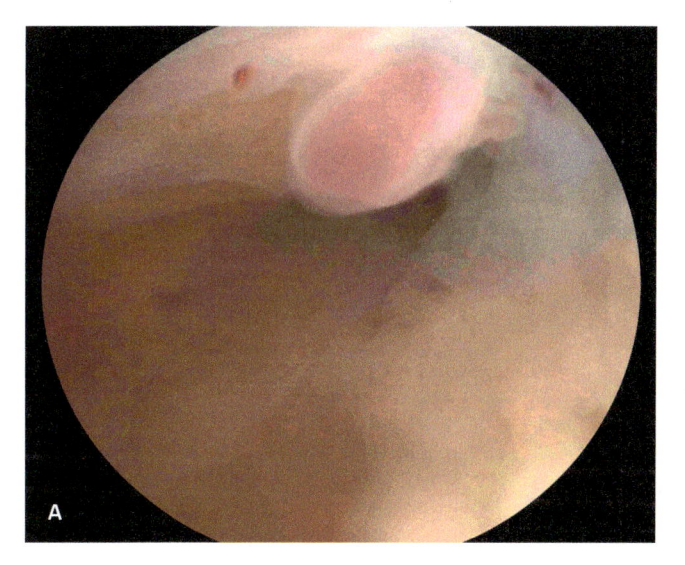

A

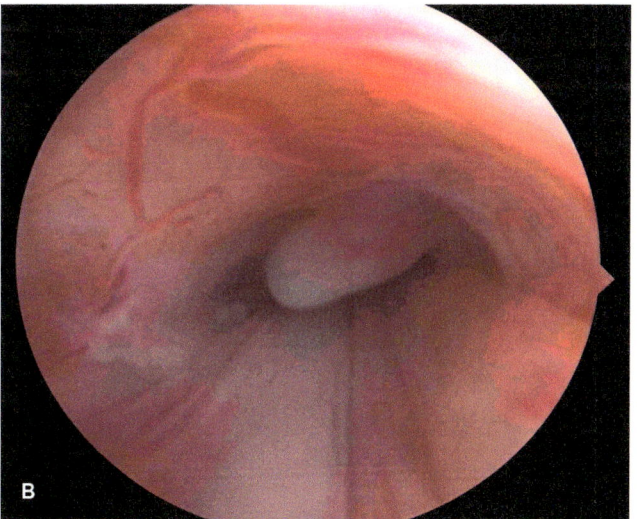

B

FIGURA 3.11 Pequeno pólipo. **A.** Em setor distal do canal cervical. **B.** Em setor médio do canal cervical.

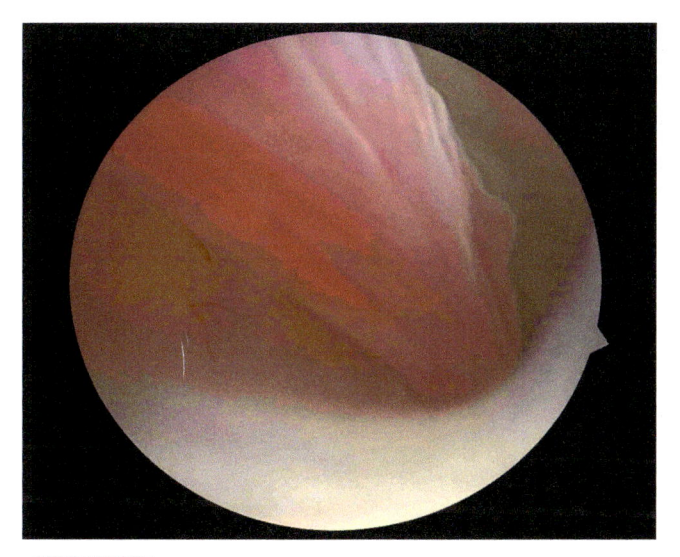

FIGURA 3.9 Pedículo de formação poliposa em toda a extensão do canal cervical.

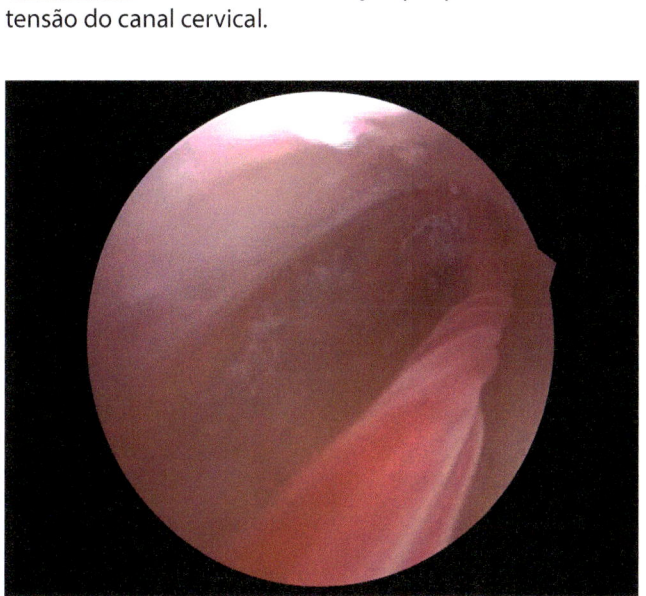

FIGURA 3.10 Pedículo de pólipo endocervical torcido.

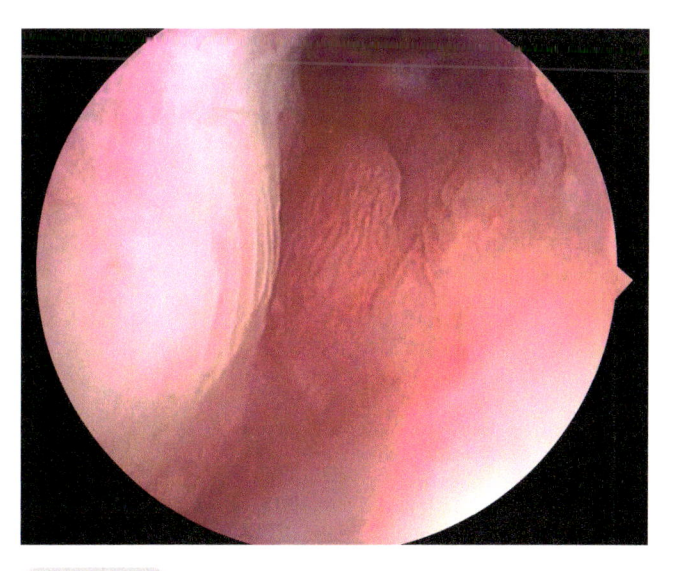

FIGURA 3.12 Pólipo na posição de 6 horas do setor médio do canal cervical.

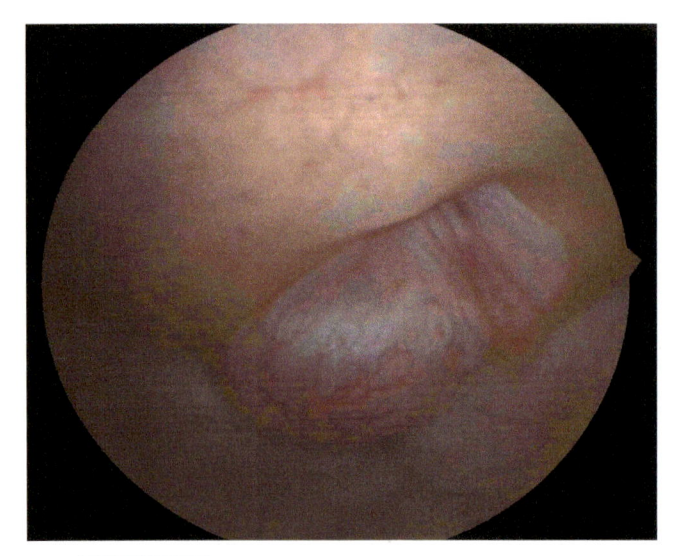

FIGURA 3.13   Pólipo bilobulado em colo uterino.

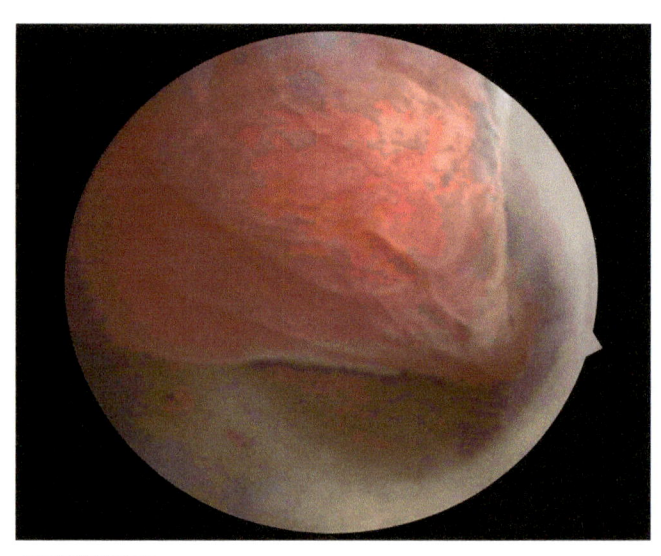

FIGURA 3.16   Pólipo endocervical em toda a extensão do canal vertical.

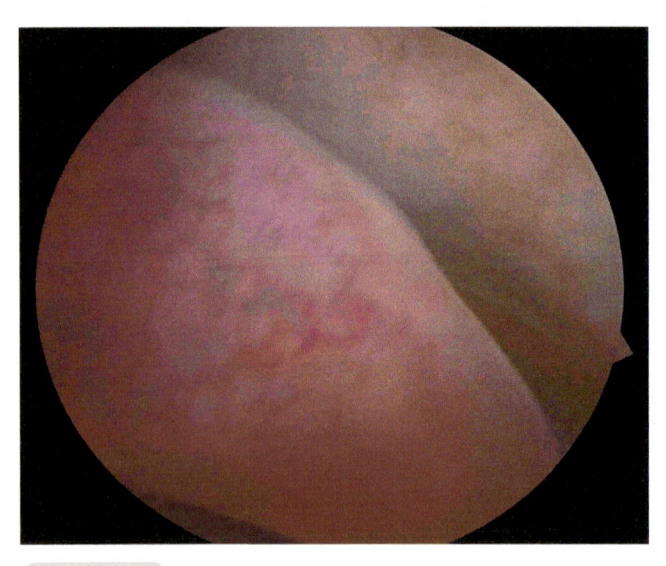

FIGURA 3.14   Pólipo em toda a extensão do canal cervical.

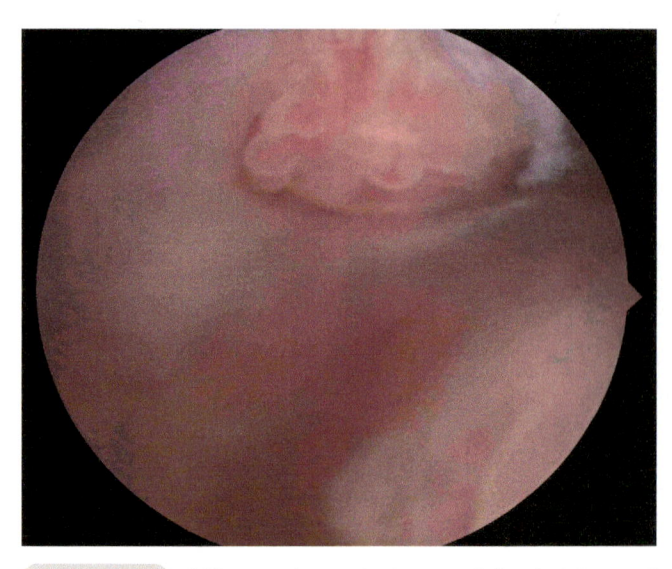

FIGURA 3.17   Pólipo endocervical na posição de 2 horas do setor médio.

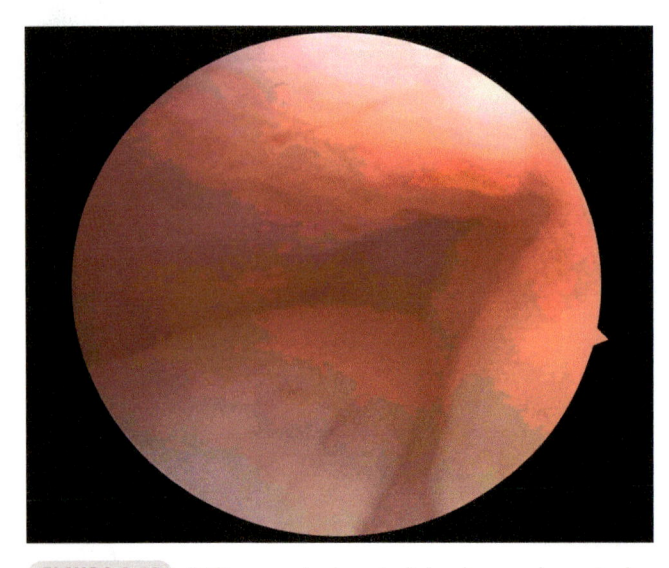

FIGURA 3.15   Pólipo em todo o trajeto do canal cervical.

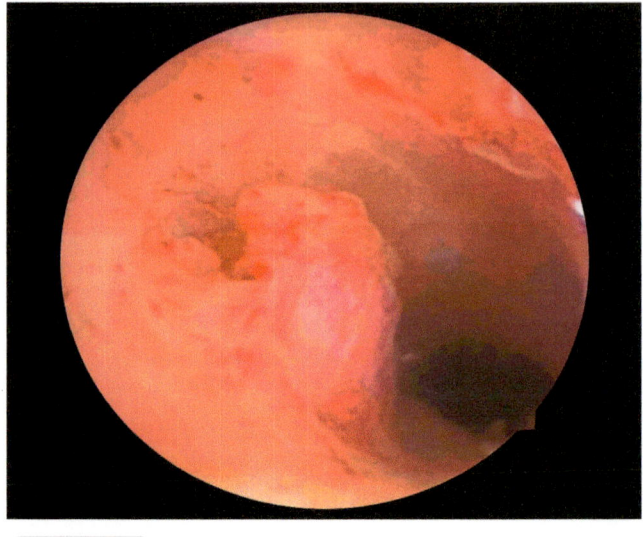

FIGURA 3.18   Pólipo endocervical de base larga em setor médio de canal cervical.

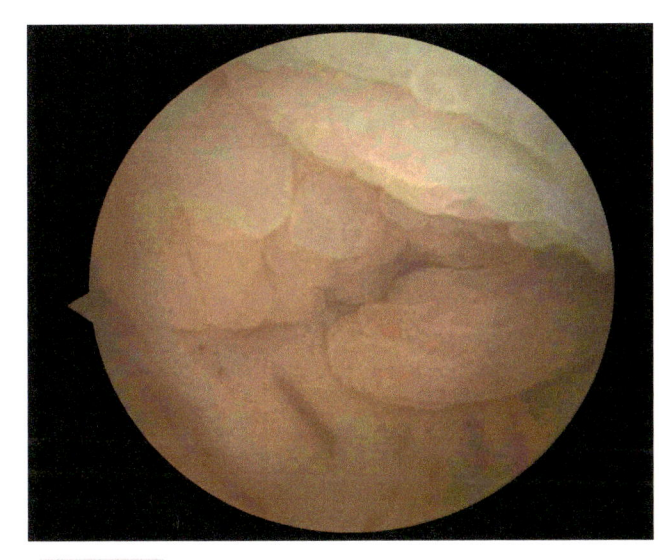

FIGURA 3.19 Pólipo endocervical em canal cervical trófico.

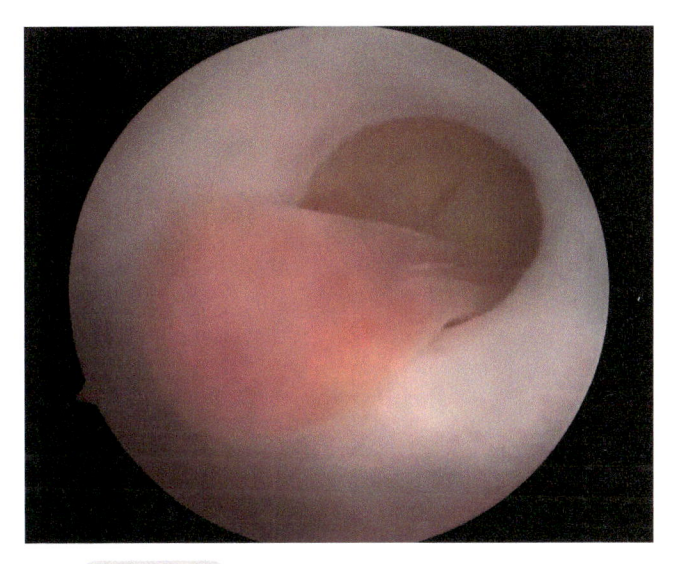

FIGURA 3.22 Pólipo endocervical pediculado.

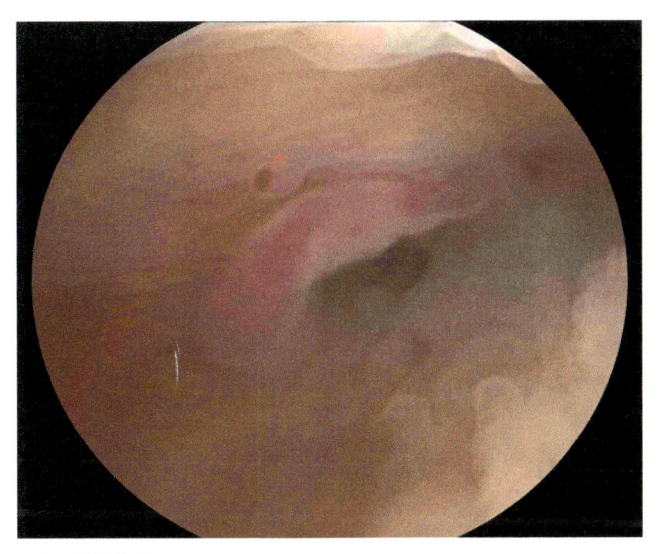

FIGURA 3.20 Pólipo endocervical em setor proximal trófico.

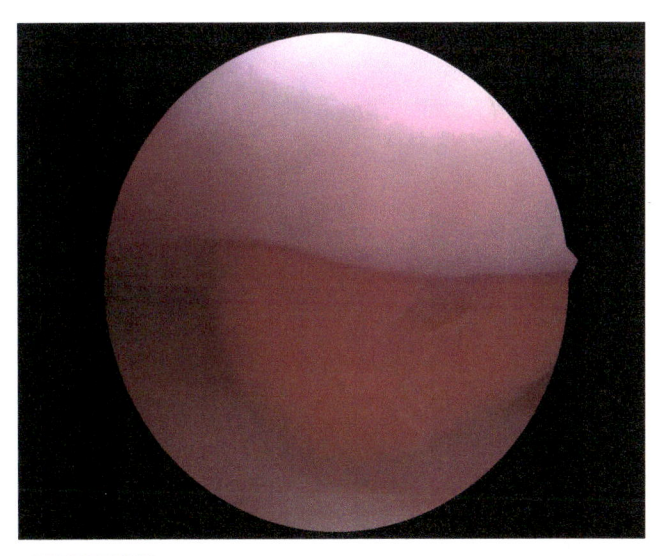

FIGURA 3.23 Pólipo endocervical tipo inflamatório, com sua porção distal fora do colo uterino.

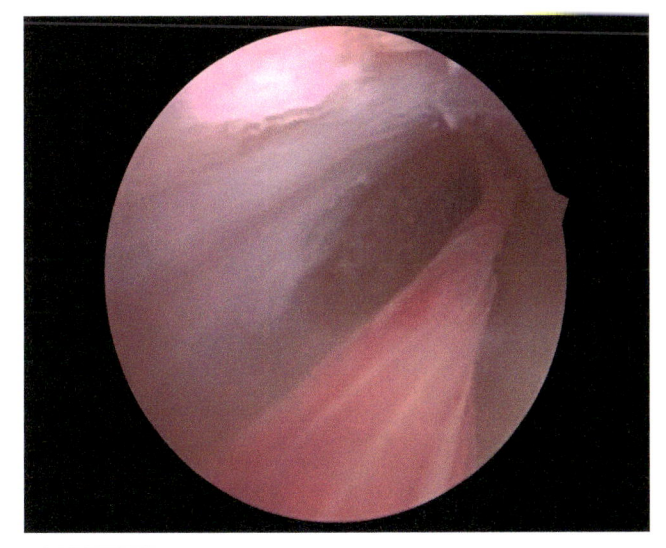

FIGURA 3.21 Pólipo endocervical pediculado, torcido, ocupando toda a extensão do pertuito do canal cervical.

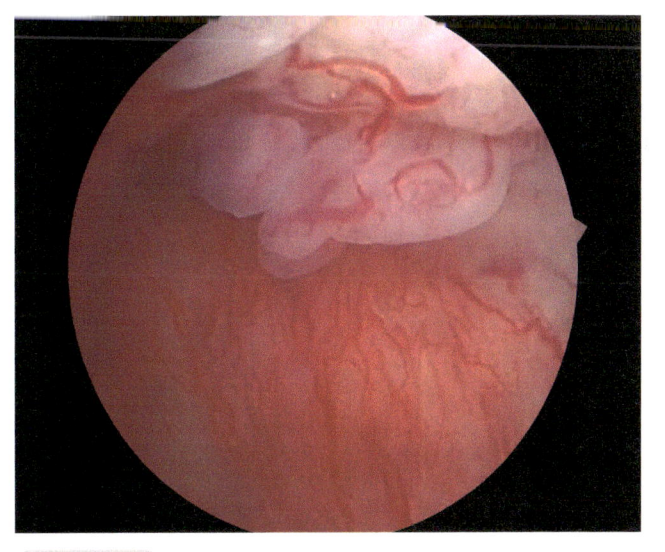

FIGURA 3.24 Pólipo endocervical, com áreas um pouco císticas, em setor distal do canal cervical.

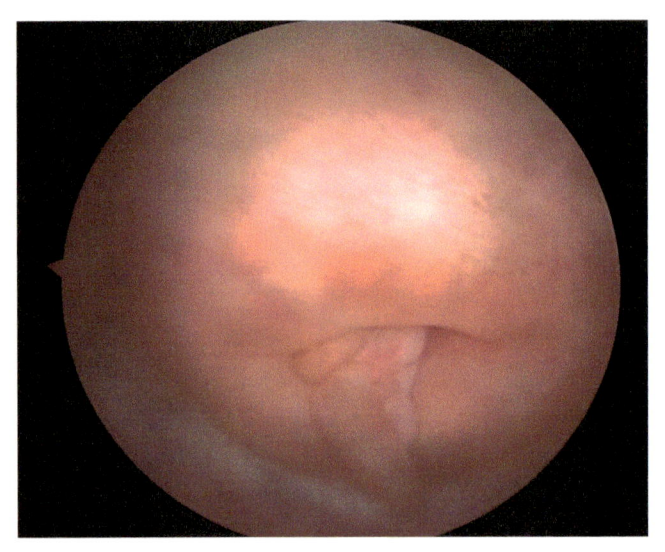

FIGURA 3.25 Pólipo exteriorizando sua porção distal pelo orifício externo.

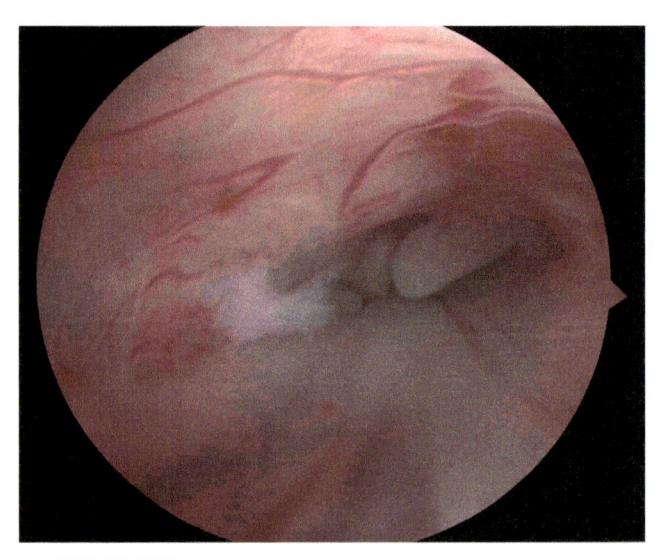

FIGURA 3.27 Pólipos endocervicais em setor médio.

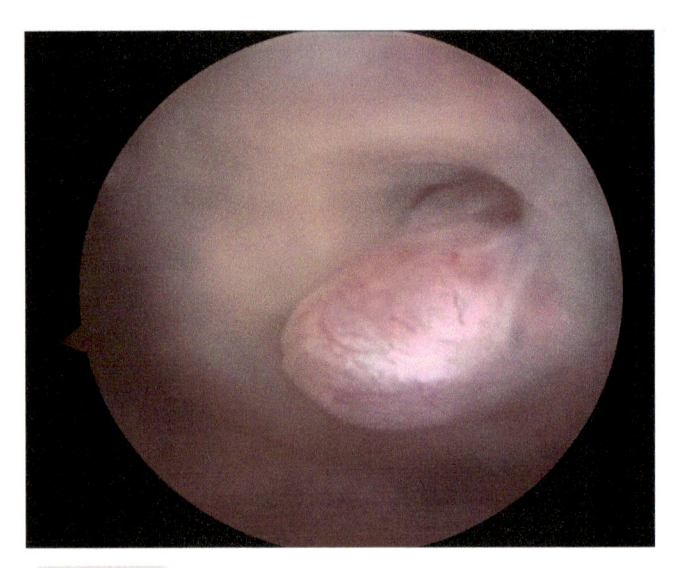

FIGURA 3.26 Pólipo visualizado desde o orifício externo.

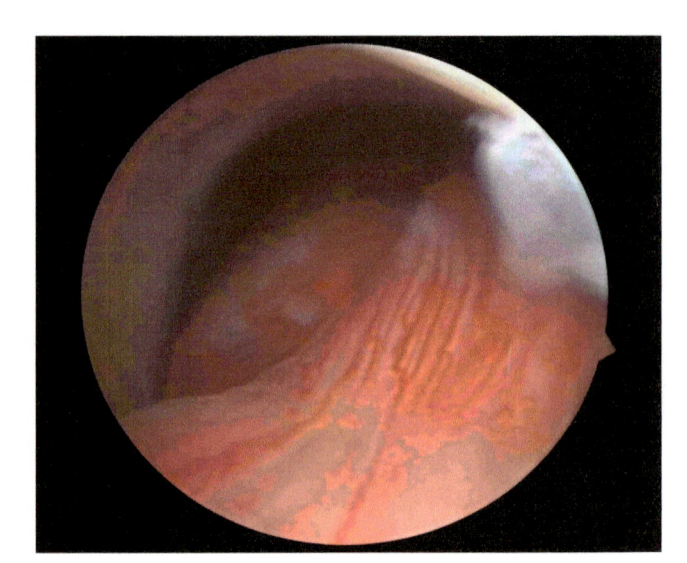

FIGURA 3.28 Pólipos endocervicais em canal cervical atrófico e porção de um pólipo endometrial em região ístmica.

Referências bibliográficas

1. Crispi CP, Oliveira FMM, Damian Jr. JC, et al. Tratado de endoscopia ginecológica: cirurgia minimamente invasiva. 3. ed. Thieme Revinter. 2012; 39:581-91.
2. Perez-Medina T, Font EC. Diagnostic and operative hysteroscopy. Tunbridge Wells, Kent, UK: Anshan Publishing. 2007:13.
3. Mencaglia L. Histeroscopia cirúrgica. São Paulo: Medsi. 2004.

Pólipos Endometriais

Licia Gomes • Claudio Moura • Gisele Ozom • Rafael Camardella Carneiro

Pólipos endometriais são adenomas originários da camada basal, por isso não descamam durante a menstruação, quando ocorre a descamação apenas da camada funcional.[1,2] Podem ser únicos ou múltiplos, pediculados ou sésseis e são encontrados mais frequentemente no fundo uterino (em 75% dos casos). A prevalência dos pólipos endometriais em paciente com sangramento uterino anormal é de 13 a 50%.[3,4] Os principais fatores de risco para o surgimento dos pólipos são: idade, hipertensão arterial, obesidade, uso de contraceptivo hormonal e de tamoxifeno.[5]

Mulheres com síndrome de Lynch podem apresentar um aumento da incidência de pólipos endometriais quando comparadas com a população em geral, possivelmente acompanhada pelo aumento do risco de câncer endometrial associado.[5-7]

Do ponto de vista clínico, os pólipos endometriais podem ser assintomáticos ou causar irregularidade ou aumento do fluxo menstrual e infertilidade conjugal.

A principal suspeição de pólipo endometrial se dá por meio de laudo de ultrassonografia de rotina, com imagem ecogênica ou espessamento endometrial, que motivam a realização da histeroscopia.[2,5] Seu risco de malignização é maior que dos pólipos endocervicais e varia de 0,5 a 4,8%.[1,2,5]

Durante a histerocospia, conseguimos descrever algumas características histeroscópicas em relação à consistência e ao aspecto da superfície, que podem ter relação posterior com o resultado histopatológico. Os pólipos endometriais são classificados pelo estudo histopatológico em:

- Glandular ou funcional
- Hiperplásico
- Fibrocístico
- Fibroso
- Misto.

O resultado histopatológico é fundamental para definir se estamos diante de patologia benigna ou maligna, para nortear as opções terapêuticas.

Além do diagnóstico preciso dos pólipos endometriais, a histeroscopia possibilita, também, a identificação de lesões associadas, como miomas ou câncer endometrial, entre outras.[1,5]

Da mesma forma que os pólipos endocervicais, os pólipos endometriais, quando pequenos (menores que 2 a 3 cm), podem ser retirados cirurgicamente com a própria pinça de biópsia dirigida.

Quando maiores, podem ser removidos posteriormente, mais comumente com ponteira bipolar ou alça de ressecção mono ou bipolar.

Já nos casos de malignidade, a melhor opção é a histerectomia total.

TABELA 4.1	Características histeroscópicas dos pólipos endometriais.	
Classificação	**Consistência**	**Aspecto da superfície**
Glandular ou funcional	Semiamolecida	Glandular (similar ao endométrio adjacente)
Hiperplásico	Semiamolecida	Glandular (diferente do endométrio adjacente)
Fibrocístico	Fibroelástica	Lisa e com vascularização superficial
Fibroso	Endurecida	Lisa e com pouca ou sem vascularização
Misto	Variável	Variável (depende do maior domínio)

Seção A: Pólipo Endometrial Funcional

Licia Gomes • Claudio Moura • Gisele Ozom • Rafael Camardella Carneiro

VÍDEOS

▶ **4.1** Cavidade com um pólipo endometrial funcional pediculado, um mioma intramural com componente submucoso e uma endometrite de contato em fundo uterino.

Acesse pelo QR code

▶ **4.2** Cavidade uterina sob o efeito progestínico, decidualizado e com um pólipo funcional em parede lateral direita.

▶ **4.3** Múltiplos pólipos endometriais em região ístmica, sendo o maior em posição incomum, com a extremidade distal para dentro da cavidade uterina.

▶ **4.4** Pólipo endometrial séssil, funcional em cavidade com o endométrio pré-menstruo.

▶ **4.5** Pólipo endometrial tipo funcional, com evidente pontilhado glandular na sua superfície.

▶ **4.6** Pólipo endometrial tipo glandular e endométrio do padrão secretor, com o relevo pseudopolipoide.

▶ **4.7** Pólipo endometrial tipo glandular, revestido por endométrio, com a base em fundo uterino.

▶ **4.8** Pólipos endometriais em cavidade com o endométrio do padrão secretor.

▶ **4.9** Pólipos endometriais tipo funcional ocupando o espaço intracavitário.

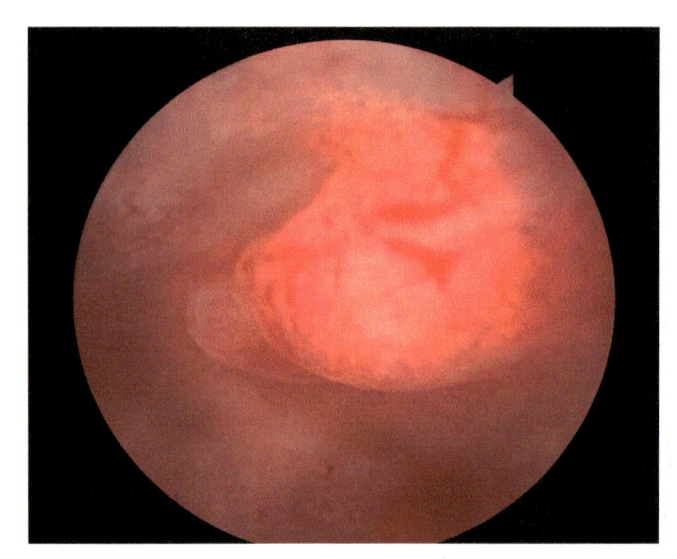

FIGURA 4.1   Dois pólipos endometriais tipo funcional, na parede corporal anterior, com visão do pontilhado glandular e dos vasos superficiais típicos.

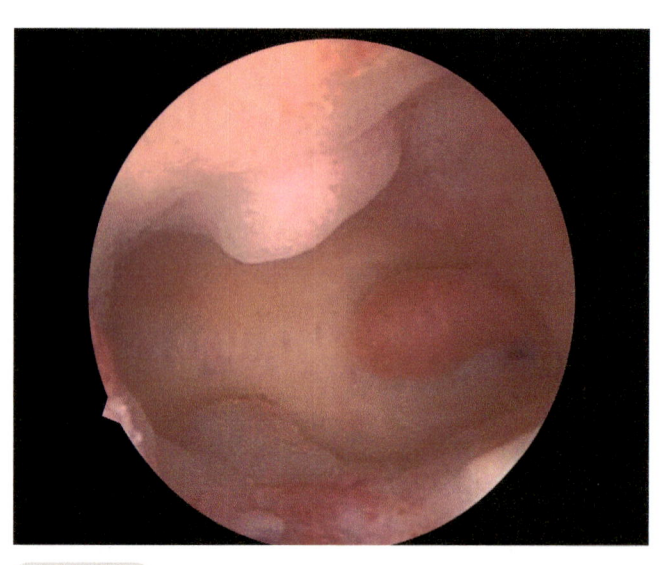

FIGURA 4.4   Cavidade uterina com três pólipos endometriais tipo funcional (séssil na parede anterior e na parede fúndica posterior; pediculado na região cornual esquerda).

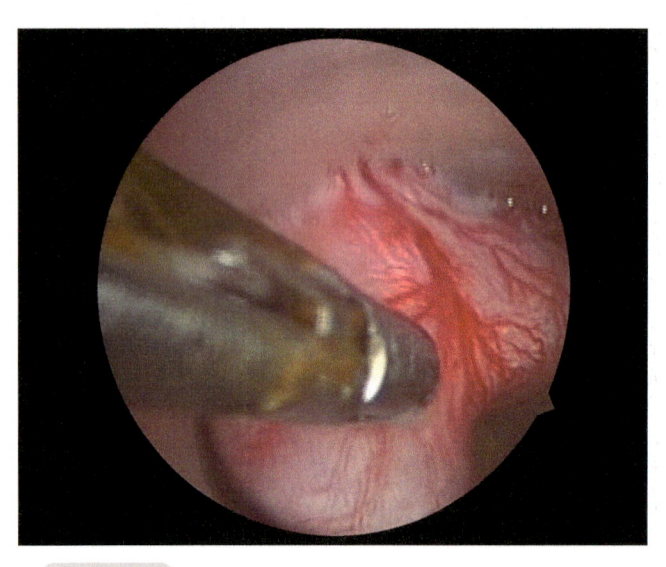

FIGURA 4.2   Biópsia dirigida em pólipo endometrial.

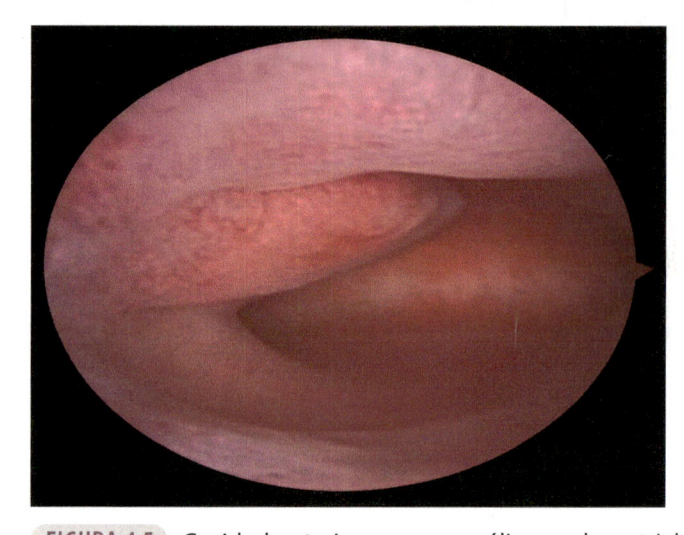

FIGURA 4.5   Cavidade uterina com um pólipo endometrial tipo funcional na parede corporal direita.

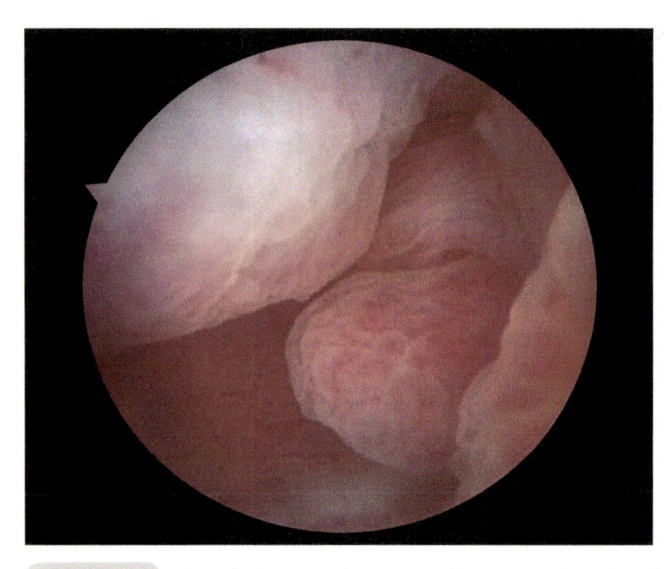

FIGURA 4.3   Cavidade com diversos pólipos tipo funcional.

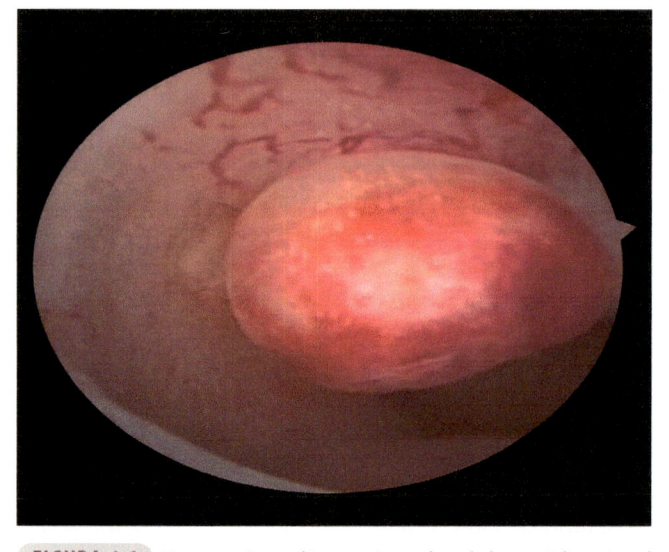

FIGURA 4.6   Formação poliposa tipo glandular, evidenciando o pontilhado glandular em sua extremidade.

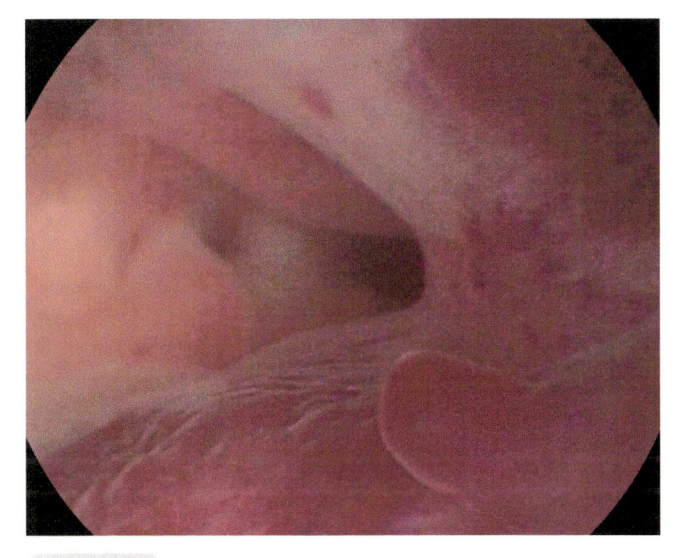

FIGURA 4.7 Pequeno pólipo endometrial funcional em cavidade uterina com o endométrio secretor.

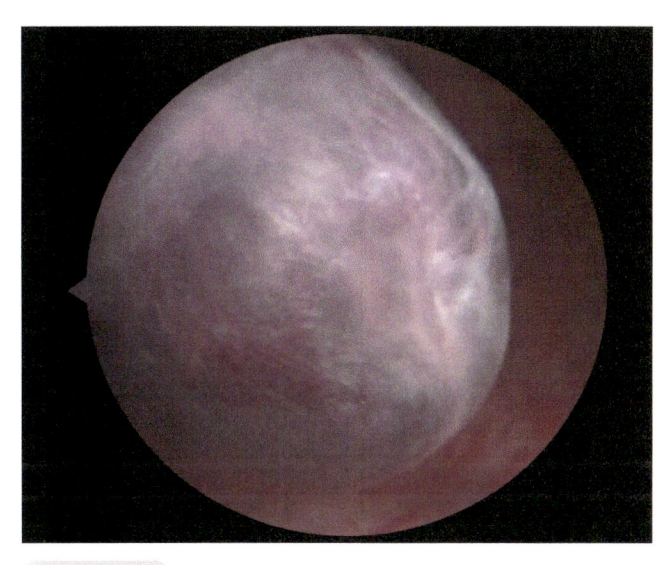

FIGURA 4.10 Pólipo endometrial com coloração violácea, sugerindo necrose interna da lesão.

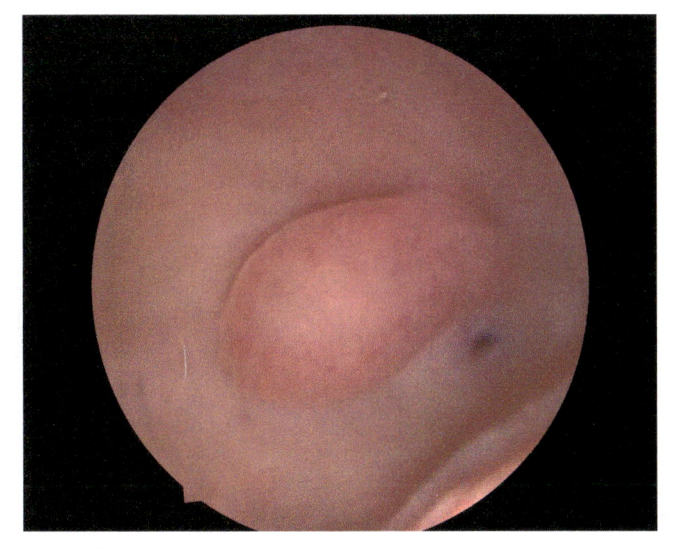

FIGURA 4.8 Pequeno pólipo endometrial pediculado acima do orifício tubário esquerdo.

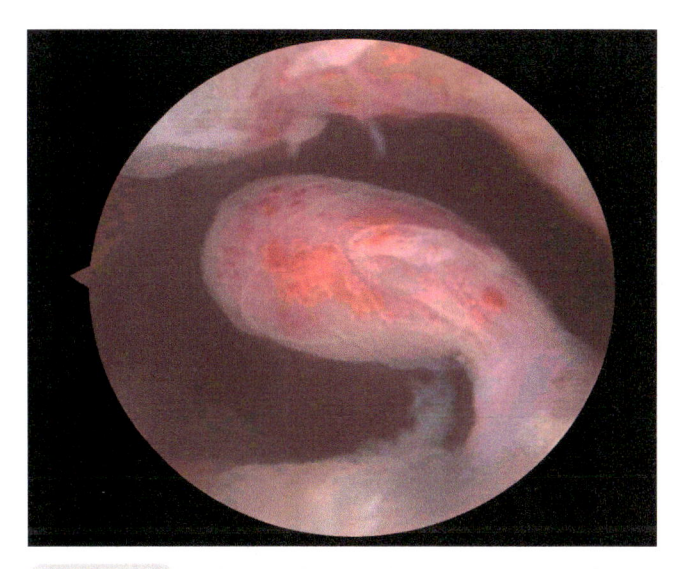

FIGURA 4.11 Pólipo endometrial com um pedículo largo

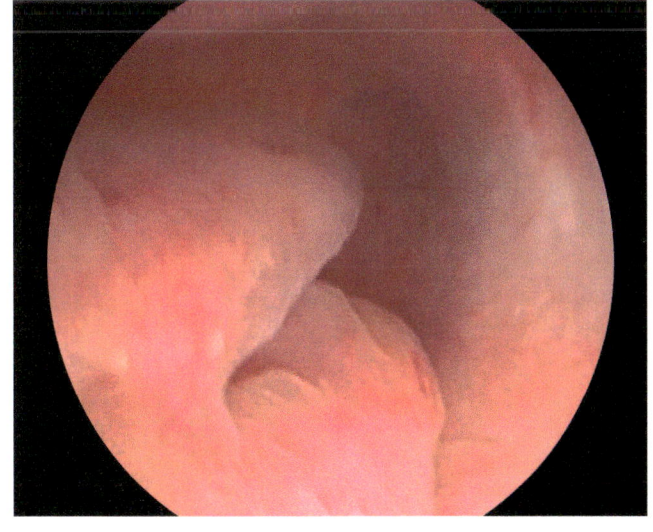

FIGURA 4.9 Pólipos endometriais tipo glandular, com base larga, na parede corporal direita.

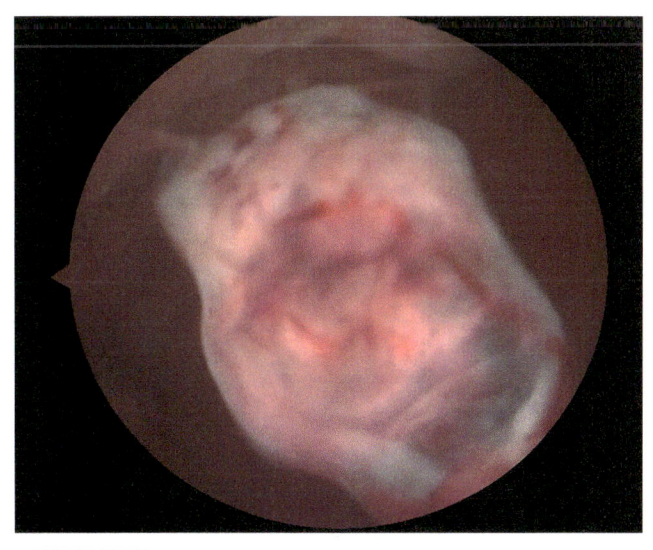

FIGURA 4.12 Pólipo endometrial com área de necrose, no seu corpo.

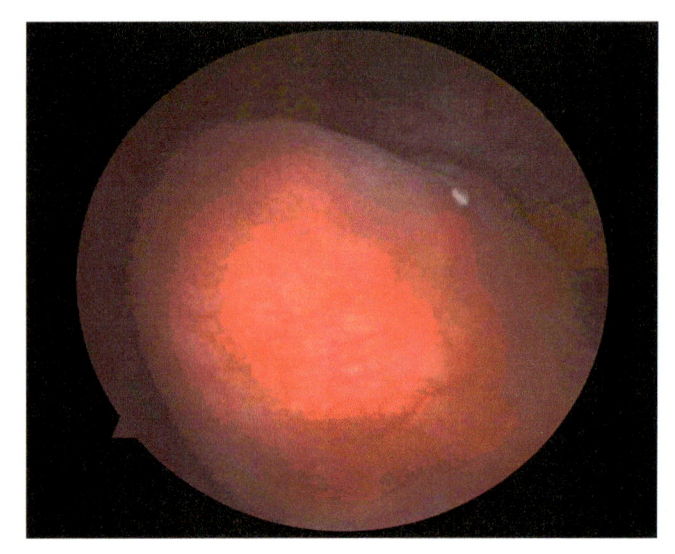

FIGURA 4.13 Pólipo endometrial com base larga na parede posterior, ocupando quase todo o espaço intracavitário.

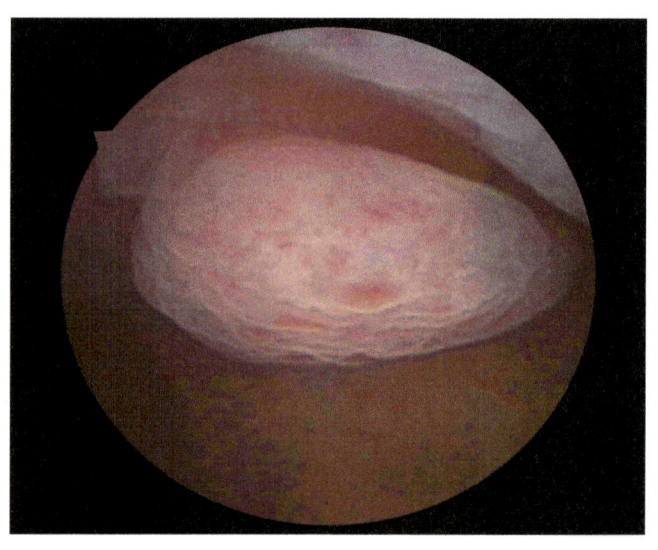

FIGURA 4.16 Pólipo endometrial funcional (superfície semelhante ao endométrio).

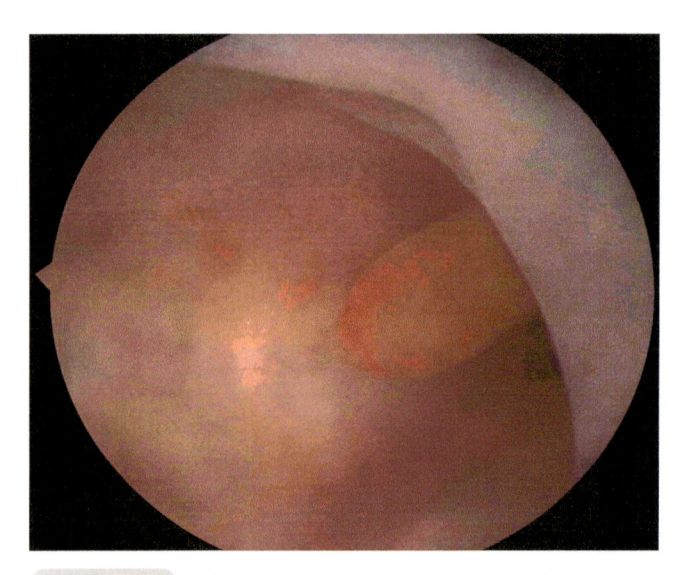

FIGURA 4.14 Pólipo endometrial em formato de dedo, tipo funcional, na região cornual esquerda.

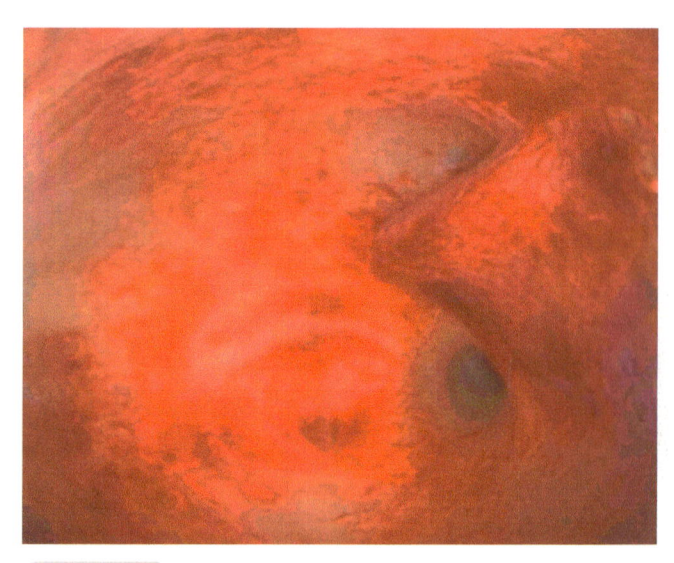

FIGURA 4.17 Pólipo endometrial funcional, em cavidade uterina com o endométrio pré-menstruo.

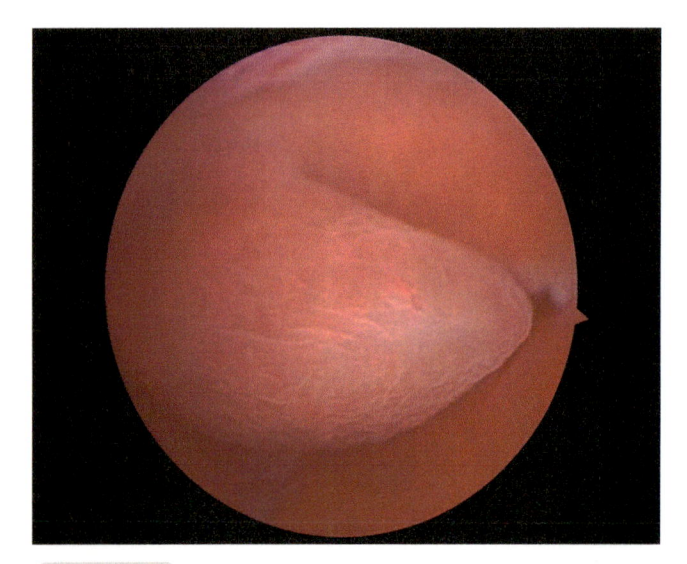

FIGURA 4.15 Pólipo endometrial em formato dediforme, na parede cornual direita.

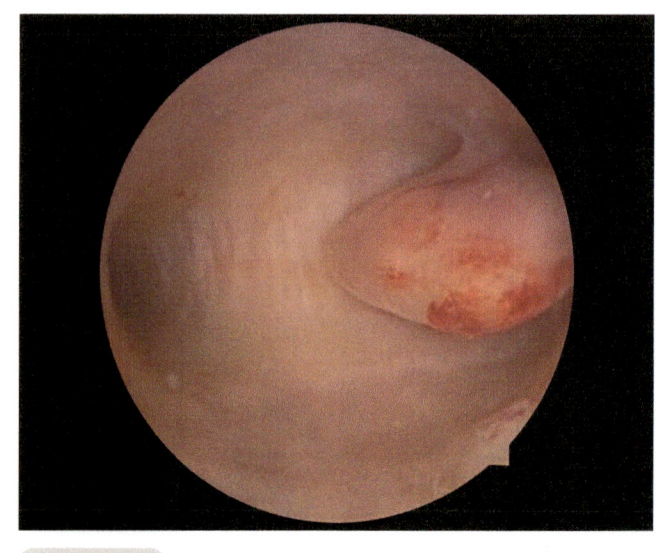

FIGURA 4.18 Pólipo endometrial funcional, pediculado, na região cornual esquerda.

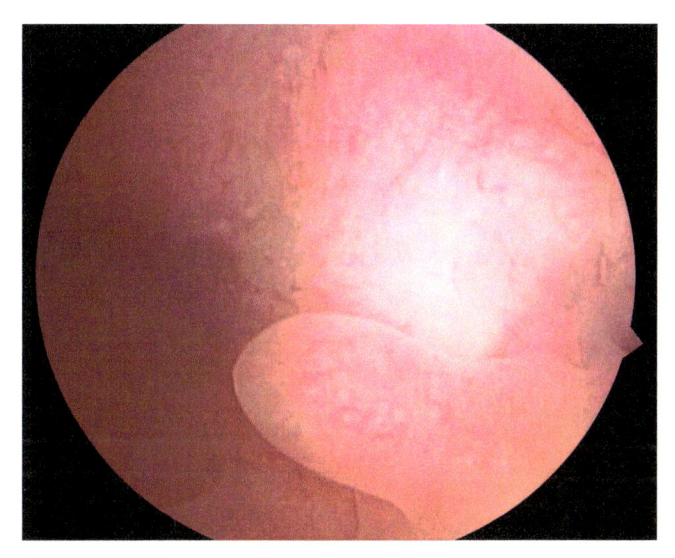

FIGURA 4.19 Pólipo endometrial funcional, com visão do pontilhado glandular evidente.

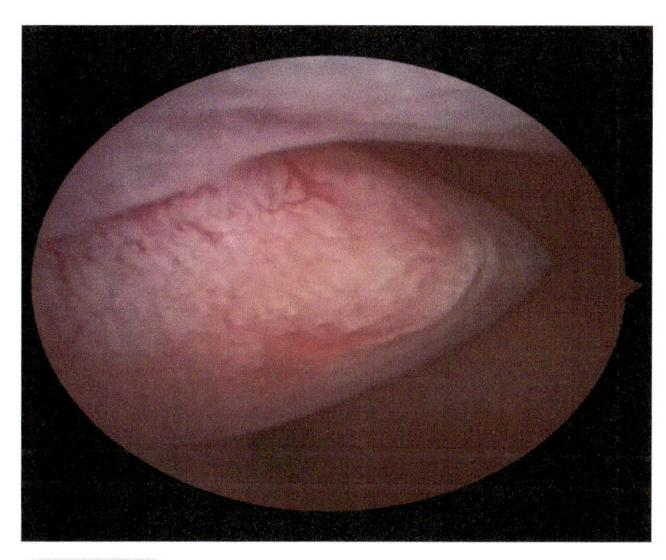

FIGURA 4.22 Pólipo endometrial glandular, em formato de bastão, na parede corporal direita da cavidade uterina.

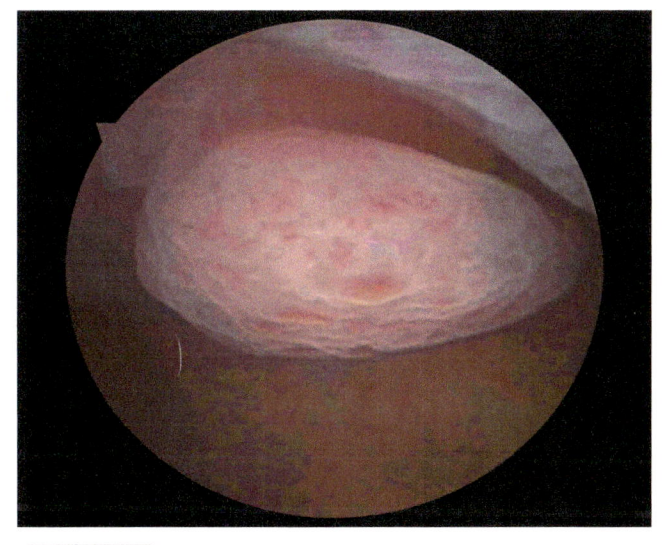

FIGURA 4.20 Pólipo endometrial funcional, coberto por tecido endometrial.

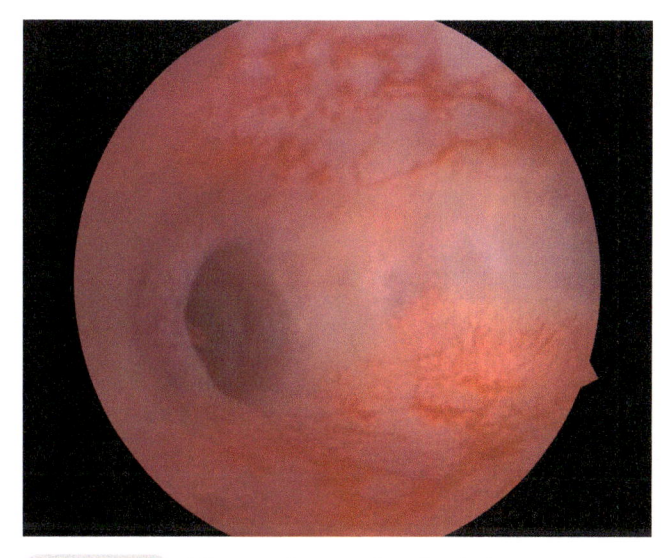

FIGURA 4.23 Pólipo endometrial pediculado, em região cornual direita.

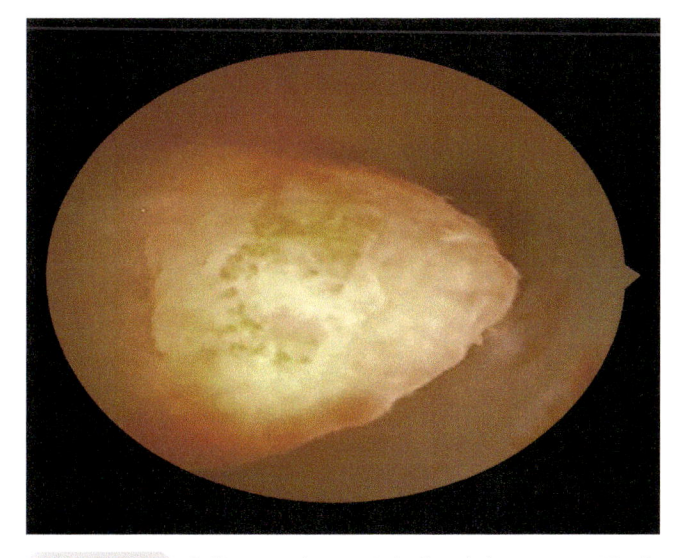

FIGURA 4.21 Pólipo endometrial glandular, em região ístmica direita.

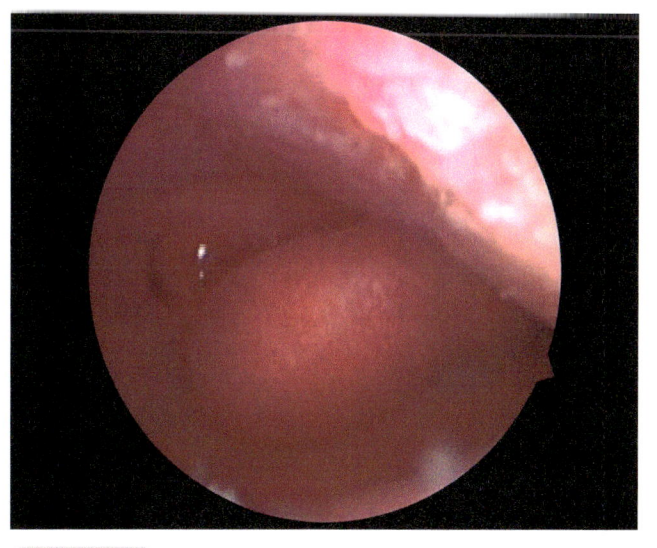

FIGURA 4.24 Pólipo endometrial glandular, com os contornos regulares recobertos pelo endométrio.

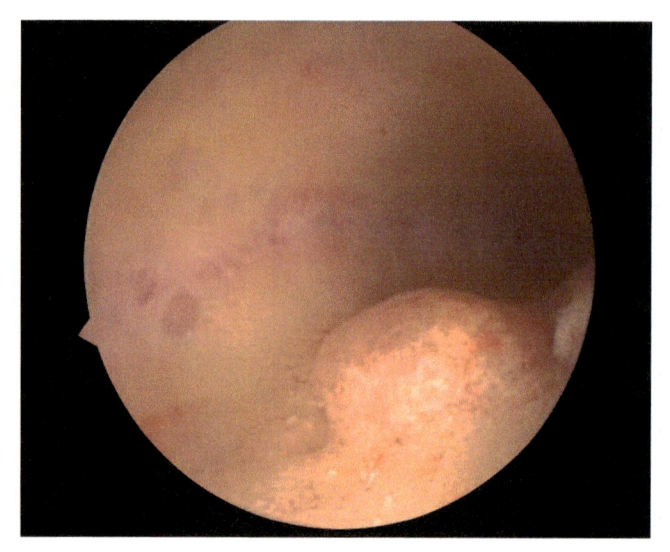

FIGURA 4.25 Pólipo endometrial séssil próximo à região cornual esquerda.

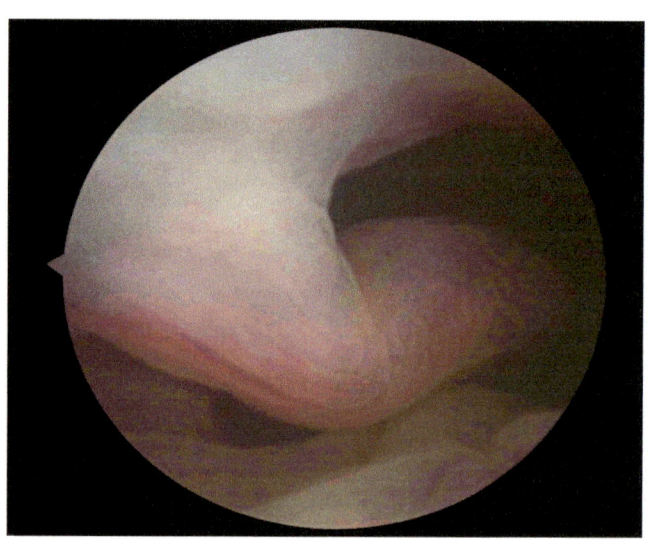

FIGURA 4.28 Pólipo endometrial tipo funcional na região ístmica.

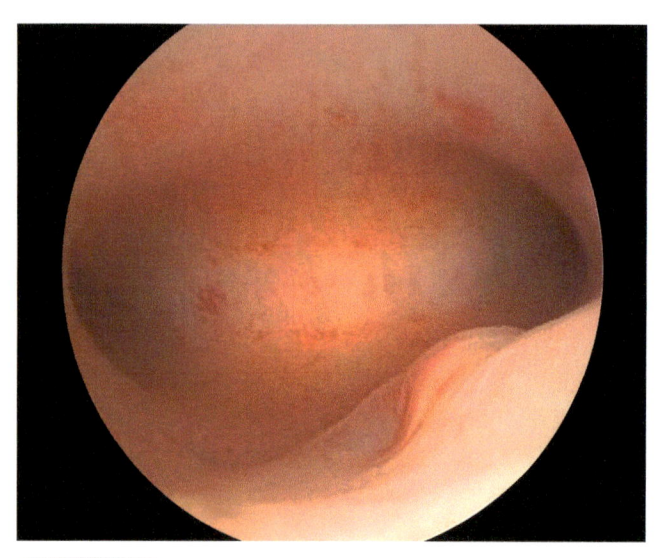

FIGURA 4.26 Pólipo endometrial séssil bilobulado, na parede corporal posterior.

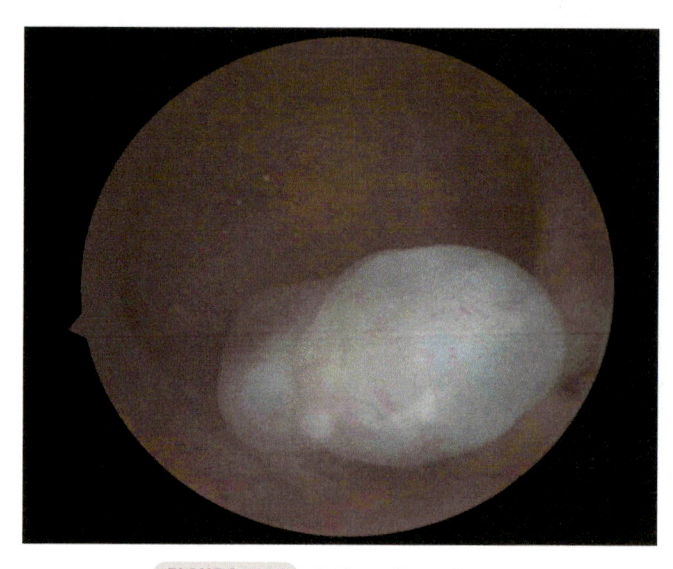

FIGURA 4.29 Pólipo fibrocístico.

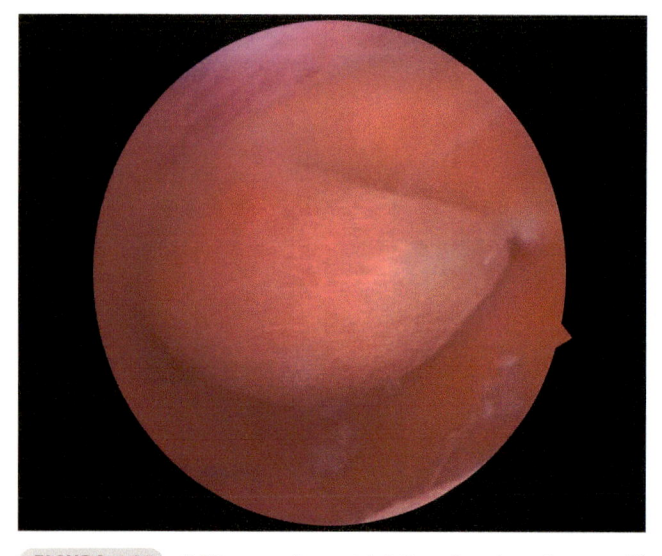

FIGURA 4.27 Pólipo endometrial tipo funcional na região cornual direita.

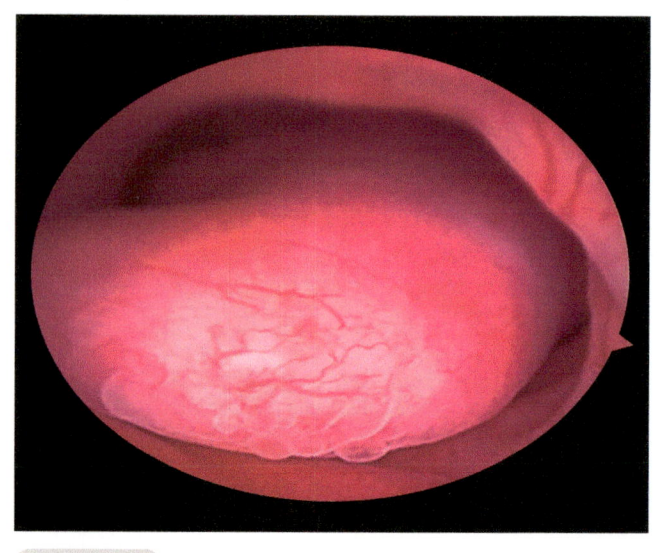

FIGURA 4.30 Pólipo funcional com a porção distal em istmo.

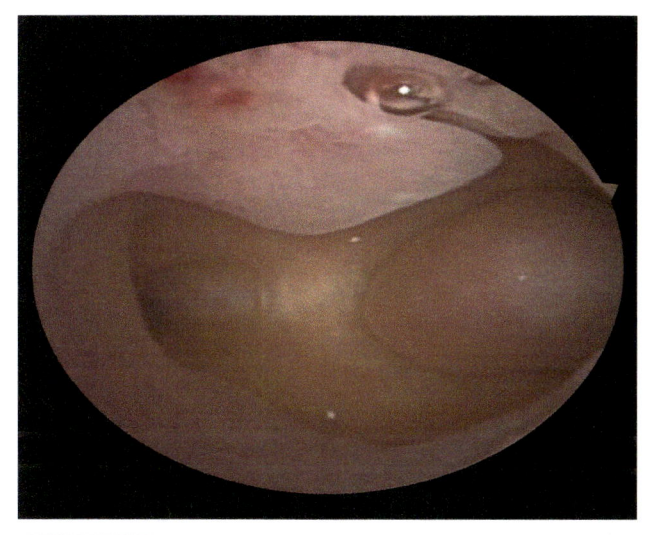

FIGURA 4.31 Pólipos funcionais, com tecido similar ao endométrio.

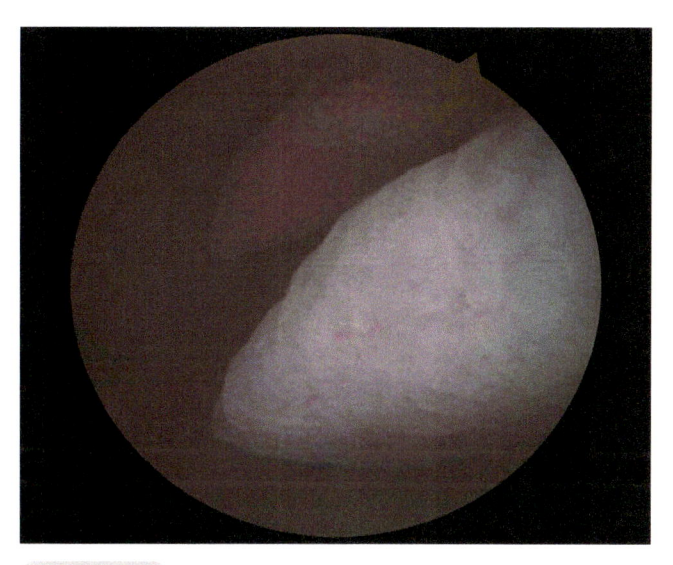

FIGURA 4.33 Pólipos endometriais tipo funcional, na parede corporal esquerda.

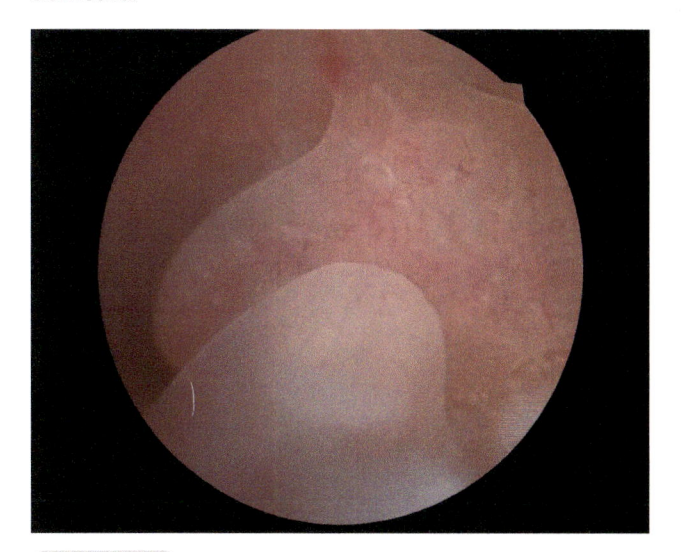

FIGURA 4.32 Pólipos endometriais tipo funcional, recobertos pelo tecido endometrial.

Seção B: Pólipo Endometrial Fibroso

Licia Gomes • Claudio Moura • Gisele Ozom • Rafael Camardella Carneiro

VÍDEOS

▶ **4.10** Cavidade endometrial com o endométrio do padrão proliferativo e diversos pólipos endometriais em região ístmica.

▶ **4.11** Cavidade uterina atrófica com um pólipo endometrial fibroso séssil em região cornual direita posterior.

▶ **4.12** Mioma com componente submucoso em fundo uterino e pólipo endometrial.

▶ **4.13** Pólipo endometrial fibroso em toda a extensão da cavidade uterina atrófica e canal cervical.

▶ **4.14** Pólipo endometrial fibroso longo de base larga em fundo uterino.

▶ **4.15** Pólipo endometrial fibroso longo dobrando sobre si mesmo em espaço intracavitário.

▶ **4.16** Pólipo endometrial séssil em fundo uterino visualizado por biopsia dirigida da lesão.

▶ **4.17** Pólipo fibroso, de base larga, alongado, e uma endometrite de contato em parede fúndica uterina posterior.

▶ **4.18** Pólipo fibroso séssil em região ístmica.

Acesse pelo QR code

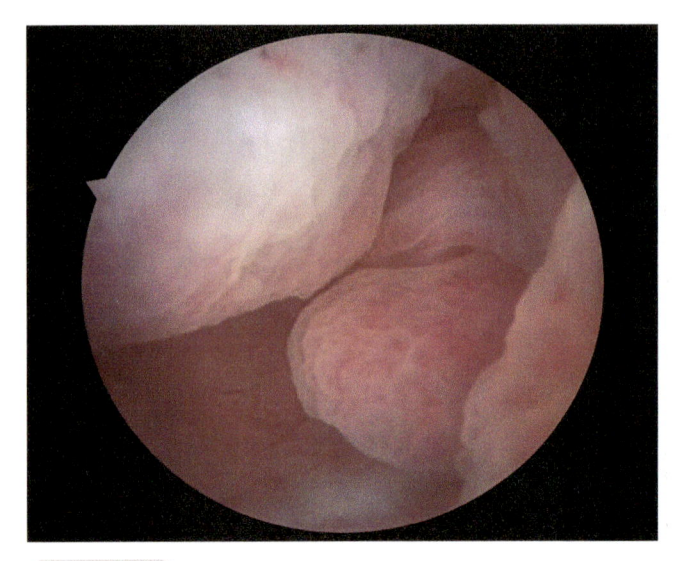

FIGURA 4.34   Cavidade com diversos pólipos tipo funcional.

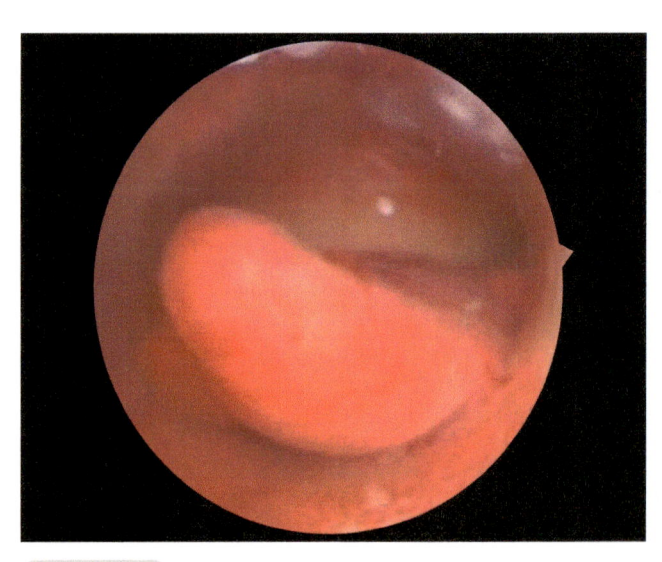

FIGURA 4.37   Pólipo endometrial, de base larga, em formato dediforme, e parede corporal posterior, envolto em muco claro e espesso.

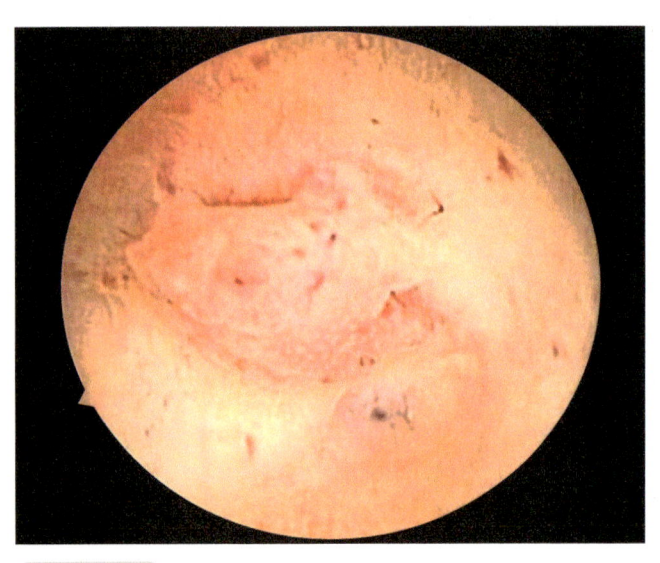

FIGURA 4.35   Pequeno pólipo endometrial fibroso na parede fúndica posterior.

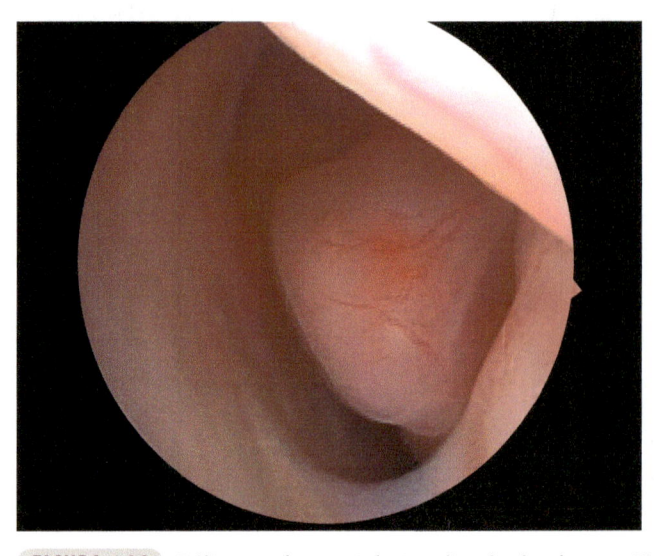

FIGURA 4.38   Pólipo endometrial, visualizado desde a região ístmica.

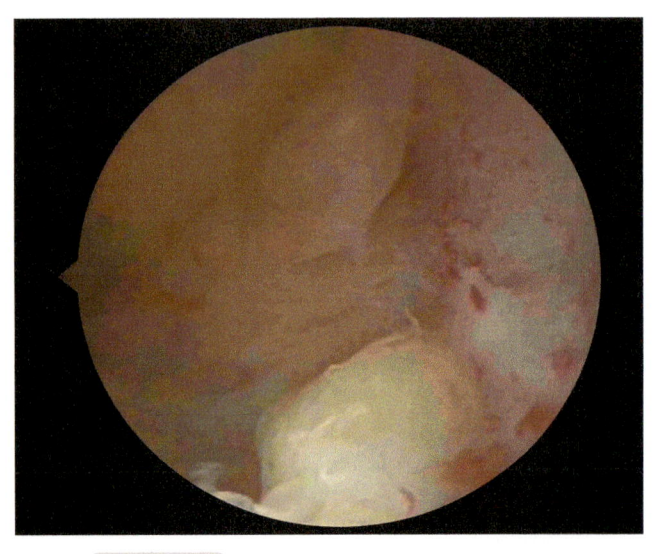

FIGURA 4.36   Pequenos pólipos tipo fibroso.

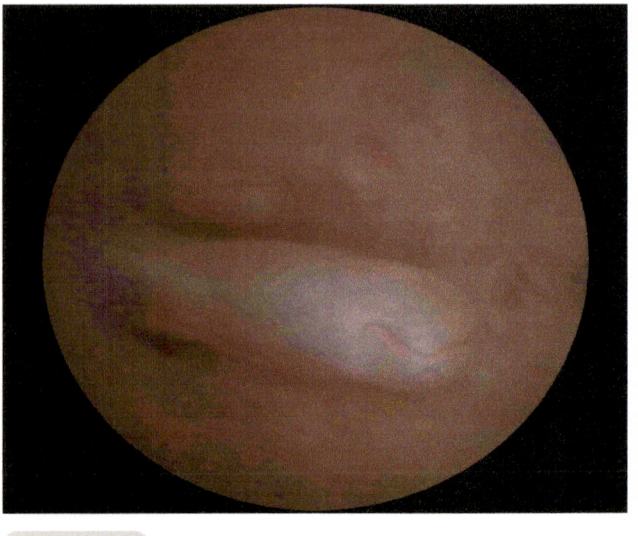

FIGURA 4.39   Pólipo endometrial em formato de bastão na região cornual direita.

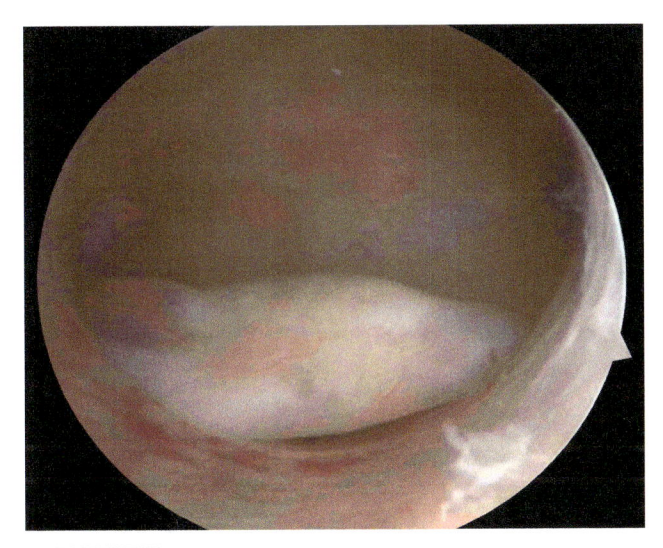

FIGURA 4.40 Pólipo endometrial fibroso, em forma de um dedo, repousando na parede corporal.

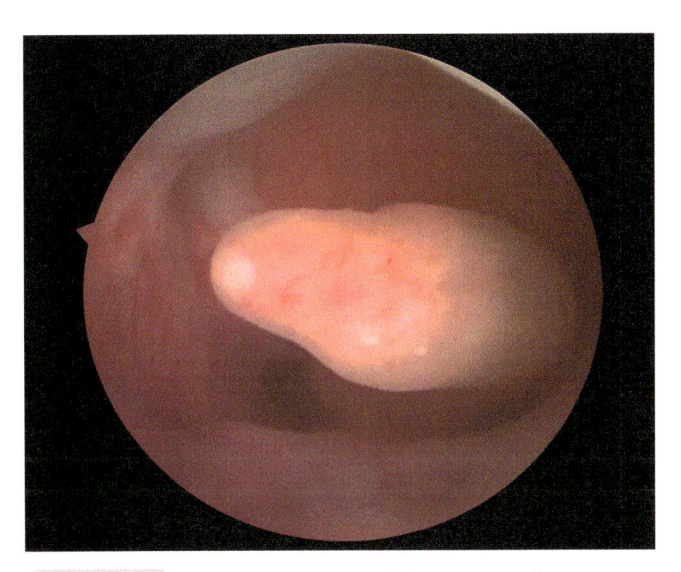

FIGURA 4.43 Pólipo endometrial fibroso, envolto em muco claro e espesso.

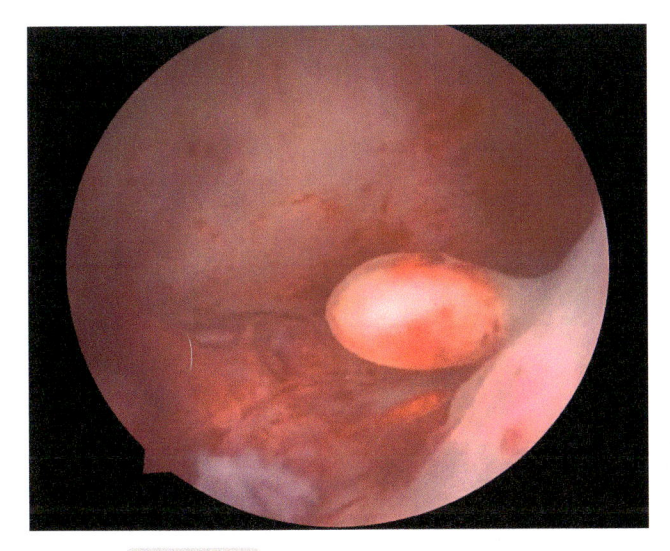

FIGURA 4.41 Pólipo endometrial fibroso.

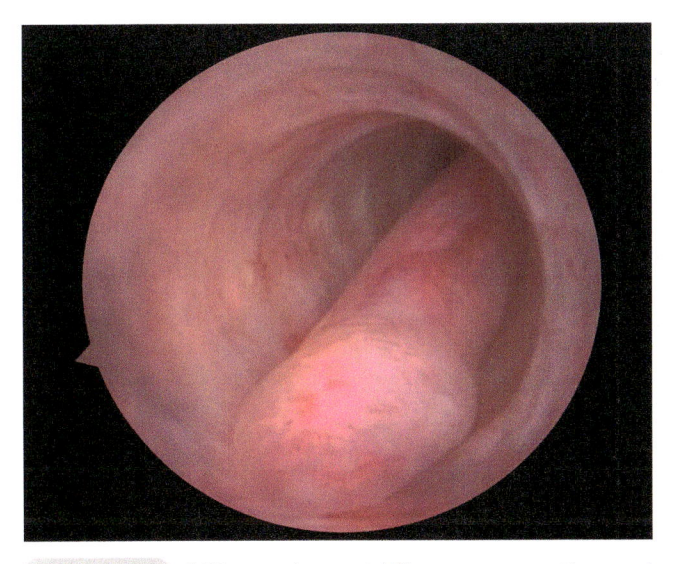

FIGURA 4.44 Pólipo endometrial fibroso, que continua pelo canal cervical.

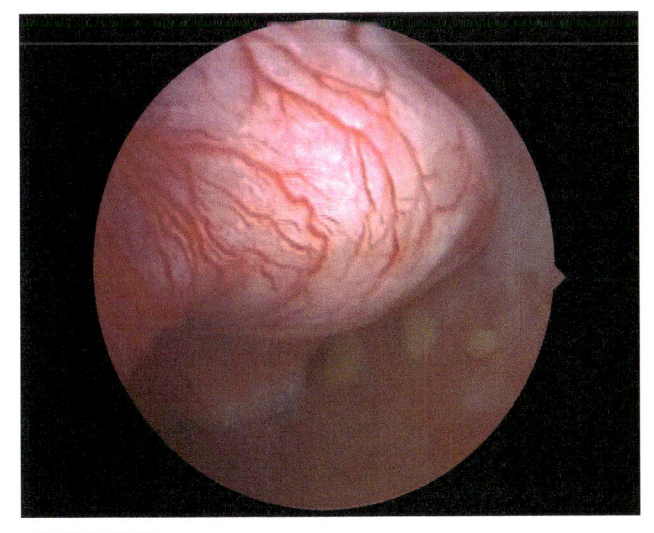

FIGURA 4.42 Pólipo endometrial fibroso, com a vascularização superficial exuberante e sinéquias na região fúndica posterior.

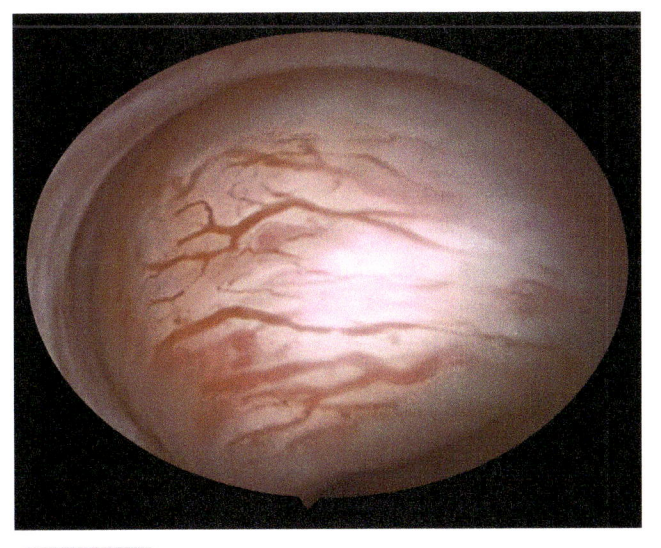

FIGURA 4.45 Pólipo endometrial fibroso com vascularização superficial bem evidente.

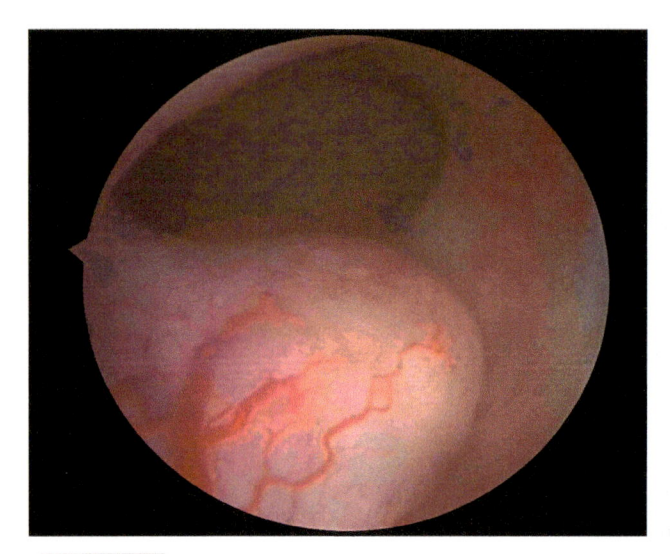

FIGURA 4.46 Pólipo endometrial fibroso, séssil, em região ístmica.

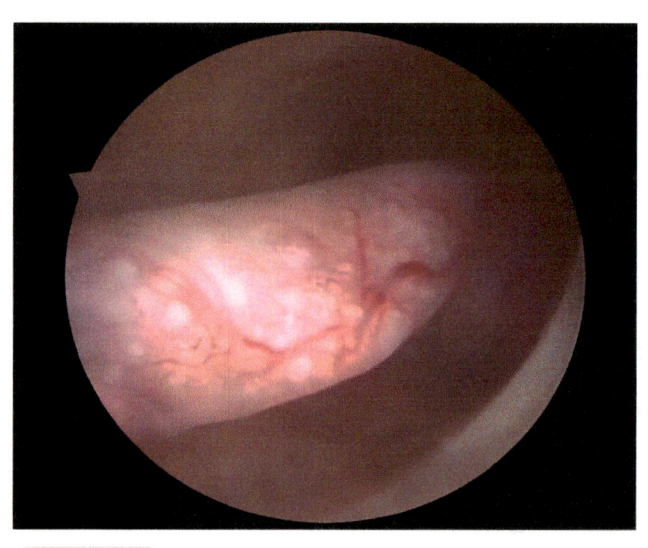

FIGURA 4.49 Pólipo endometrial tipo fibroso, de formato dediforme, ocupando toda a extensão da cavidade uterina.

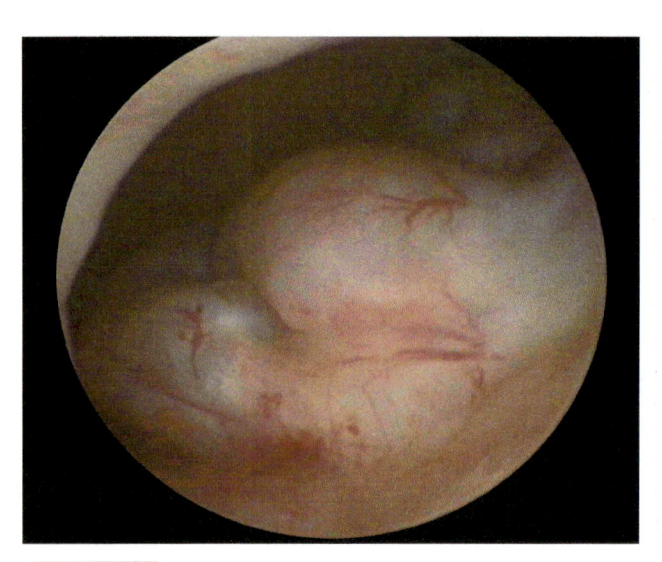

FIGURA 4.47 Pólipo endometrial tipo fibroso de formato multilobulado com a vascularização superficial com ramificações típicas.

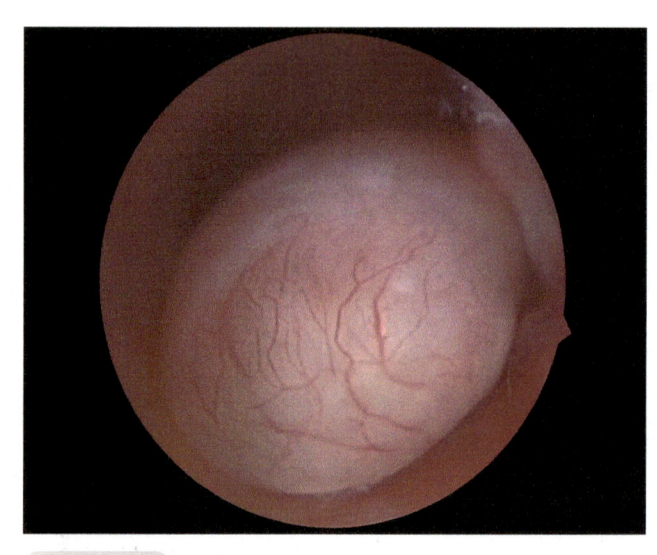

FIGURA 4.50 Pólipo endometrial tipo fibroso, ocupando o espaço intracavitário.

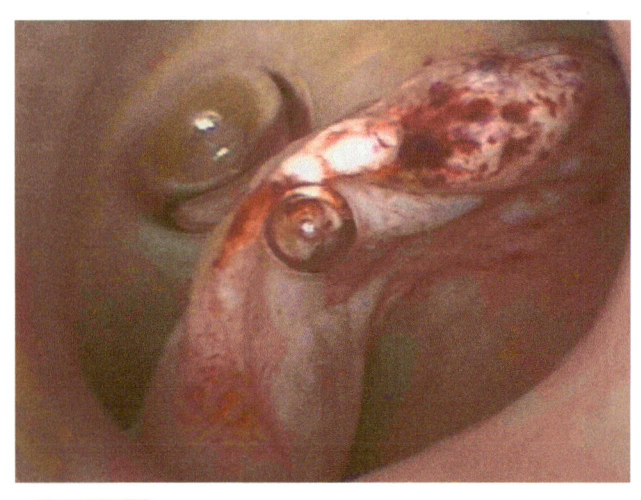

FIGURA 4.48 Pólipo endometrial tipo fibroso, com base na parede fúndica posterior.

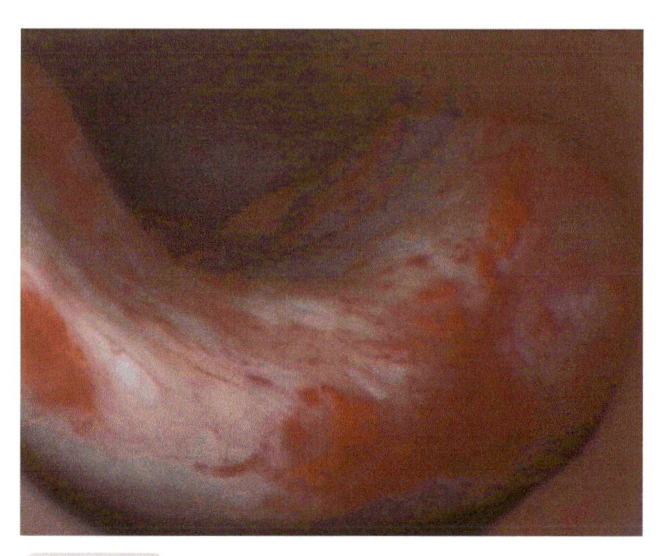

FIGURA 4.51 Pólipo endometrial tipo fibroso, que devido ao seu tamanho e espaço restrito na cavidade uterina dobra-se em si mesmo.

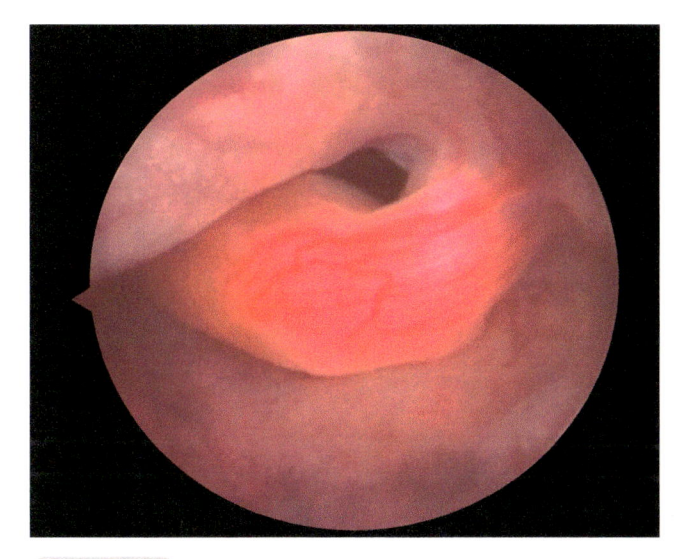

FIGURA 4.52 Pólipo endometrial tipo fibroso na região ístmica.

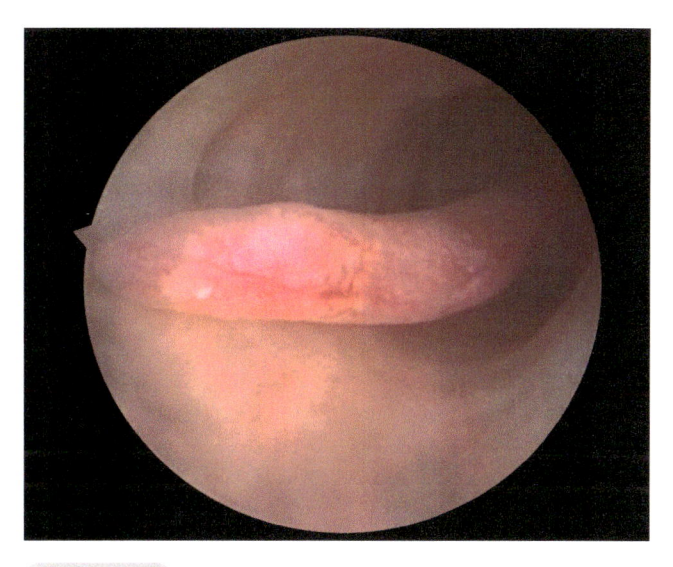

FIGURA 4.55 Pólipo fibroso, longo e com pequena base, em fundo uterino.

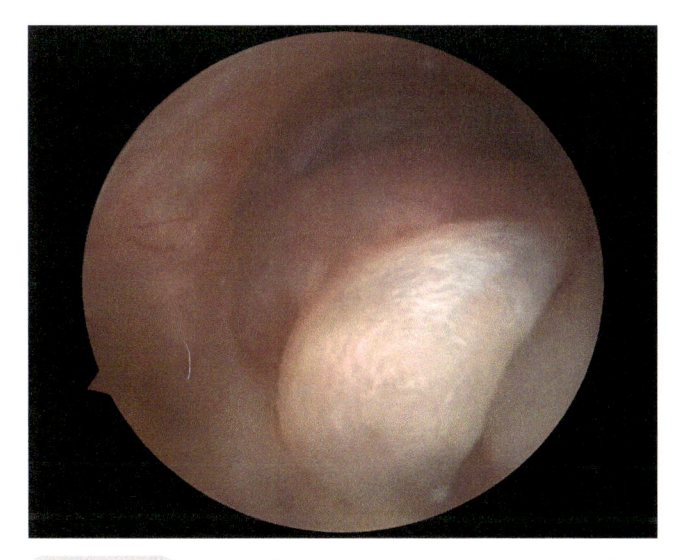

FIGURA 4.53 Pólipo fibroso, com o formato lembrando uma língua.

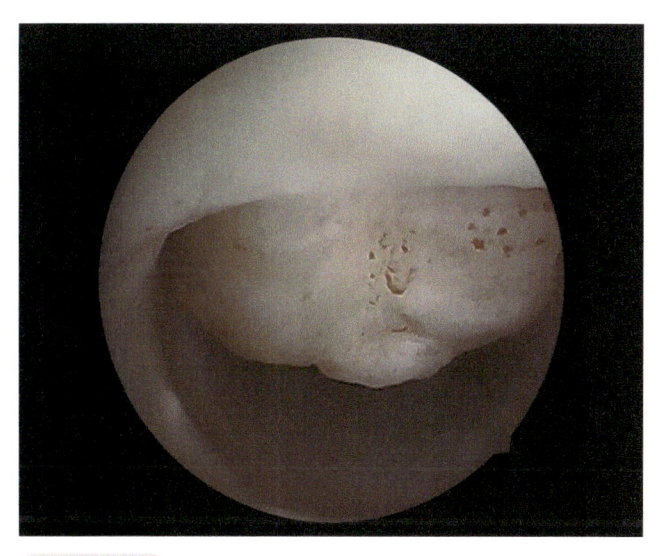

FIGURA 4.56 Pólipo fibroso, relevo um tanto irregular, vascularização superficial discreta, em região ístmica anterior.

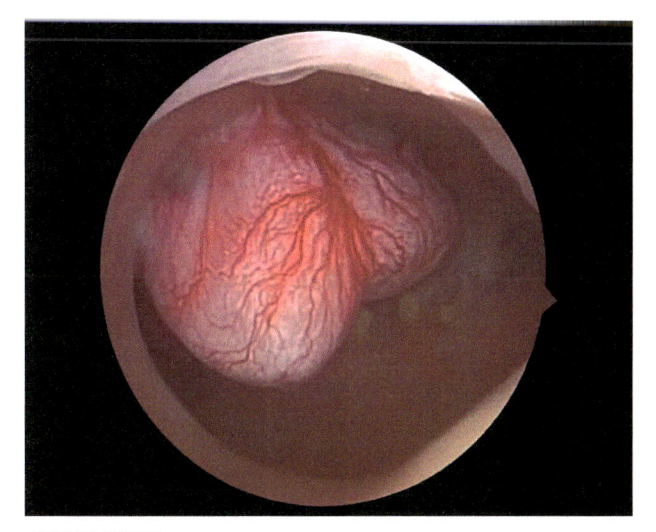

FIGURA 4.54 Pólipo fibroso, bilobulado, com vascularização exuberante e pequenas vesículas amareladas em parede fúndica posterior, sugestivo de endometrite.

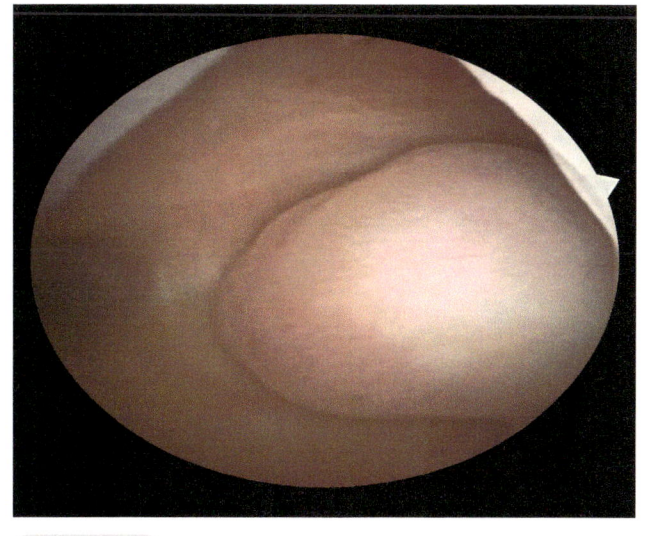

FIGURA 4.57 Pólipo fibroso com os contornos regulares em cavidade uterina com o endométrio atrófico.

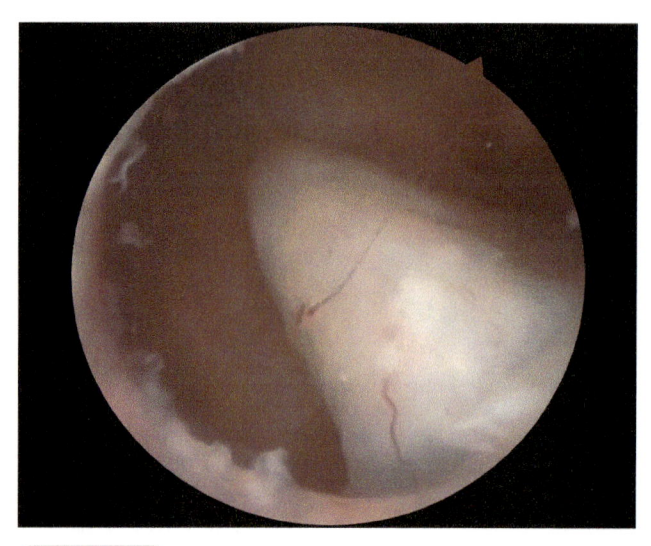

FIGURA 4.58 Pólipo fibroso em formato triangular, na parede corporal posterior direita.

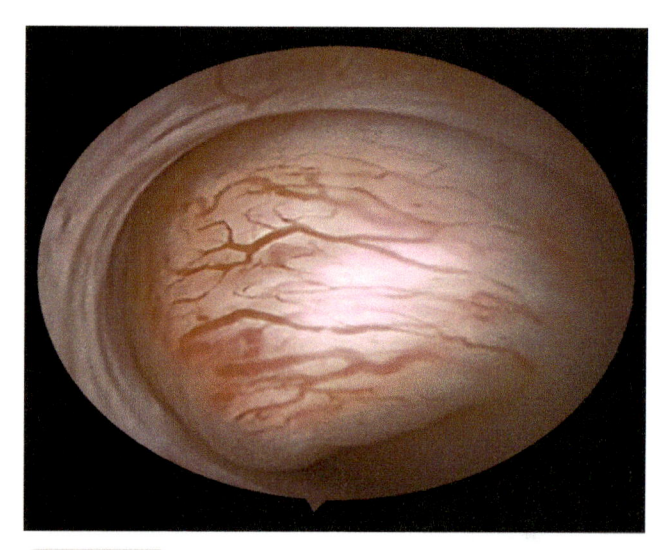

FIGURA 4.61 Pólipo fibroso ocupando o espaço intracavitário, com a vascularização superficial bem evidente.

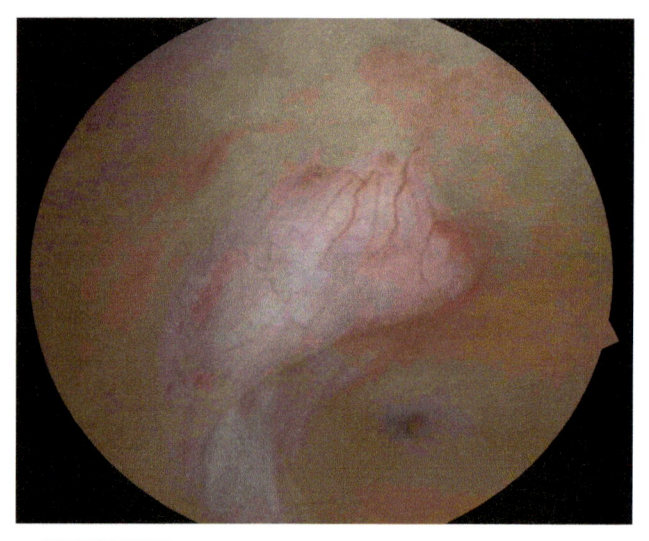

FIGURA 4.59 Pólipo fibroso em região cornual direita.

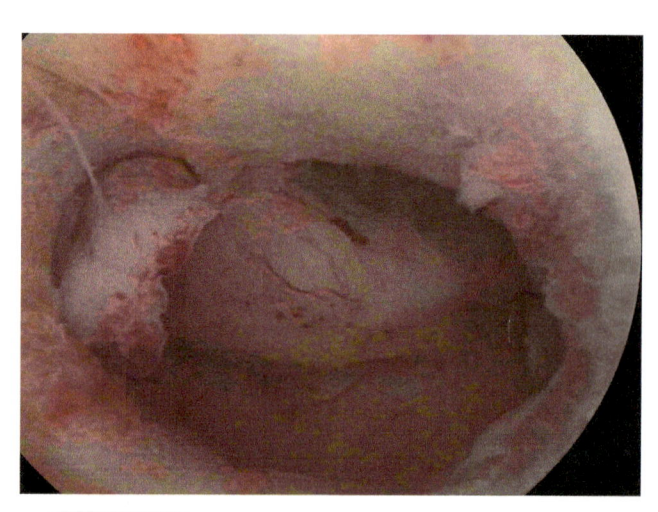

FIGURA 4.62 Pólipo tipo fibroso em fundo uterino.

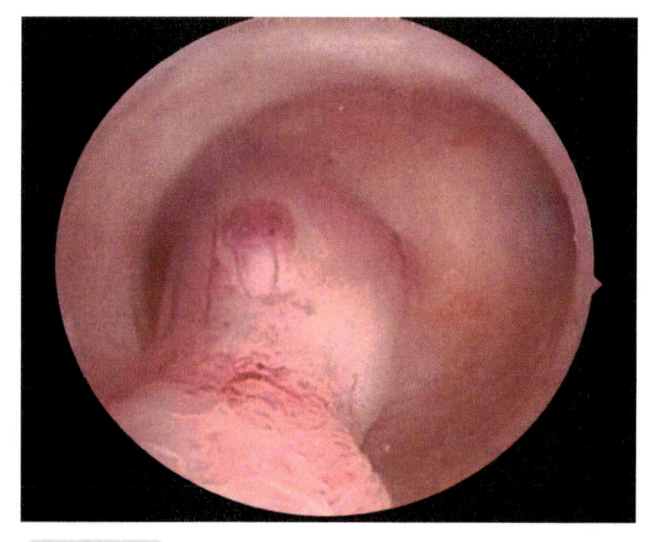

FIGURA 4.60 Pólipo fibroso ocupando a extensão da cavidade uterina.

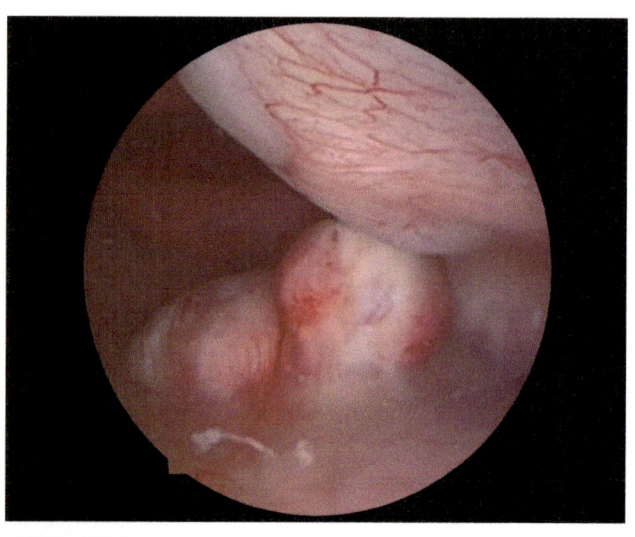

FIGURA 4.63 Pólipos endometriais ocupando o espaço intracavitário.

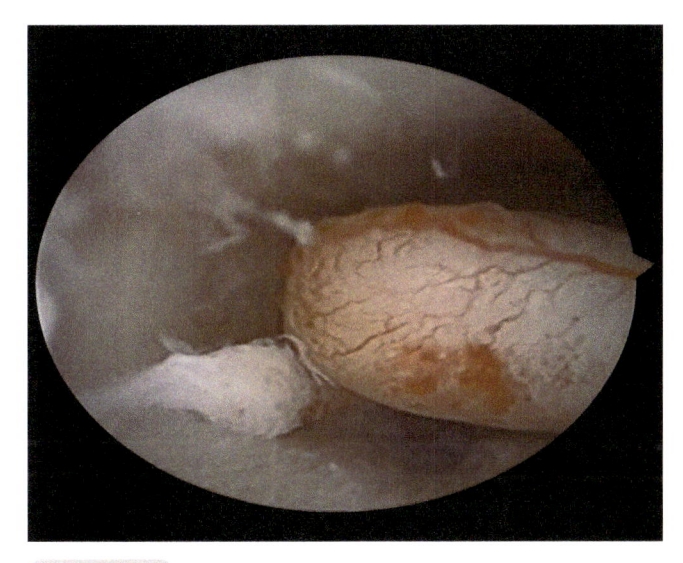

FIGURA 4.64 Região ístmica com pólipo fibroso, com a vascularização superficial típica e bem evidente.

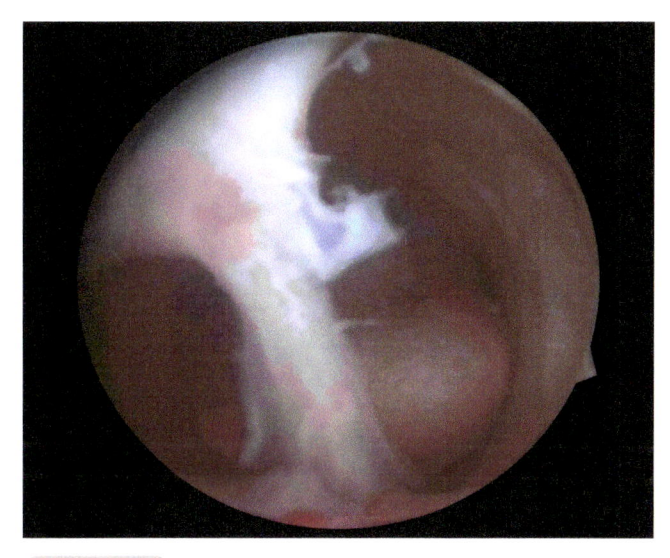

FIGURA 4.65 Sinéquia tipo mucosa e um pólipo endometrial.

Seção C: Pólipo Endometrial Fibrocístico

Licia Gomes • Claudio Moura • Gisele Ozom • Rafael Camardella Carneiro

VÍDEOS

▶ **4.19** Cavidade uterina atrófica, com pólipo tipo fibrocístico, de base larga, em forma de bastão, com vascularização superficial típica e evidente.

▶ **4.20** Cavidade uterina com o endométrio atrófico cístico, muco claro e espesso e dois pólipos endometriais tipo fibrocístico.

▶ **4.21** Cavidade uterina com o endométrio do padrão atrófico e dois pólipos endometriais tipo fibrocístico na parede corporal posterior.

▶ **4.22** Dois pólipos endometriais fibrocísticos, em cavidade também com muco claro e espesso.

▶ **4.23** Formação poliposa fibrocística, séssil em parede corporal posterior, visualizada por biopsia dirigida da lesão.

▶ **4.24** Pólipo endocervical com a porção distal em colo uterino e pólipo endometrial ocupando o espaço intracavitário.

▶ **4.25** Pólipo endometrial ocupando o espaço intracavitário e endométrio do padrão atrófico.

▶ **4.26** Pólipo endometrial fibrocístico ocupando quase todo o espaço intracavitário.

Acesse pelo QR code

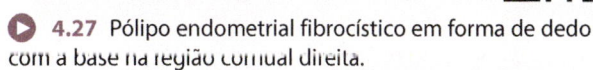

▶ **4.27** Pólipo endometrial fibrocístico em forma de dedo com a base na região cornual direita.

▶ **4.28** Pólipo endometrial fibrocístico pediculado ocupando todo o espaço intracavitário.

▶ **4.29** Pólipo endometrial fibrocístico volumoso, base larga em fundo uterino.

▶ **4.30** Volumoso pólipo endometrial em forma de bastão ocupando o espaço intracavitário.

▶ **4.31** Volumoso pólipo endometrial em cavidade uterina atrófica.

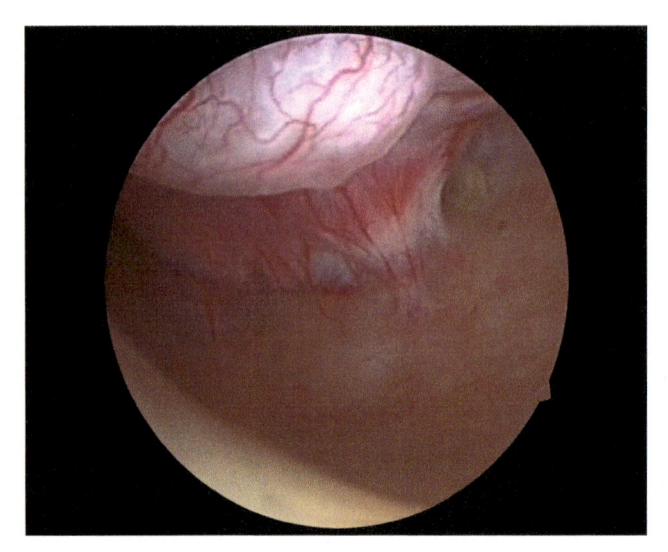

FIGURA 4.66 Base da formação poliposa tipo fibrocística, com algumas sinéquias tipo mucosa em fundo uterino.

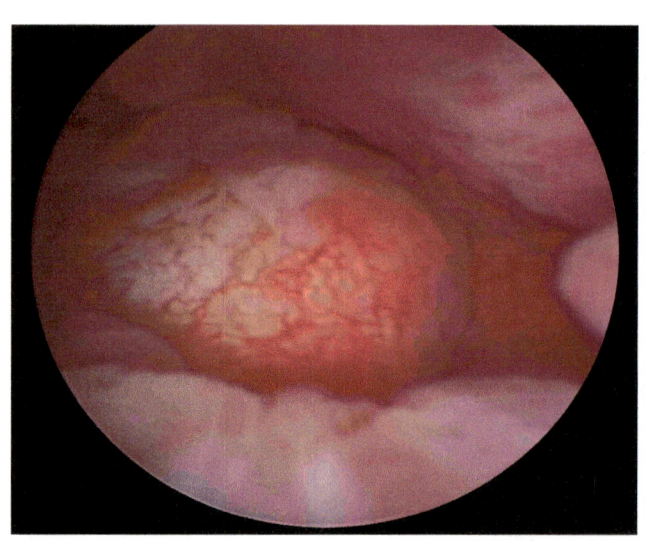

FIGURA 4.69 Formação polipoide tipo fibrocística ocupando o espaço intracavitário.

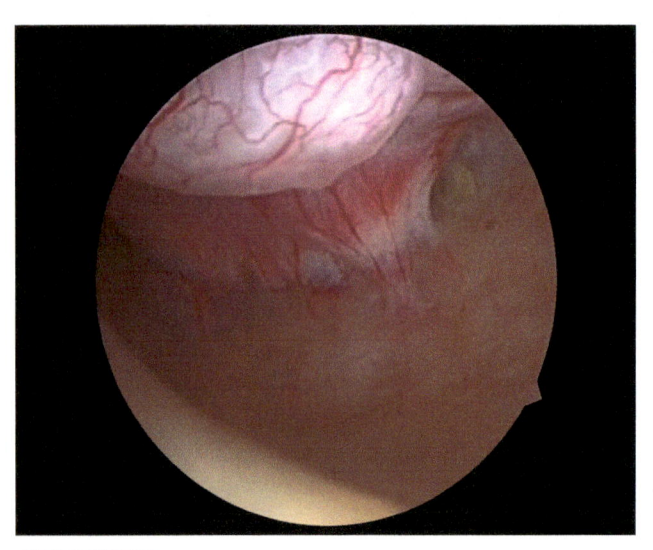

FIGURA 4.67 Base de pólipo fibrocístico em fundo uterino e algumas sinéquias tipo mucosa.

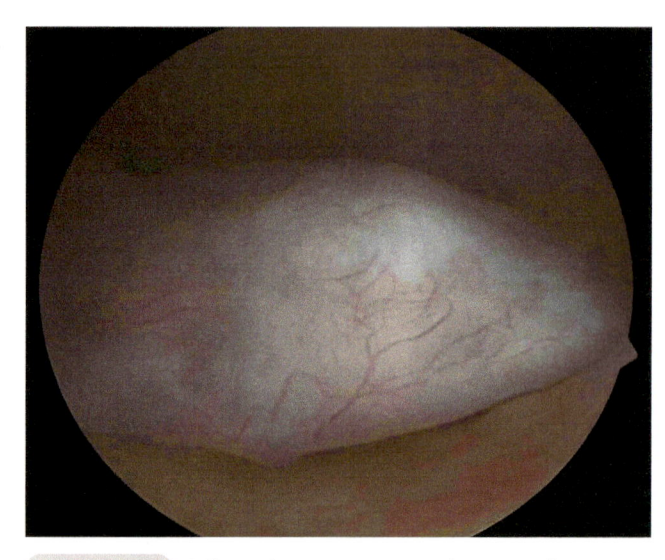

FIGURA 4.70 Pólipo de aspecto vesicular, com algumas vascularizações superficiais, pseudocápsula fibrótica semitransparente, possibilitando identificação de sua vascular.

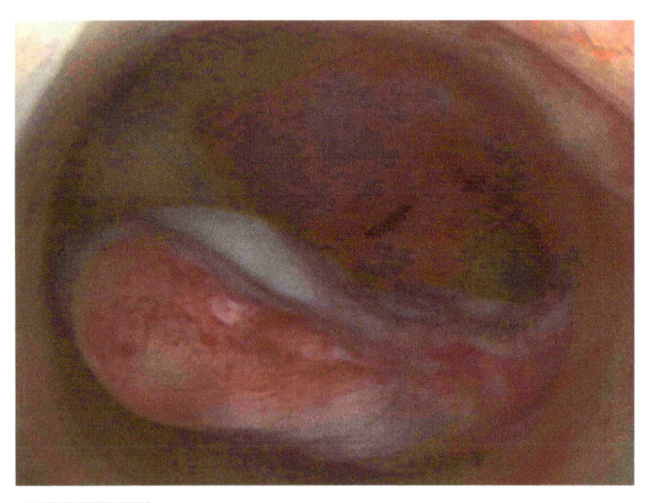

FIGURA 4.68 Dois pólipos tipo fibrocístico, em parede posterior, com as bases em região cornual esquerda.

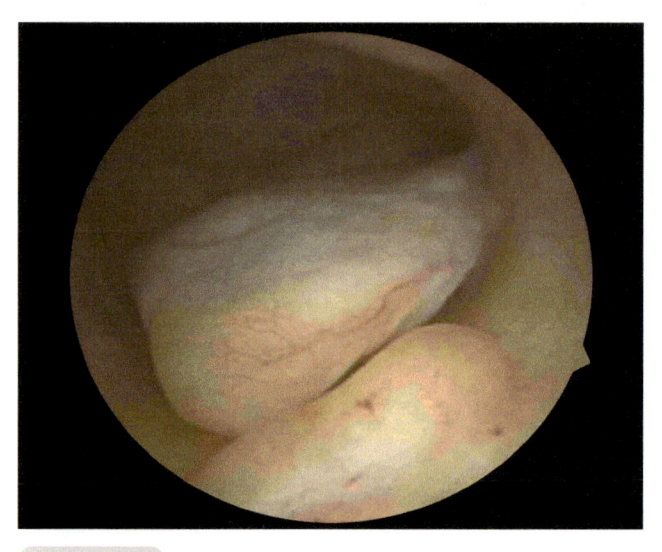

FIGURA 4.71 Pólipos endometriais tipo fibrocístico, em cavidade com o endométrio atrófico.

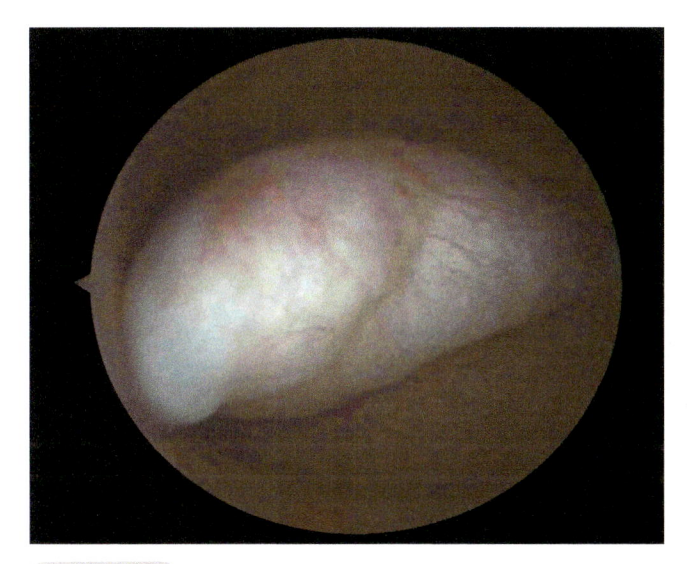

FIGURA 4.72 Pólipo endometrial fibrocístico, com a base na região fúndica.

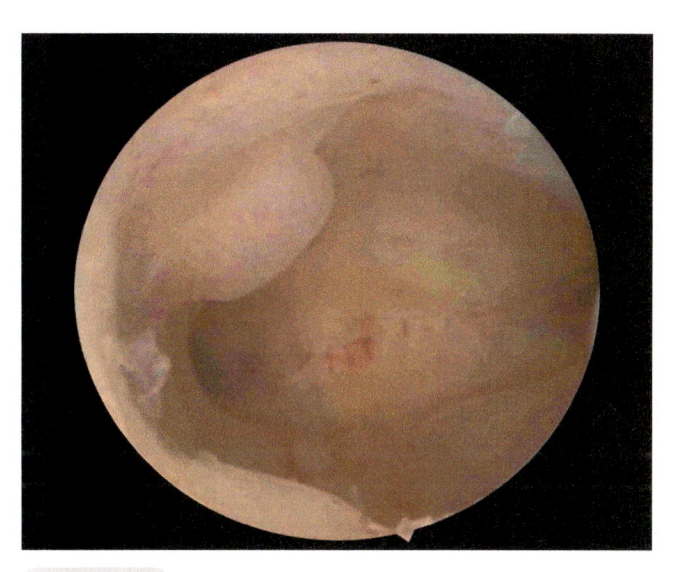

FIGURA 4.75 Pólipo endometrial séssil em parede corporal direita.

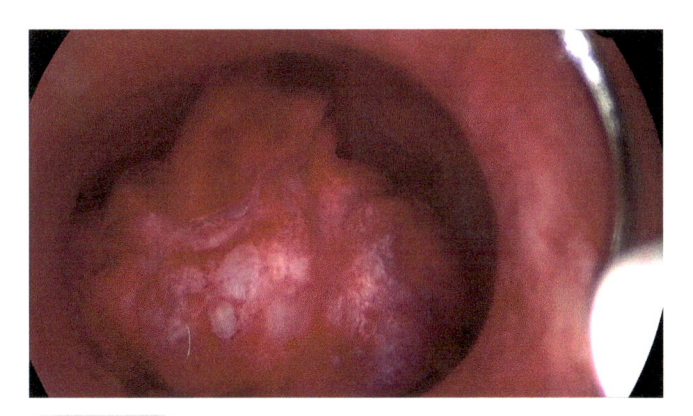

FIGURA 4.73 Pólipo endometrial fibrocístico, com a vascularização superficial bem evidente, ocupando quase todo o espaço intracavitário.

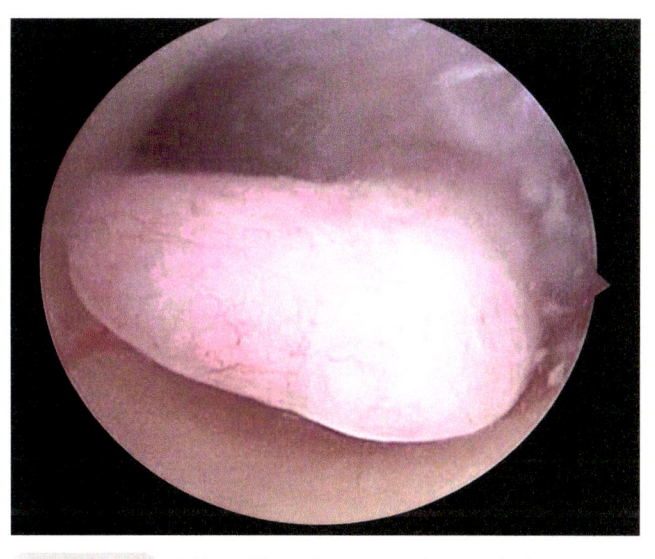

FIGURA 4.76 Pólipo fibrocístico, em forma de bastão, com base larga na região cornual direita, envolto em muco claro e espesso

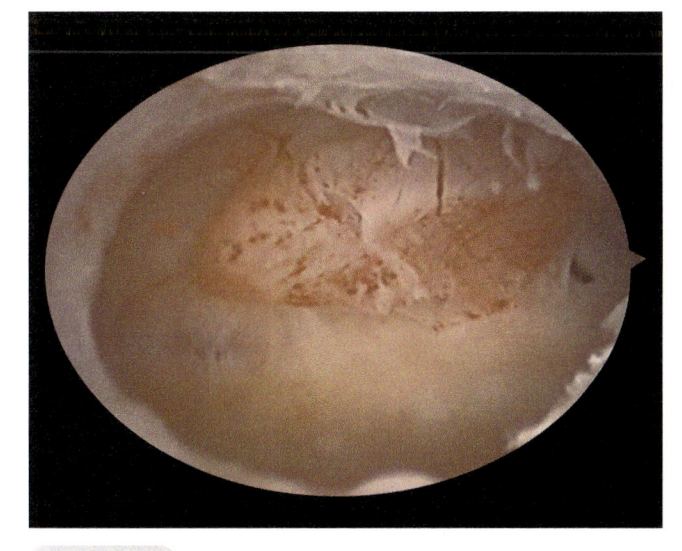

FIGURA 4.74 Pólipo endometrial fibrocístico, lesão pediculada com contornos regulares e áreas císticas dando visão por transparência de sua vascularização.

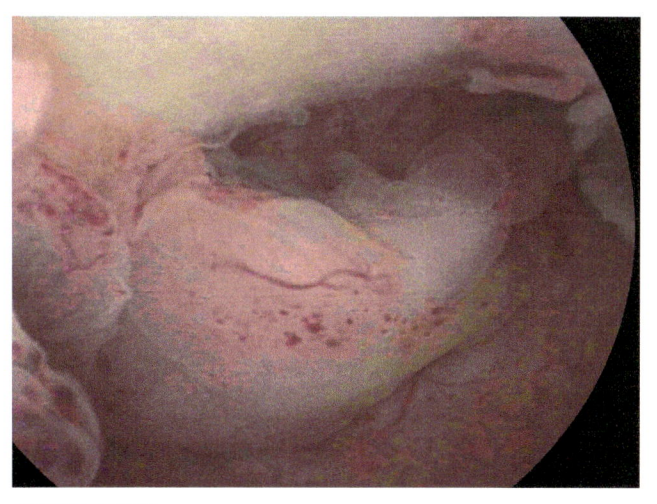

FIGURA 4.77 Pólipo fibrocístico, com a base larga na região ístmica direita.

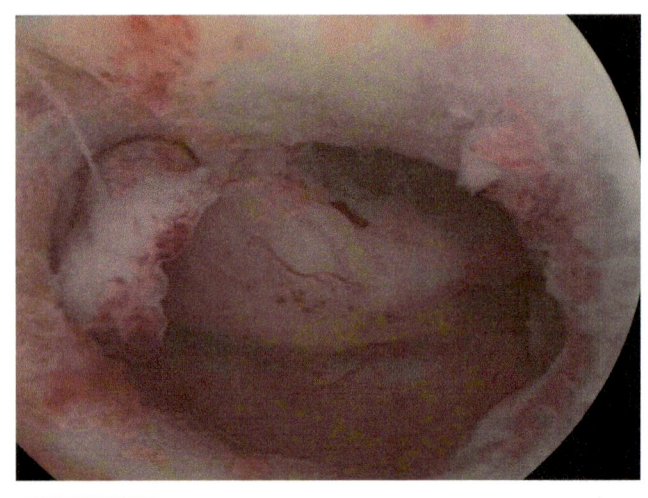

FIGURA 4.78   Pólipo fibrocístico em região cornual direita.

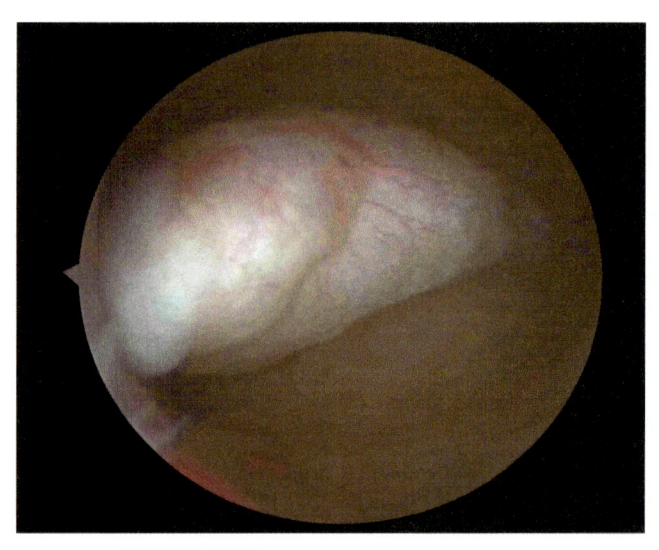

FIGURA 4.81   Pólipo tipo fibrocístico.

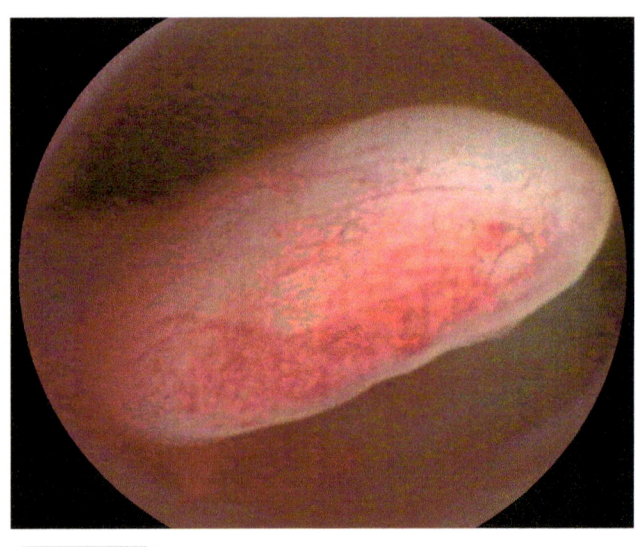

FIGURA 4.79   Pólipo fibroso, em forma de bastão, com com vascularização superficial evidente.

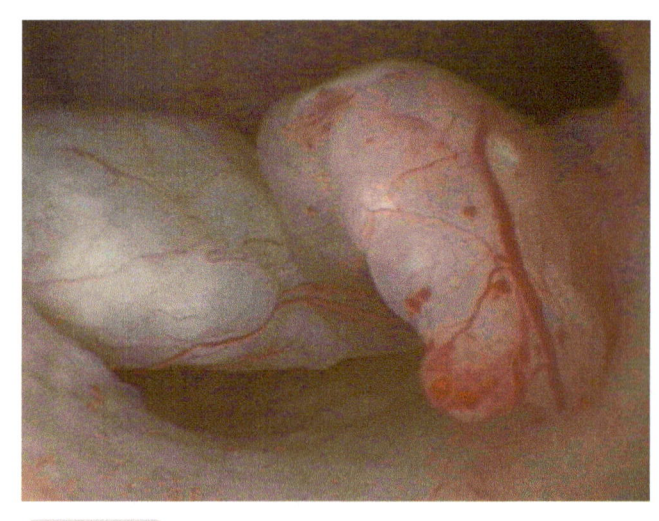

FIGURA 4.82   Pólipos de aspecto vesicular, com algumas vascularizações superficiais, pseudocápsula fibrótica semi-transparente.

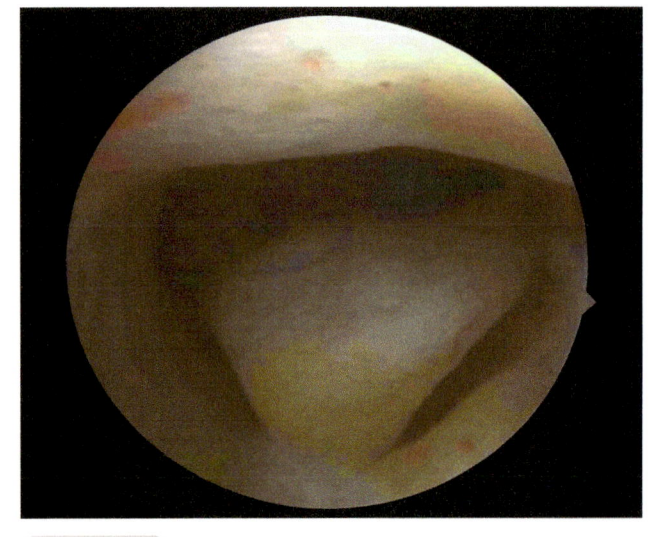

FIGURA 4.80   Pólipo tipo fibrocístico, com a base larga em cavidade atrófica.

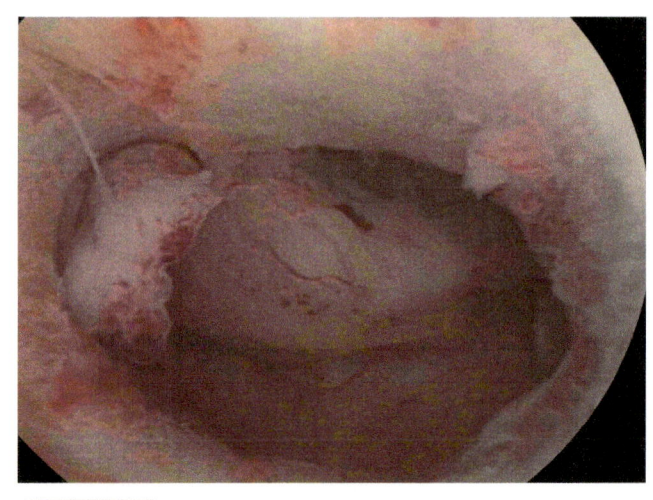

FIGURA 4.83   Pólipos endometriais tipo fibrocístico, em região cornual direita.

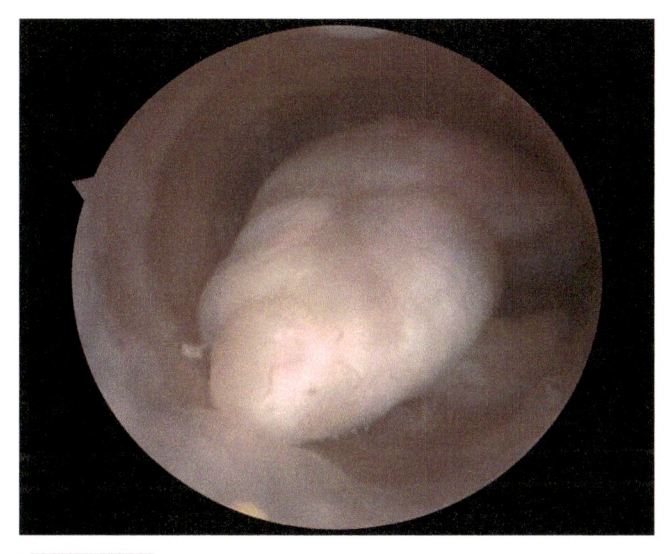

FIGURA 4.84 Pólipos endometrial tipo fibrocístico, envolto em muco claro, de coloração esbranquiçada e com algumas vesículas císticas.

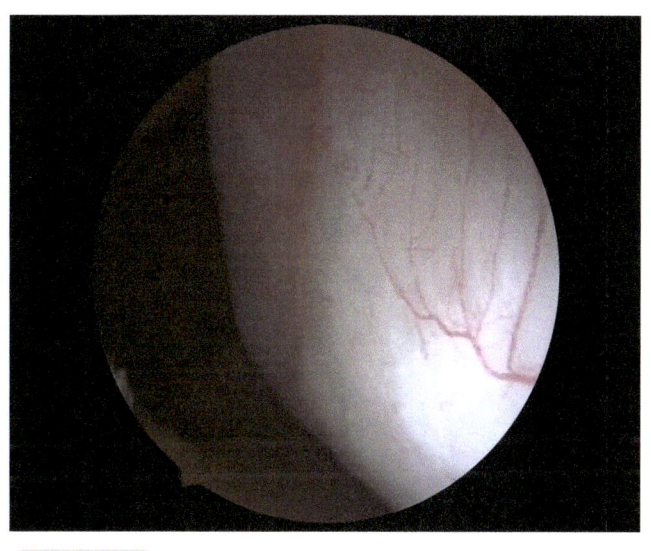

FIGURA 4.86 Volumoso pólipo endometrial fibrocístico ocupando quase todo o espaço intracavitário.

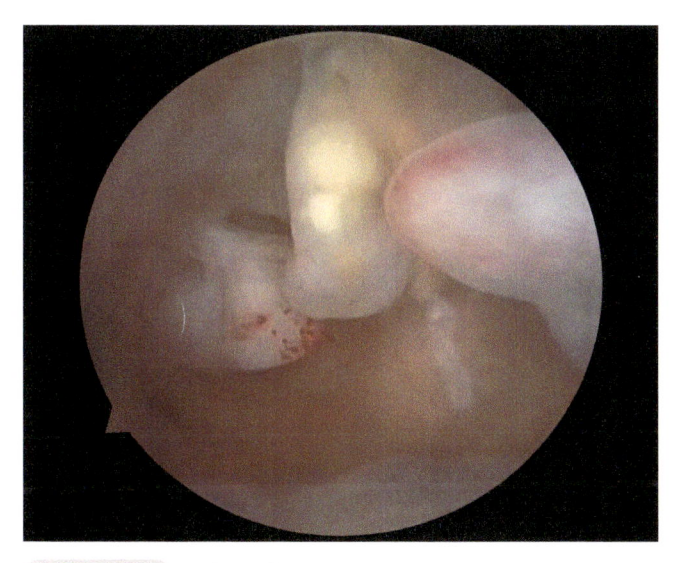

FIGURA 4.85 Pólipos fibrocísticos com transparência e visão de conteúdo interno, um tanto fibroso

Referências bibliográficas

1. Crispi CP, et al. Tratado de endoscopia ginecológica: cirurgia minimamente invasiva. 3. ed. Thieme Revinter. 2012;44:632-46.
2. Baiocchi G, et al. Malignancy in endometrial polyps: a 12-year experience. Am J Obstet Gynecol. 2009. Nov.;201(5):462-4.
3. Lieng M, et al. Flow differences between endometrial polyps and cancer: a prospective study using intravenous contrast enhanced transvaginal color flow Doppler and three dimensional power Doppler ultrasound. Ultrasound Obstet Gynecol. 2008;32:935-40.
4. Moscovitz T, Alonso L, Tcherniakovsky M. Tratado de histeroscopia: uma viagem pelas lentes do mundo. São Paulo: DiLivros. 2021;14:165-74.
5. Maia H, et al. Effect of previous hormone replacement therapy on endometrial polyps during menopause. Gynecol Endocrinol. 2004;18(6):299-304.
6. Lecuru F, et al. Hysteroscopic findings in women at risk of HNPCC. Results of a prospective observational study. Fam Cancer. 2007;6(3):295-9.
7. Lasmar, R, Portugal B. Técnica & arte. Thieme Revinter. 2021;12:115-22.

Mioma

Claudio Moura • Licia Gomes • Gisele Ozom • Rafael Camardella Carneiro

O leiomioma (também conhecido como "mioma", "fibroide", "fibroma", "fibromioma" e "fibroleiomioma") é um tumor benigno, originário de uma única célula miometrial e que pode apresentar dimensões variadas.[1,2] Tem incidência de 20 a 25%. Sua prevalência varia de 5 a 77%, de acordo com a idade, a etnia e o método diagnóstico.[2]

Os leiomiomas podem ser submucosos, intramurais e subserosos.[1] Os que apresentam relevância para a histeroscopia são os completamente submucosos ou os intramurais que deformam a cavidade uterina, deslocando o endométrio. Quando sésseis, são redondos, lisos e avermelhados; quando pediculados, tornam-se pálidos pela hipotrofia focal e apresentam vascularização superficial translúcida. Na sua grande maioria, são assintomáticos. Quando sintomáticos, estão relacionados a: fluxo menstrual irregular e aumentado, cólica menstrual, infertilidade conjugal, abortamento e parto prematuro.[1,2,3]

A classificação da European Society for Gynaecological Endoscopy (ESGE), de acordo com a penetração miometrial, é:

- Nível 0: os miomas se encontram totalmente no interior do útero, não havendo qualquer penetração miometrial
- Nível 1: há componente intramural do mioma, porém mais de 50% do volume do mioma se encontra na cavidade uterina
- Nível 2: mais de 50% do mioma se encontra no miométrio.

Porém, outras duas classificações foram criadas: a da International Federation of Gynecology and Obstetrics (FIGO), que avalia todos os tipos de miomas; e a classificação do Dr. Ricardo Lasmar (STEP-W), que estabelece o grau de dificuldade cirúrgica e que é mais completa que a classificação da ESGE, sendo, atualmente, bem aceita no meio médico, quando o assunto é mioma submucoso.

A classificação de Lasmar avalia cinco parâmetros: tamanho do nódulo, topografia, extensão da base em relação à parede acometida, penetração no miométrio e parede acometida. A estratégia cirúrgica é definida de acordo com o escore.[3]

Os miomas submucosos são responsáveis por sangramento e infertilidade, e, portanto, os tratamentos estão mais relacionados a esse tipo de mioma comparado aos miomas intramurais e subserosos.

Classificação dos miomas
FIGO - PALM - COEIN

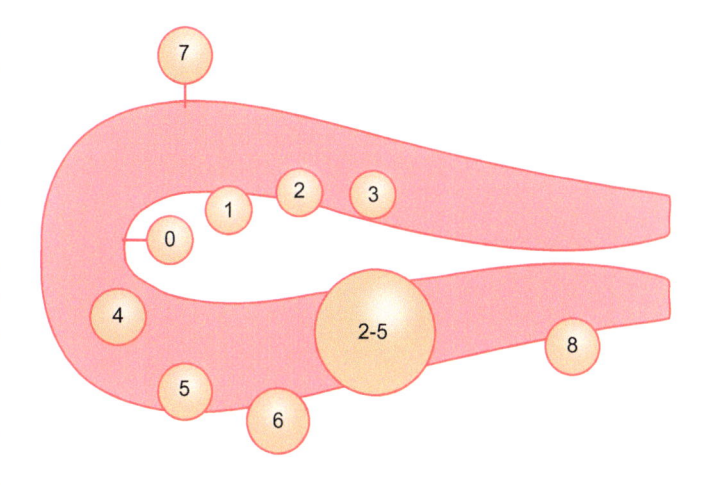

0	Intracavitário, pediculado
1	Submucoso, < 50% intramural
2	Submucoso, ≥ 50% intramural
3	Intramural, tangenciando o endométrio
4	Intramural
5	Subseroso, ≥ 50% intramural
6	Subseroso, < 50% intramural
7	Subseroso, pediculado
8	Outros (p. ex., cervical, parasita)

FIGURA 5.1 Classificação da International Federation of Gynecology and Obstetrics (FIGO).

A classificação do mioma submucoso é fundamental para definir o grau de complexidade e dificuldade da cirurgia histeroscópica.

As imagens histeroscópicas a seguir estão relacionadas a miomas com expressão histeroscópica.

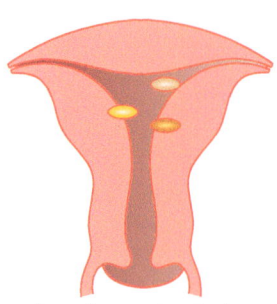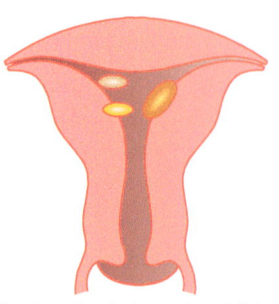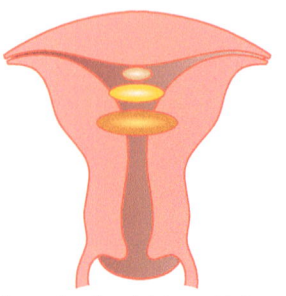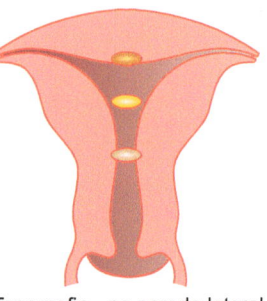

Grau de penetração do mioma no miométrio	A extensão da base do nódulo em relação à parede do útero	Tamanho do nódulo – até 2 cm, entre 2 e 5 cm e mais de 5 cm	Topografia - na parede lateral é adicionado um ponto extra

= Escore 0

= Escore 1

= Escore 2

	Tamanho (cm)	Topografia	Extensão da base	Penetração	Parede lateral	Total
0	< 2	Baixo	< 1/3	0		
1	2 a 5	Meio	1/3 a 2/3	< 50%	+1	
2	> 5	Alto	> 2/3	> 50%		

Escore total	Grupo	Complexidade e opções terapêuticas
0 a 4	I	Miomectomia histeroscópica de baixa complexidade
5 a 6	II	Miomectomia histeroscópica de alta complexidade. Considere o uso de GnRH. Considere a miomectomia histeroscópica em duas etapas
7 a 9	III	Considere alternativas à técnica histeroscópica

FIGURA 5.2 Classificação STEP-W.[3]

Seção A: Mioma Nível 0

Claudio Moura • Licia Gomes • Gisele Ozom • Rafael Camardella Carneiro

VÍDEOS

▶ **5.1** Cavidade com muco e um mioma submucoso em parede corporal posterior.

▶ **5.2** Cavidade uterina ocupada por múltiplos miomas com o maior componente submucoso.

▶ **5.3** Mioma submucoso com sua maior porção em cavidade uterina e superfície com vasos proeminentes.

Acesse pelo QR code

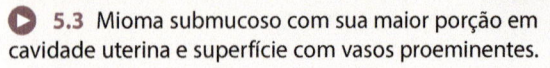

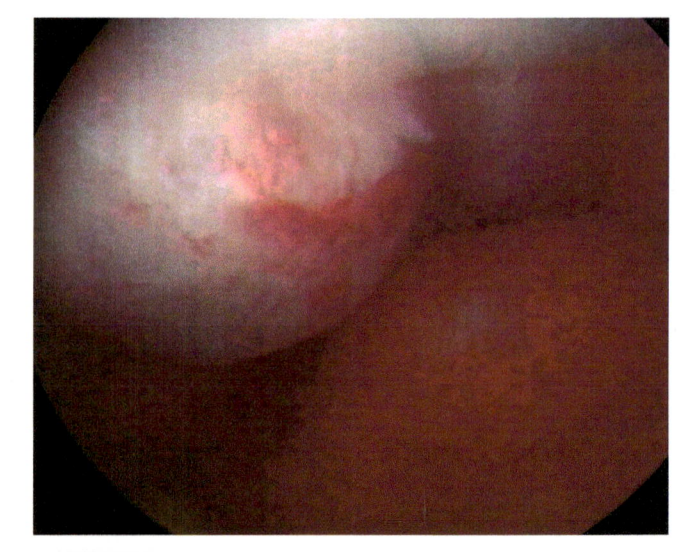

FIGURA 5.3 Cavidade uterina com diversos miomas tipo submucoso, ocupando o espaço intrauterino.

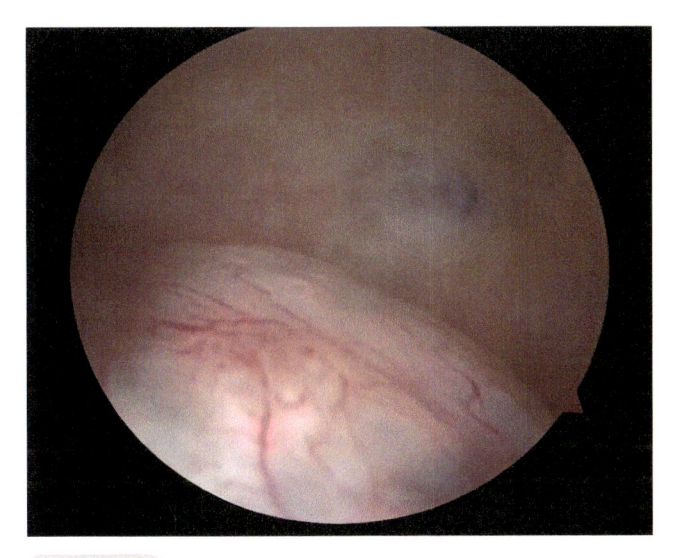

FIGURA 5.4 Cavidade uterina com mioma submucoso, maior porção intracavitário.

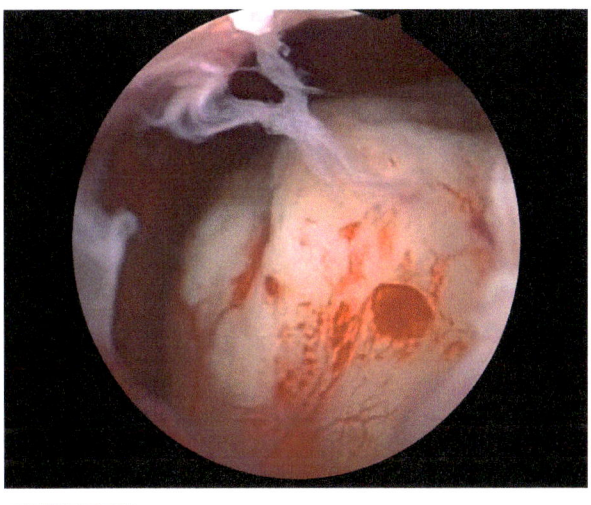

FIGURA 5.7 Mioma submucoso com sua maior porção intracavitária, estruturas globoides rígidas, de coloração rosa clara e vascularização superficial em troncos calibrosos de ramificações delgadas.

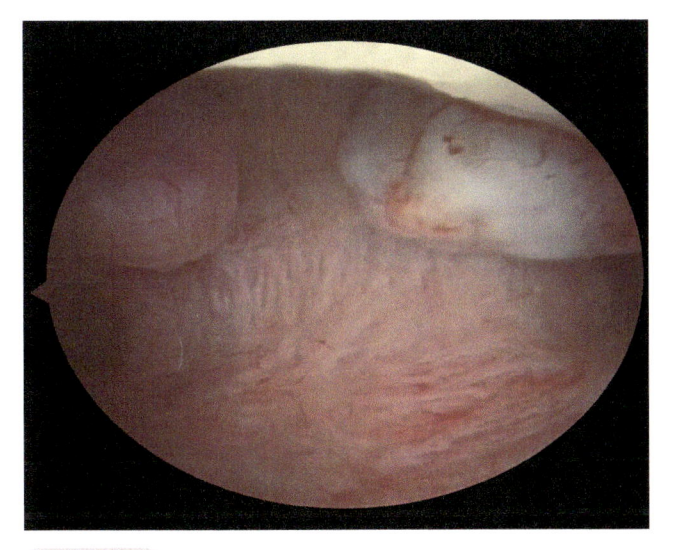

FIGURA 5.5 Cavidade uterina com mioma submucoso e um pólipo endometrial.

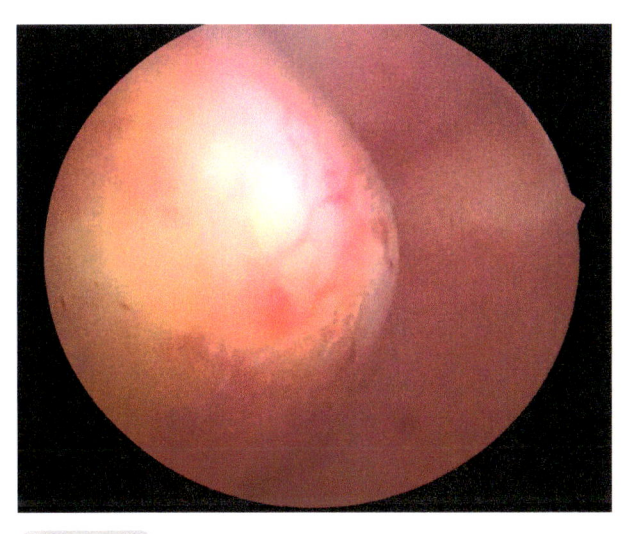

FIGURA 5.8 Mioma submucoso em cavidade com muco e sangue, com os contornos regulares, coloração esbranquiçada e vascularização superficial levemente ramificada.

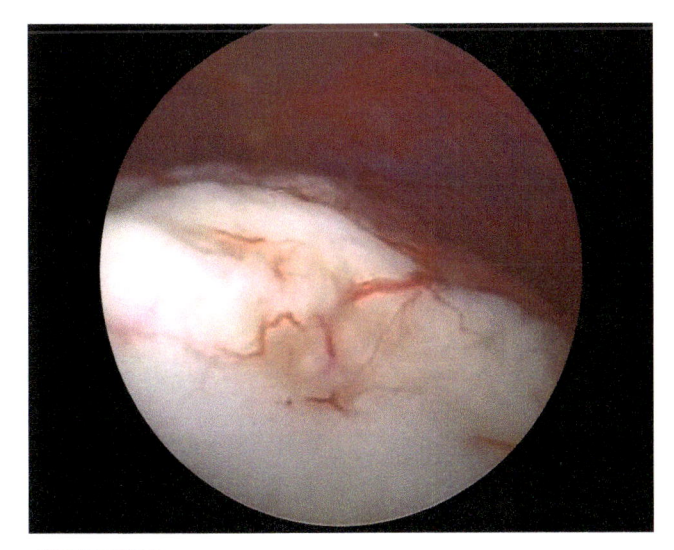

FIGURA 5.6 Mioma submucoso com aspecto bocelado e vascularização ramificada.

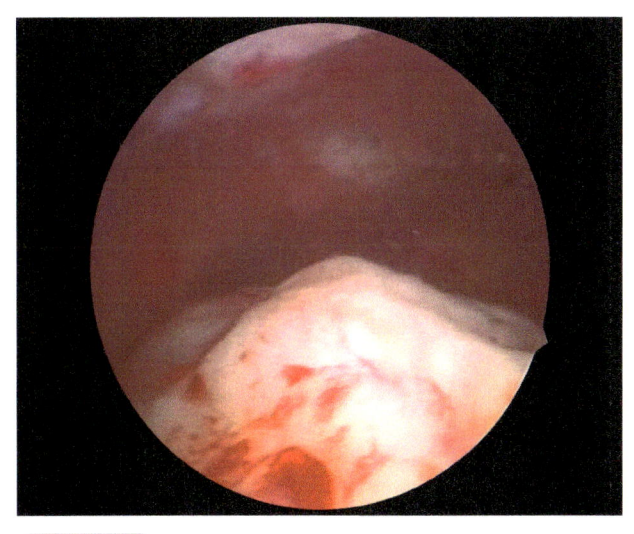

FIGURA 5.9 Nódulo de consistência dura, não permitindo deformação à compressão pela extremidade da óptica.

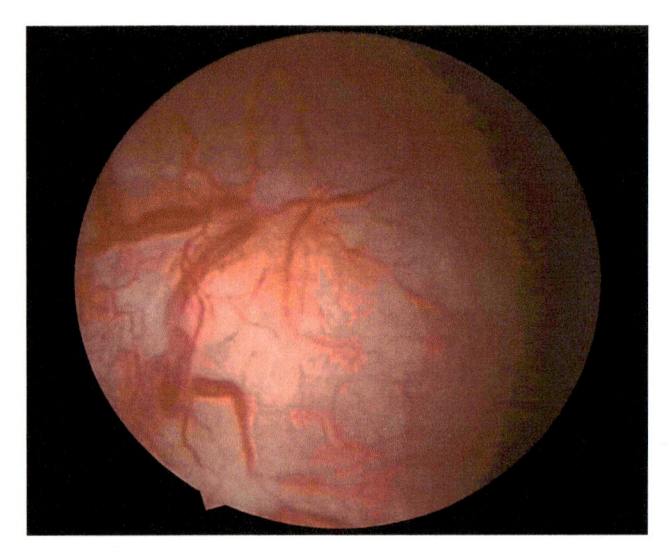

FIGURA 5.10 Estruturas globoides rígidas, de coloração rosa clara e vascularização superficial em troncos calibrosos de ramificações delgadas.

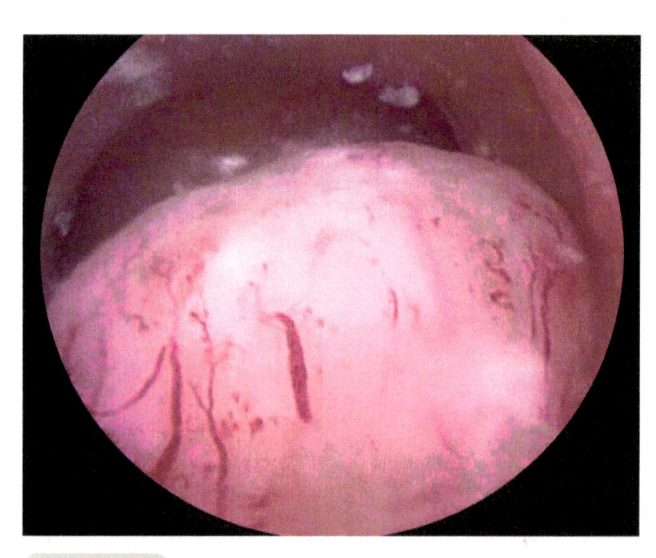

FIGURA 5.13 Estruturas globoides rígidas, de coloração rosa clara, vascularização superficial em troncos calibrosos de ramificações delgadas.

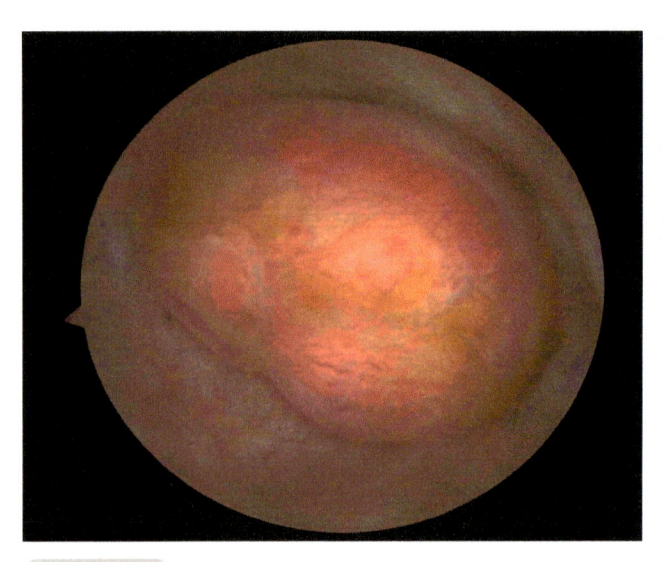

FIGURA 5.11 Mioma submucoso totalmente intracavitário, arredondado, com superfície lisa e coloração esbranquiçada.

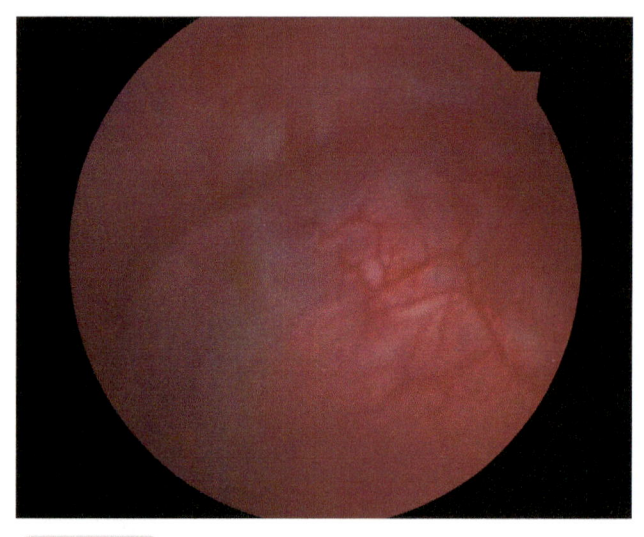

FIGURA 5.14 Nódulo com sua maior porção na cavidade uterina.

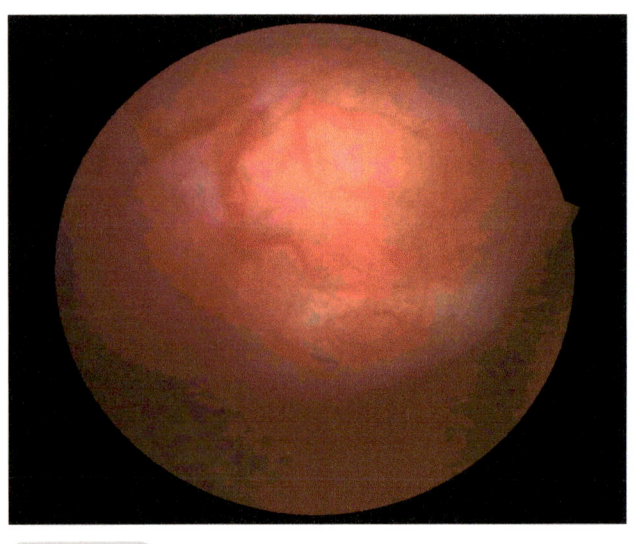

FIGURA 5.12 Mioma submucoso ocupando todo o espaço intracavitário.

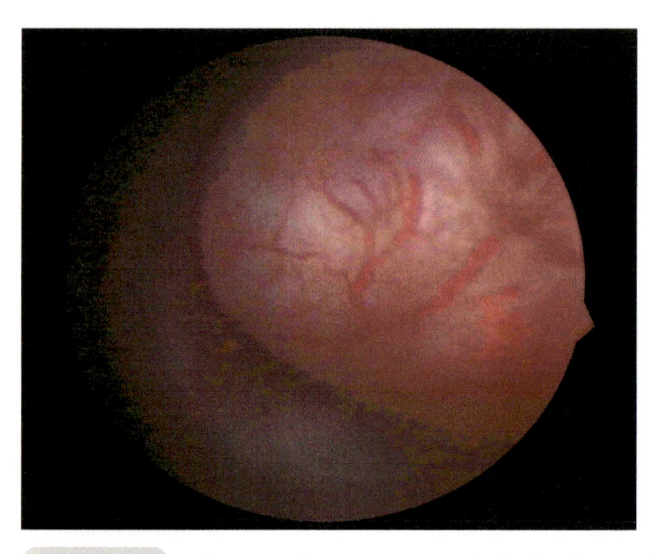

FIGURA 5.15 Mioma submucoso, consistência dura, não permitindo deformação à compressão pela extremidade da óptica.

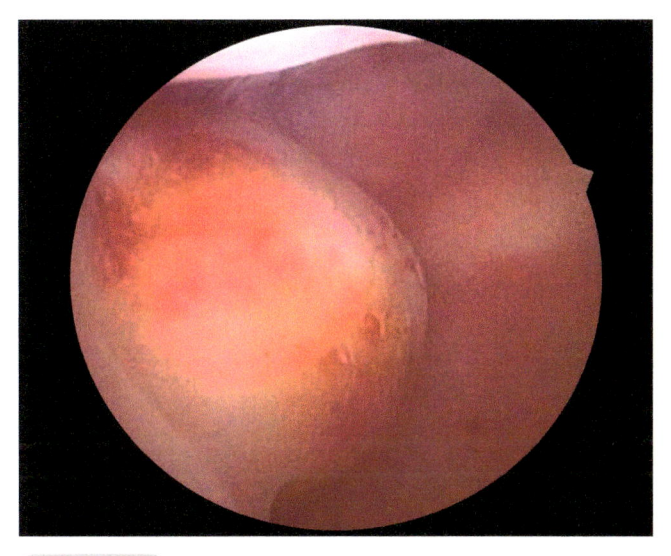

FIGURA 5.16 Miomas sésseis arredondados, com superfície lisa, coloração avermelhada, por estarem revestidos pelo endométrio.

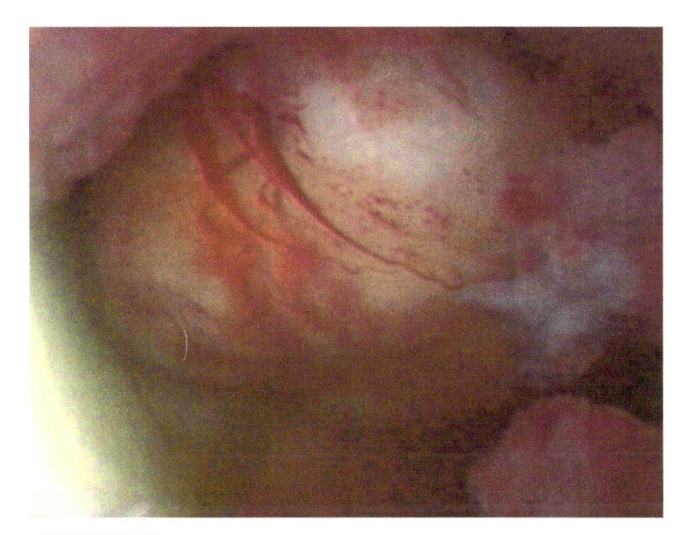

FIGURA 5.17 Estruturas globoides rígidas, de coloração rosa clara e vascularização superficial em troncos calibrosos de ramificações delgadas.

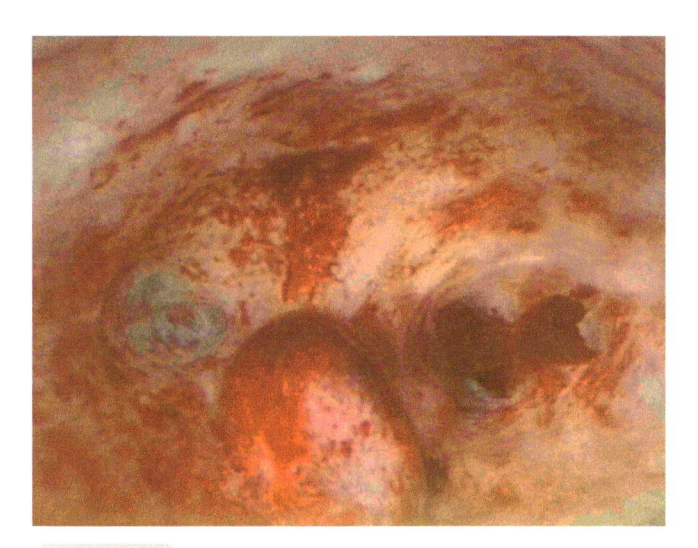

FIGURA 5.18 Pequeno mioma submucoso totalmente na cavidade uterina.

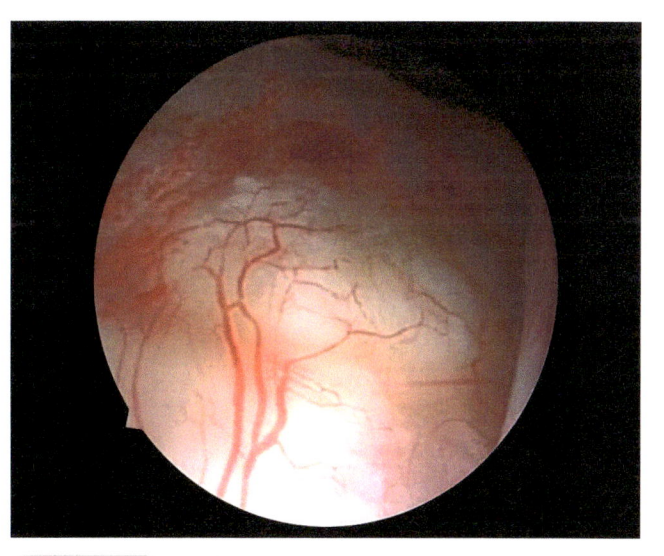

FIGURA 5.19 Visão aproximada do mioma submucoso com a vascularização superficial ramificada.

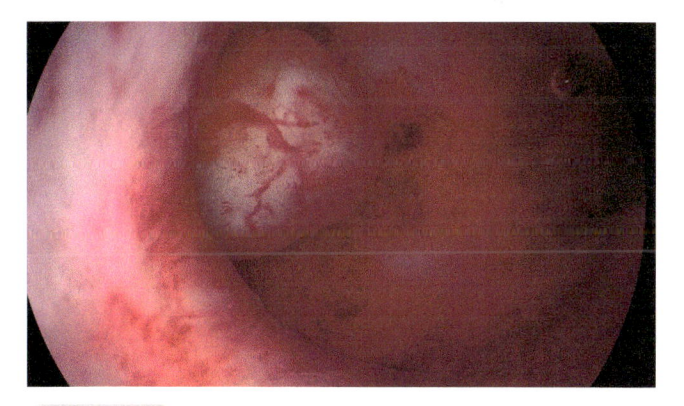

FIGURA 5.20 Cavidade uterina com mioma submucoso.

Seção B: Mioma Nível 1

Claudio Moura • Licia Gomes • Gisele Ozom • Rafael Camardella Carneiro

VÍDEOS

▶ **5.4** Mioma intramural com componente submucoso em parede corporal posterior.

▶ **5.5** Mioma intramural com componente submucoso em parede fúndica anterior.

Acesse pelo QR code

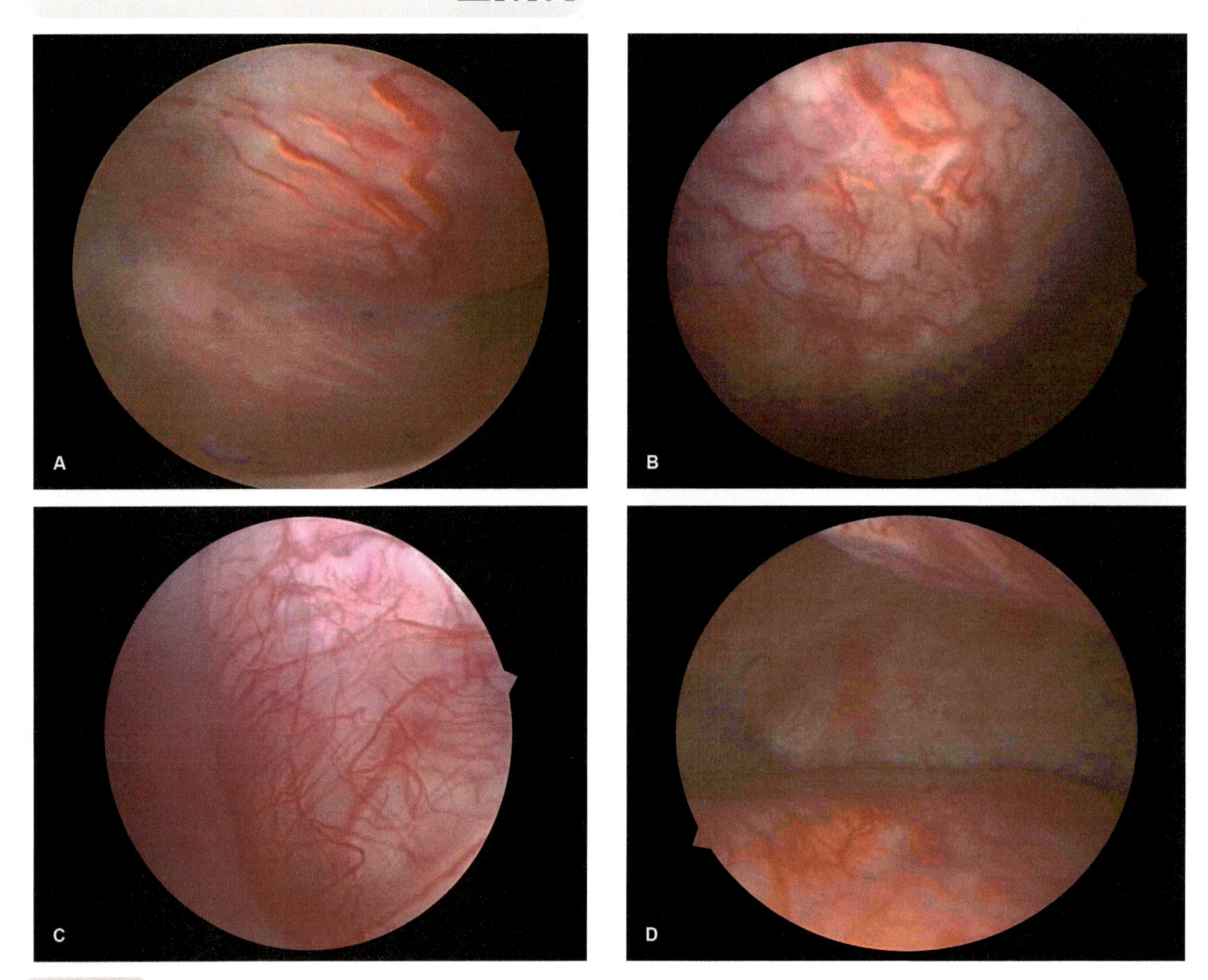

FIGURA 5.21   Mioma com componente submucoso. **A**. Com coloração esbranquiçada e vascularização superficial arboriforme. **B**. Levando a um abaulamento importante na cavidade uterina. **C**. Parcialmente na cavidade uterina, com a vascularização superficial ramificada e exuberante. **D.** Na parede posterior, com outro mioma menor, também com componente submucoso na parede corporal anterior.

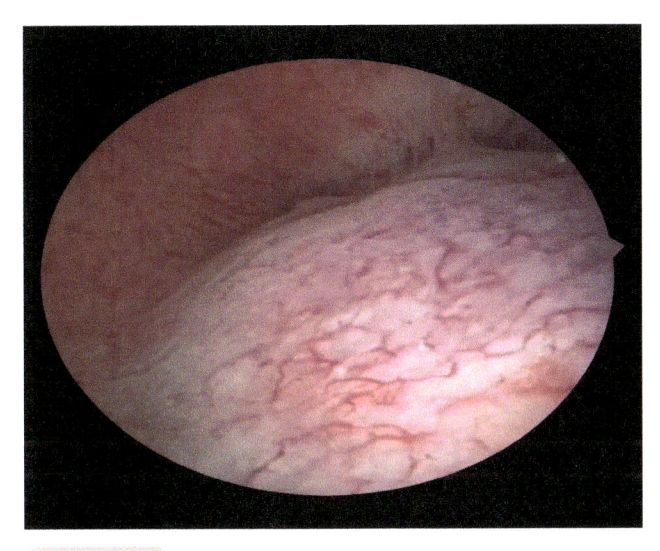

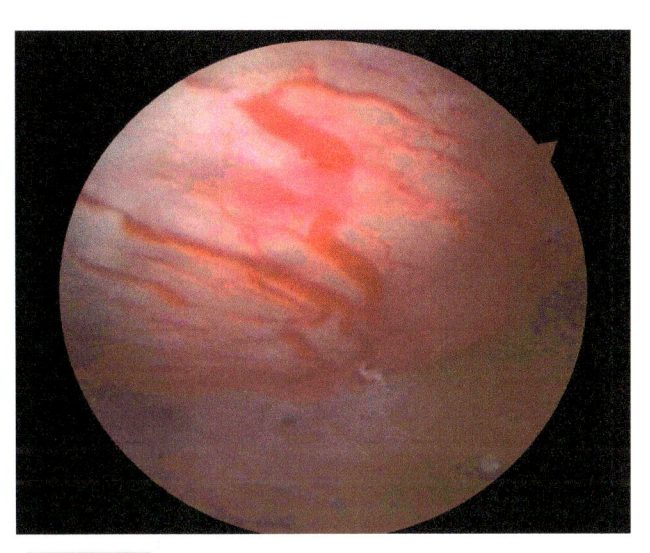

FIGURA 5.22 Mioma intramural com componente submucoso e o endométrio que o reveste sob o efeito medicamentoso (progestínico).

FIGURA 5.23 Mioma intramural com componente submucoso ocupando parcialmente a cavidade uterina. Visão da vascularização ramificada.

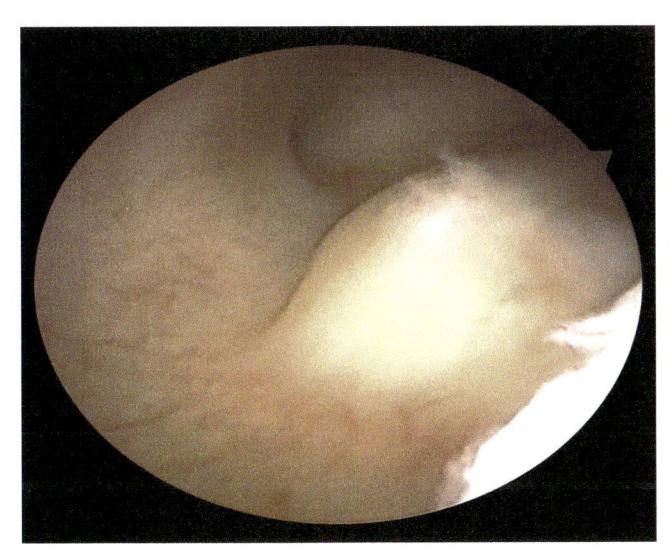

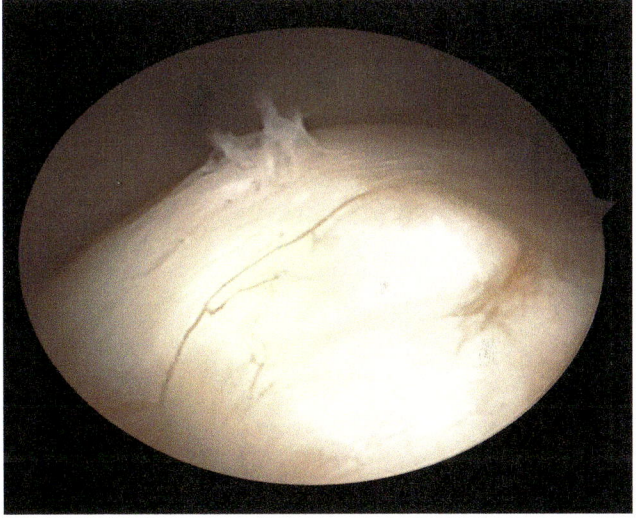

FIGURA 5.24 Mioma submucoso em parede corporal posterior.

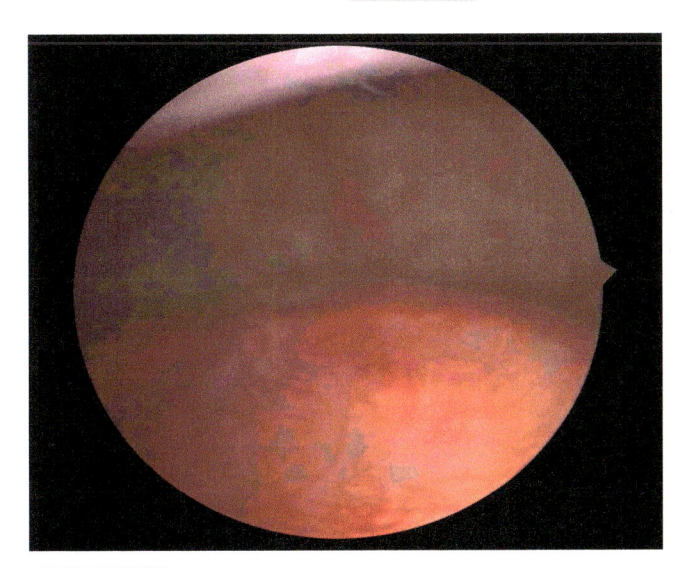

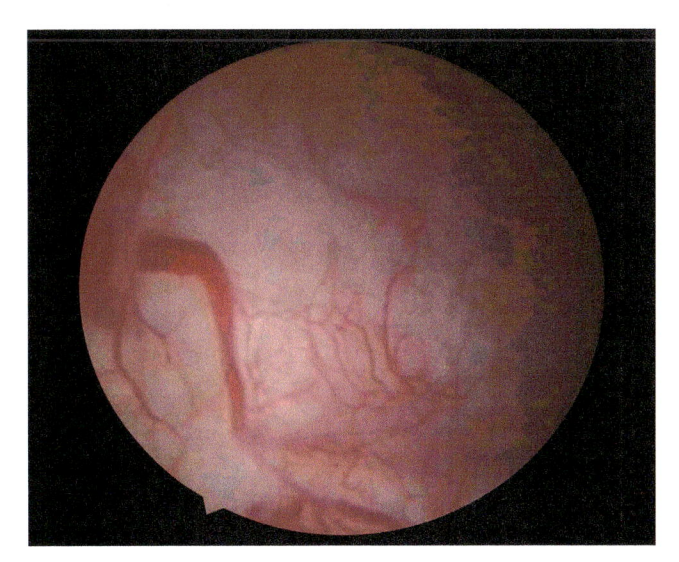

FIGURA 5.25 Mioma uterino intramural com componente submucoso ocupando parcialmente o espaço intracavitário.

FIGURA 5.26 Visão aproximada do nódulo miomatoso de contornos regulares, coloração rosada e vasos ramificados.

Seção C: Mioma Nível 2

Claudio Moura • Licia Gomes • Gisele Ozom • Rafael Camardella Carneiro

VÍDEOS

▶ **5.6** Cavidade com um pólipo endometrial funcional pediculado, um mioma intramural com componente submucoso e uma endometrite de contato em fundo uterino.

Acesse pelo QR code

▶ **5.7** Cavidade com o endométrio atrófico cístico e mioma, maior porção intramural na parede corporal posterior.

▶ **5.8** Mioma intramural com componente submucoso, vasos superficiais rompidos e sangramento durante exame.

▶ **5.9** Mioma intramural com componente submucoso.

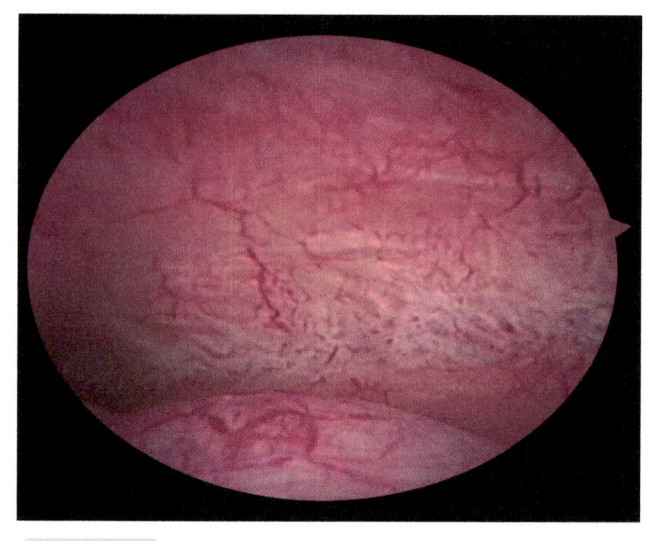

FIGURA 5.29 Endométrio sob efeito medicamentoso e mioma.

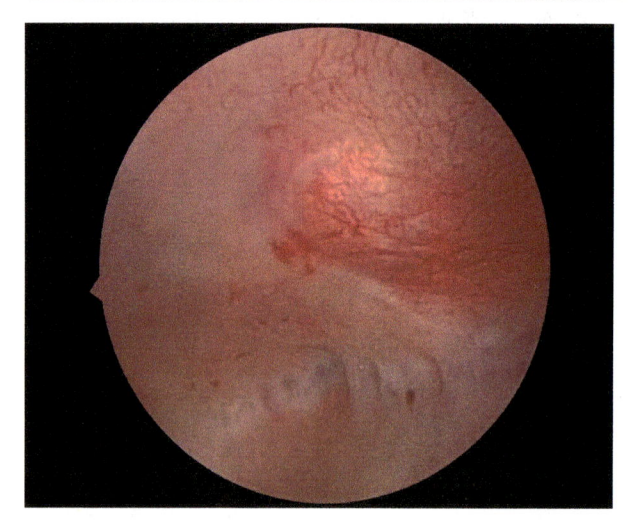

FIGURA 5.27 Cavidade uterina atrófica, com pequeno mioma intramural com pequeno componente submucoso e vascularização superficial exuberante.

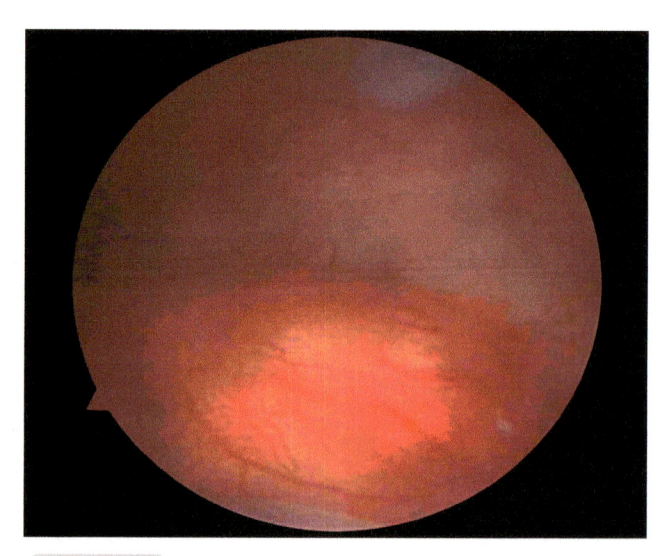

FIGURA 5.30 Mioma intramural com pequeno componente submucoso, envolto em muco e abaulando a cavidade uterina.

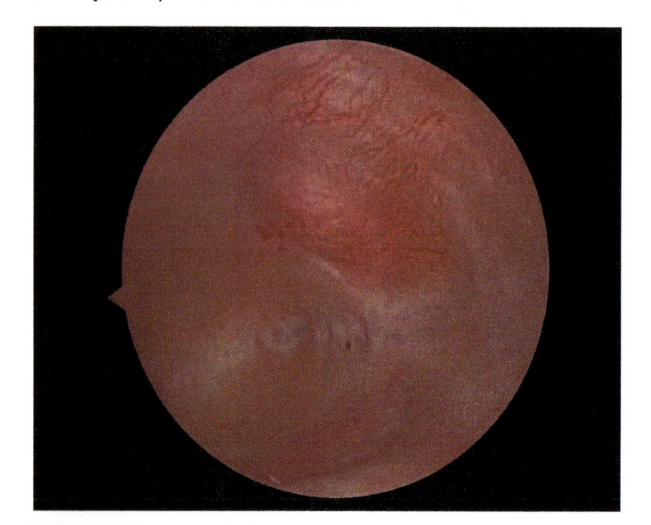

FIGURA 5.28 Cavidade uterina com mioma intramural com um menor componente submucoso e endométrio do padrão atrófico.

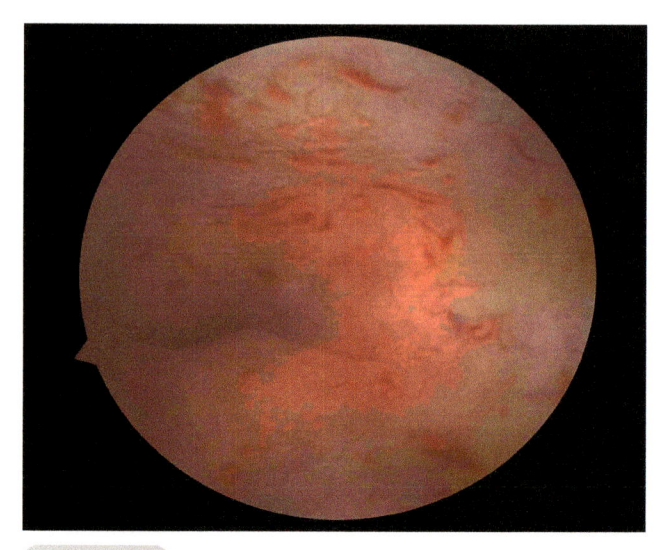

FIGURA 5.31 Mioma intramural com componente submucoso, abaulando na região cornual direita posterior.

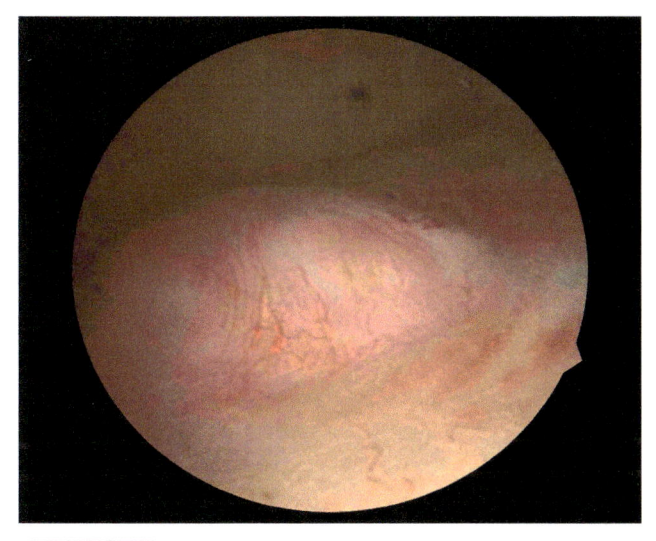

FIGURA 5.32 Mioma intramural com pequena parte submucosa (lembra a ponta de um *iceberg*).

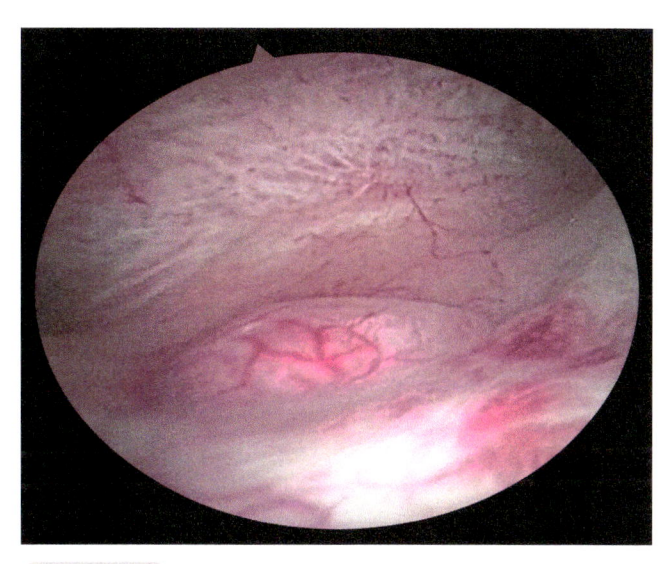

FIGURA 5.34 Mioma e endométrio sob o efeito progestínico.

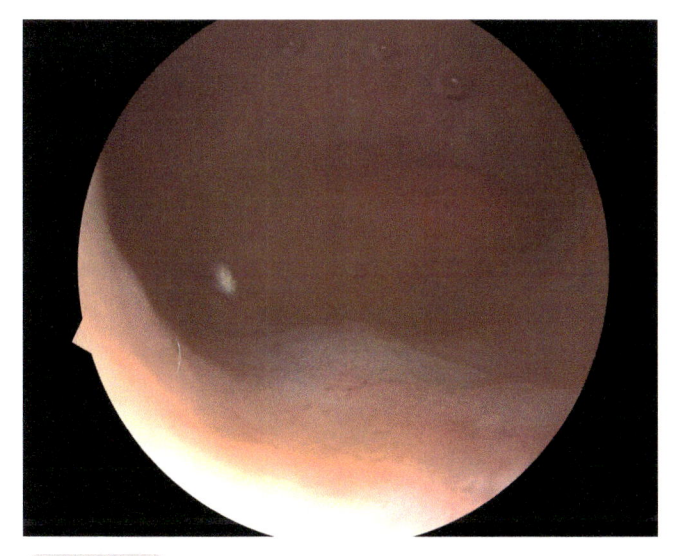

FIGURA 5.33 Mioma intramural provocando discreto abaulamento na parede posterior, devido ao seu pequeno componente submucoso.

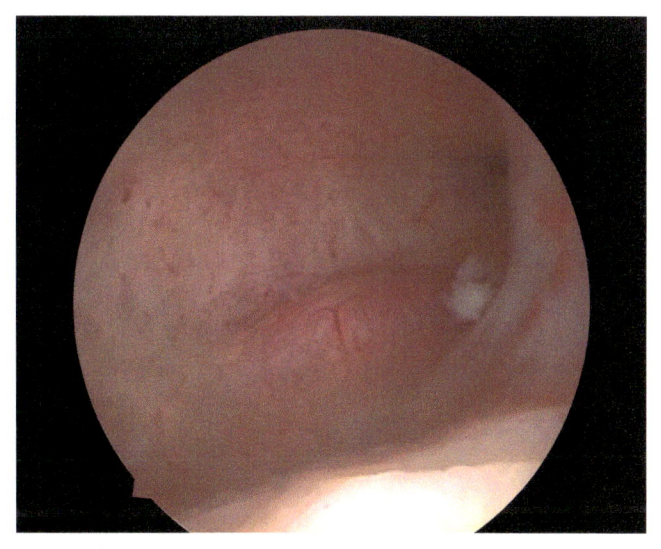

FIGURA 5.35 Mioma, com visão apenas da extremidade que se projeta para a cavidade uterina.

Referências bibliográficas

1. Crispi CP, et al. Tratado de endoscopia ginecológica: cirurgia minimamente invasiva. 3. ed. Thieme Revinter. 2012;43:619-31.
2. Moscovitz T, Alonso L, Tcherniakovsky M. Tratado de histeroscopia: uma viagem pelas lentes do mundo. [São Paulo]: DiLivros. 2021;15:175-93.
3. Lasmar R, Portugal B. Técnica & arte. Thieme Revinter. 2021;13:123-44.

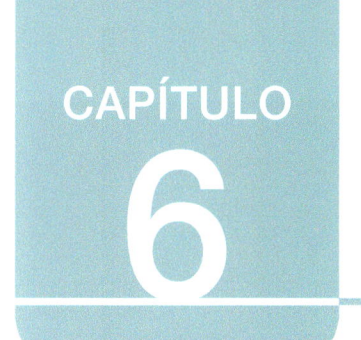

Útero sob Efeito Medicamentoso – Contraceptivo Hormonal

Claudio Moura • Licia Gomes

A contracepção hormonal pode ser realizada com a administração de progestógenos isolados ou associados aos estrogênios, com o objetivo de impedir a gravidez.[1,2]

A anticoncepção hormonal pode ser realizada de diversas maneiras:

- Por contraceptivos orais combinados
- Por contraceptivos orais apenas com progestógenos
- Por contraceptivos injetáveis
- Com anel vaginal
- Com dispositivo intrauterino (DIU) com progesterona
- Com adesivo cutâneo (método transdérmico).

Independentemente da via de administração, todos apresentam alguns mecanismos de bloqueio à ovulação, à espermomigração e/ou à nidação. Além disso, proporcionam mudanças identificadas em exame histeroscópico, tanto no canal cervical quanto na cavidade uterina.

O canal cervical apresenta diminuição da quantidade e volume das criptas, que, por sua vez, não exibem papilas funcionantes. A vascularização é mais fina, e a estrutura fibroconjuntiva de seu arcabouço é identificada através do epitélio mais delgado e transparente. Já o efeito de contraceptivo hormonal na cavidade uterina e no endométrio ocorre de maneira paulatina, propiciando mudanças lentamente.

Até 3 a 6 meses de efeito, o endométrio ainda apresenta certa espessura endometrial, com predominância do efeito progestogênico, sendo chamado "endométrio deciduoide", pois se assemelha ao endométrio da gravidez (decidualizado).[3] Após esse período, o endométrio afina consideravelmente, assim como há a diminuição do número de orifícios glandulares, com aspecto de endométrio hipotrófico. Dessa forma, a cavidade hipotrófica apresenta as regiões cornuais mais escavadas, e o endométrio, orifícios glandulares bem espaçados, deixando visualizar o relevo das fibras musculares concêntricas em "caracol", que culminam nos óstios tubários.[1,4]

Seguem imagens histeroscópicas do útero sob influência dos diversos tipos de terapia hormonal.

VÍDEO

▶ **6.1** Endométrio sob o efeito medicamentoso, decidualizado, com áreas de distrofia vascular e um pólipo em região cornual.

Acesse pelo QR code

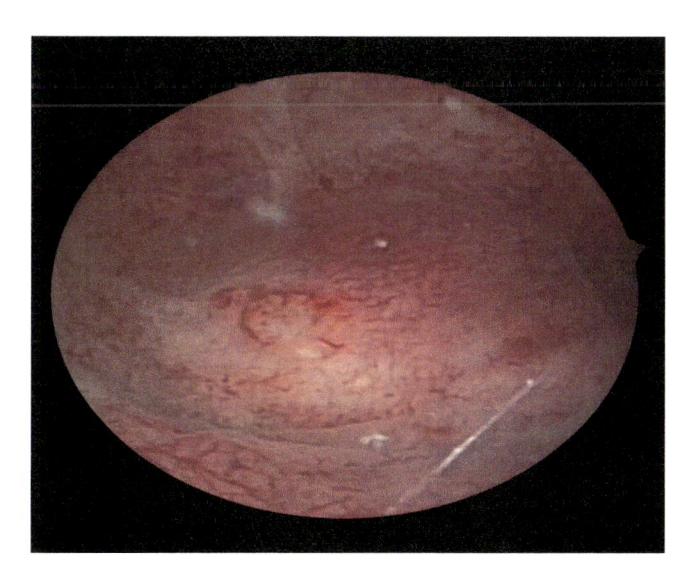

FIGURA 6.1 Cavidade uterina com o endométrio sob o efeito medicamentoso.

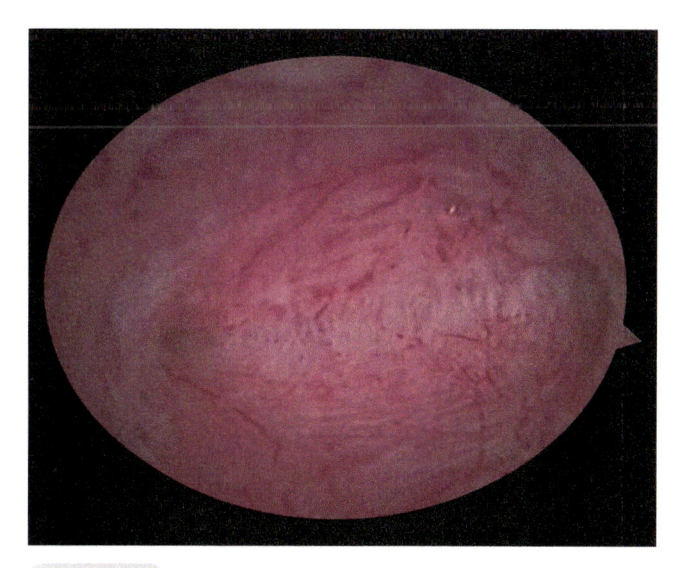

FIGURA 6.2 Endométrio com a superfície regular, fino, de coloração rosa pálido, sem pontilhado glandular e com a vascularização superficial.

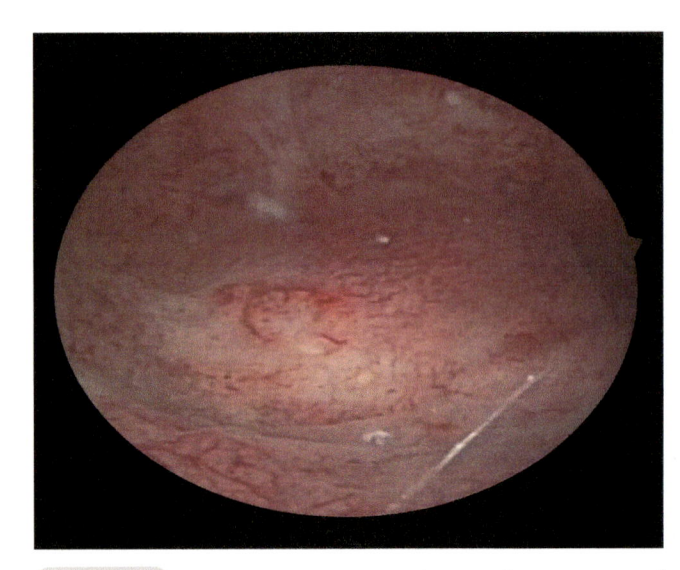

FIGURA 6.3 Endométrio com certa hipotrofia, com visão do arcabouço conjuntivo.

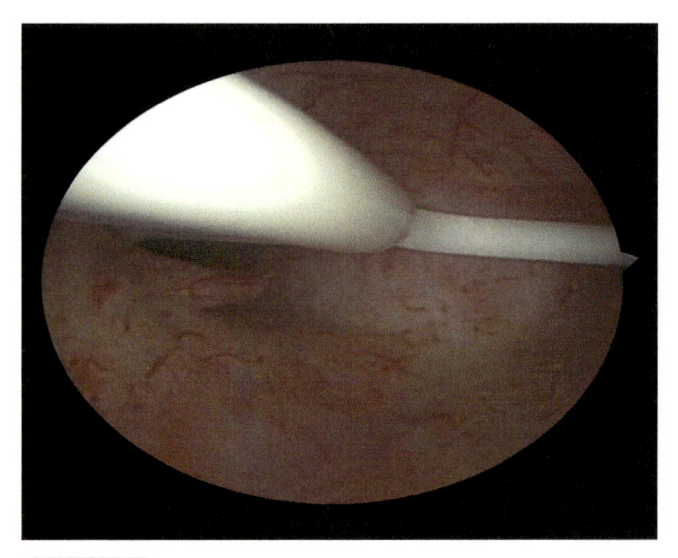

FIGURA 6.5 Cavidade uterina com um DIU hormonal normoposicionado e o endométrio sob o efeito medicamentoso.

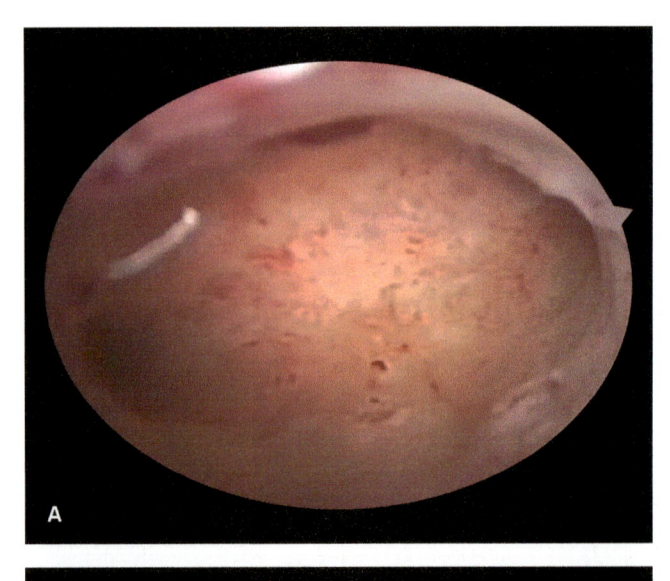

A

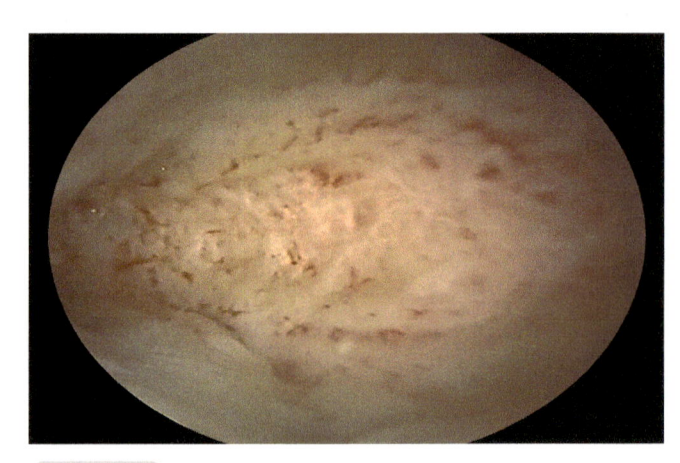

FIGURA 6.6 Endométrio sob efeito progestínico, de coloração esbranquiçada, sem vascularização superficial.

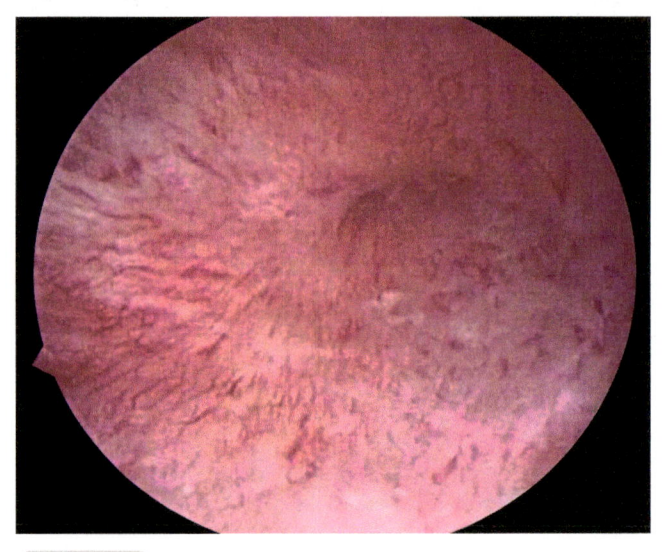

B

FIGURA 6.4 Endométrio sob efeito medicamentoso. **A.** Do estrogênio e da progesterona. **B.** Da progesterona.

FIGURA 6.7 Orifício tubário com a vascularização aumentada, sem pontilhado glandular, endométrio delgado em paciente em menacme em uso de anticoncepcional.

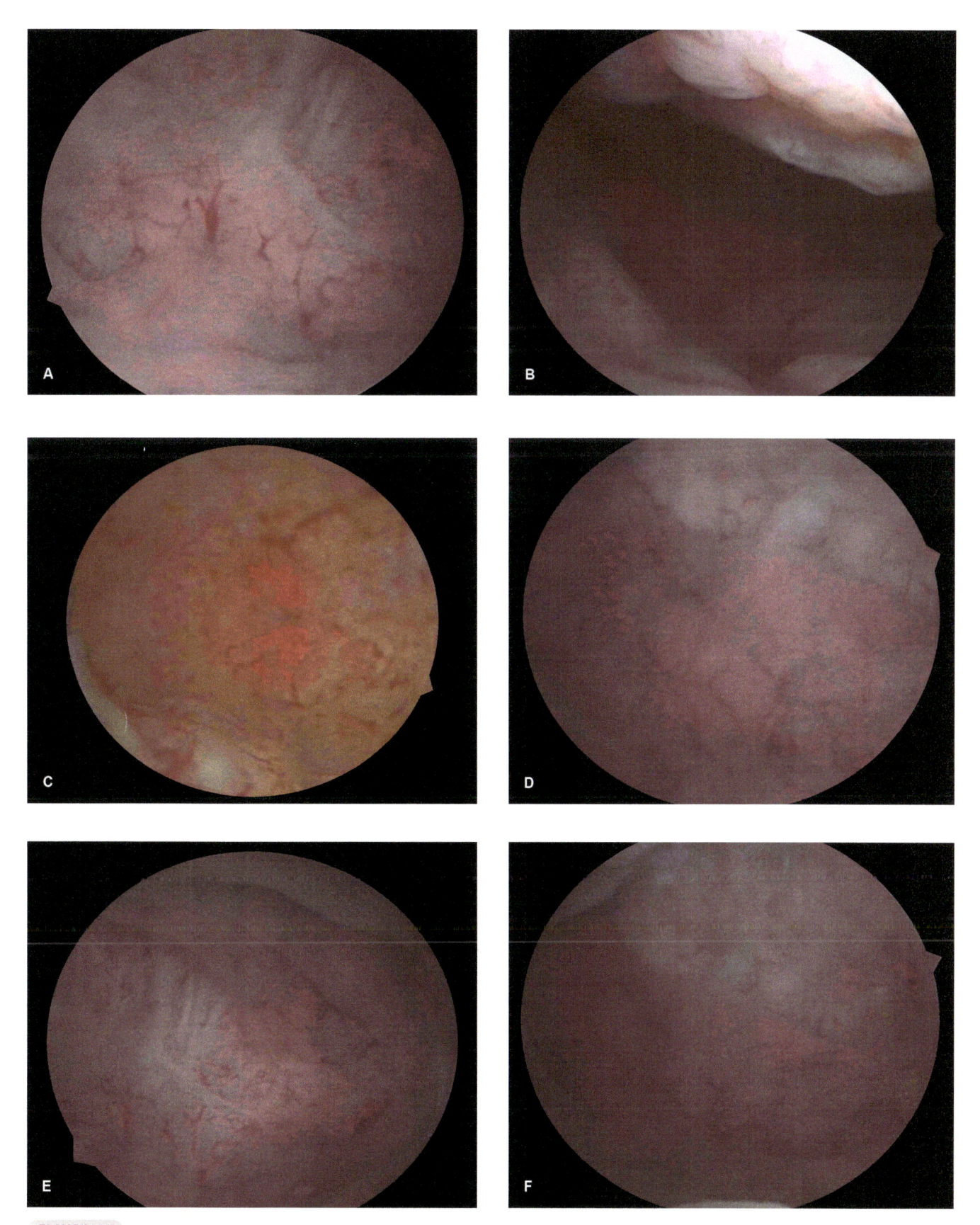

FIGURA 6.8 Endométrio iatrogênico. **A.** Coloração esbranquiçada, edemaciado, discreta vascularização superficial. **B.** Sob o efeito de progesterona, relevo irregular, edemaciado, com abaulamentos e coloração esbranquiçada. **C.** Paredes finas, um tanto hipotrófico, com a vascularização superficial evidente (lembrando período pré-menstruo). **D.** De coloração esbranquiçada, com a vascularização superficial visível (lembrando o período secretor tardio). **E** e **F.** Endométrio edemaciado com abaulamentos e coloração esbranquiçada.

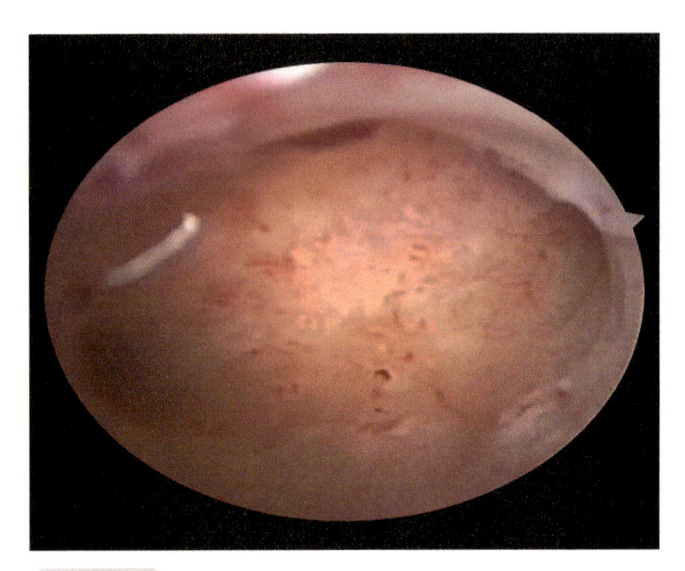

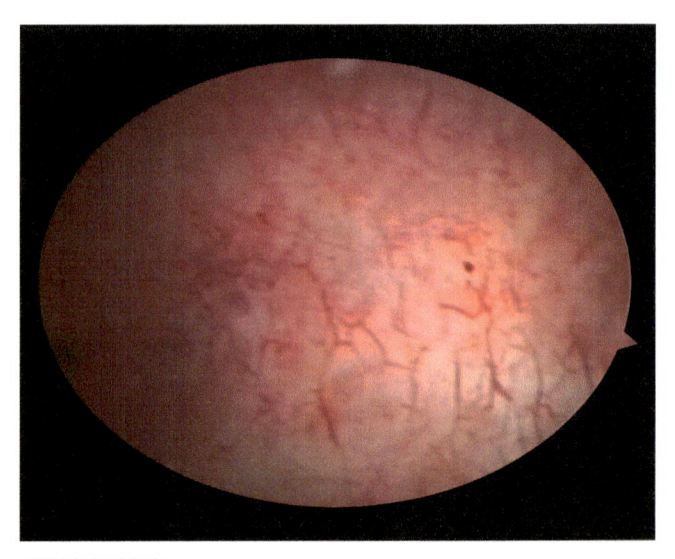

FIGURA 6.9   Paciente jovem em uso de anticoncepcional. Endométrio hipotrófico, com visualização inicial do arcabouço conjuntivo do fundo uterino.

FIGURA 6.10   Trama superficial da vascularização aumentada.

Referências bibliográficas

1. Moscovitz T, Alonso L, Tcherniakovsky M. Tratado de histeroscopia: uma viagem pelas lentes do mundo. [São Paulo]: DiLivros. 2021;36:449-63.
2. Deligdisch L, et al. Hormonal pathology of the endometrium. Mod Pathol. 200;13(3):285-94.
3. Murdock TAN, et al. Effects of hormone. In: Diagnosis of endometrial biopsies and curettings a practical approach. 3. ed. New York: Springer-Verlag. 2019; Chap. 6:145-72.
4. Crispi CP, et al. Tratado de endoscopia ginecológica: cirurgia minimamente invasiva. 3. ed. Thieme Revinter. 2012;40:592-601.

Endometrite

Licia Gomes • Claudio Moura • Gisele Ozom

Por definição, endometrite é um quadro inflamatório/infeccioso do endométrio, e podemos dividi-la didaticamente em quadros agudos ou crônicos.

Endometrite aguda

Do ponto de vista histopatológico, a endometrite aguda caracteriza-se pela presença de microabscessos no epitélio superficial e na luz glandular, traduzindo clinicamente com secreção purulenta, podendo estar associado a quadro de dor pélvica, febre e queda do estado geral.[1]

Habitualmente, a endometrite aguda surge devido a desfechos desfavoráveis relacionados a abortamentos, parto ou inserção de dispositivo intrauterino (DIU), que tenham evoluído com doença inflamatória pélvica (DIP).[1]

À histeroscopia, observamos o endométrio sangrante, com superfície endometrial espiculada, com aspecto "cremoso" e coloração esbranquiçada ou amarelada com brilho acentuado pela fibrina acumulada. Áreas azuladas ou falhas endometriais que podem corresponder à necrose cística, podendo haver muco aderente ou piometra. Na verdade, se soubéssemos que havia quadro de endometrite aguda, o procedimento nem seria realizado, sendo uma das poucas contraindicações, e, portanto, um quadro raro de identificação. Mas, quando realizada, e há a constatação de quadro de endometrite crônica – que será tratado mais adiante –, devemos proceder com a diminuição da pressão intracavitária, reduzir o tempo de execução e drenar o máximo possível a secreção/coleção encontrada, seguida de tratamento complementar com antibiótico.

Endometrite crônica

Endometrite crônica é definida como uma inflamação crônica da mucosa endometrial, caracterizada por alterações estromais como: edema, aumento da densidade celular e presença de infiltrado de plasmócitos.[1,2] Do ponto de vista clínico, a endometrite crônica tem relevância, pois pode interferir na receptividade endometrial e contribuir na infertilidade conjugal.

A endometrite crônica somente é diagnosticada por meio da histeroscopia e pode apresentar as seguintes características histeroscópicas:

- Área de hiperemia periglandular, focal ou difusa (aspecto de "casca de morango")
- Distrofia vascular

- Edema do estroma
- Presença de micropólipos (menores de 1 mm)
- Fundo uterino e comissuras laterais esbranquiçadas ou amareladas.

Diante dessas alterações, o diagnóstico endometrial da fase do ciclo (datação endometrial) fica completamente prejudicado e não deve ser avaliado.

Na maioria das vezes, a endometrite crônica é assintomática, e, quando presente, os sintomas clínicos podem ser: irregularidade menstrual, escapes menstruais de pacientes usuárias de pílula e dor pélvica.

Atualmente, a solicitação de histeroscopia é protocolo da maioria dos serviços de reprodução humana, exatamente para investigação e pesquisa de endometrite crônica, pois não é raro a paciente ser assintomática. O achado de endometrite crônica pode ser encontrado na camada endometrial contralateral do mioma submucoso, do pólipo endometrial ou do dispositivo intrauterino.

A confirmação com o resultado da biópsia endometrial é fundamental, e o resultado histopatológico se dá pela presença de plasmócitos pela técnica padrão de hematoxilina-eosina, que, caso não se confirme, pode ser complementado pelo estudo imuno-histoquímico de CD-138, indicando a presença de plasmócitos também. Segundo publicação de Ciccinelli et al[3]., em cultura de material coletado do endométrio, os germes mais comumente encontrados foram aeróbios e anaeróbios. *Chlamydia* e *Ureaplasma* vieram em seguida. Desse modo, o tratamento clínico com antibioticoterapia deve ser oferecido. Sugerimos o esquema doxiciclina 100 mg via oral de 12 em 12 horas por 14 dias + ceftriaxona 500 mg intramuscular, dose única.[4] Em casos de persistência, repete-se o esquema inicial, adicionando metronidazol 500 mg via oral de 12 em 12 horas por 14 dias. Outra opção seria metronidazol 500 mg via oral de 12 em 12 horas + ciprofloxacina 500 mg via oral de 12 em 12 horas, ambos por 14 dias.

Durante o exame de histeroscopia, pode-se remover mecanicamente, com a pinça histeroscópica, os focos de endometrite crônica.[4] Habitualmente, é indicada[1,4] a realização da histeroscopia após dois ciclos. A importância do tratamento tem o objetivo de melhorar as taxas de implantação, diminuir as taxas de abortamento e melhorar os sintomas, caso a paciente os apresente.

A seguir, imagens histeroscópicas sugestivas dos tipos de endometrite.

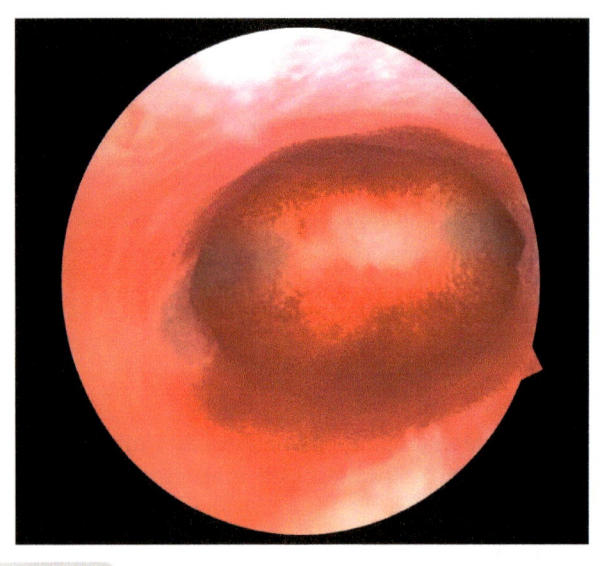

FIGURA 7.1 Coloração vinhosa e linha clara na comissura fúndica, devido ao colapso da rede capilar local, provocada pela distensão das paredes durante o exame.

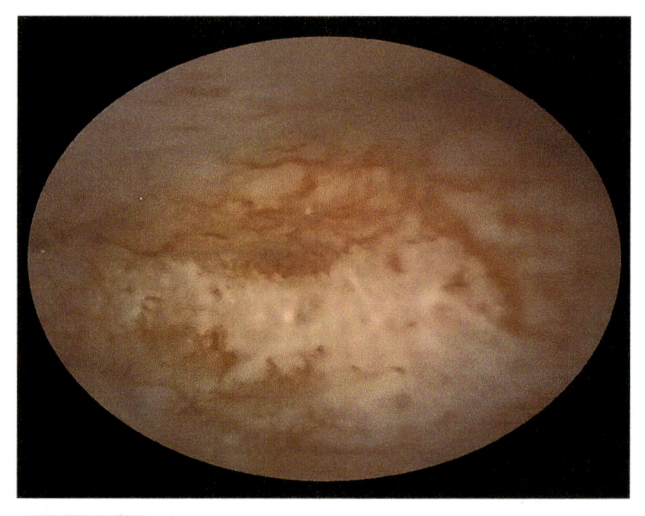

FIGURA 7.4 Distrofia vascular, vasos superficiais finos, ora interrompidos, em endométrio com hipotrofia.

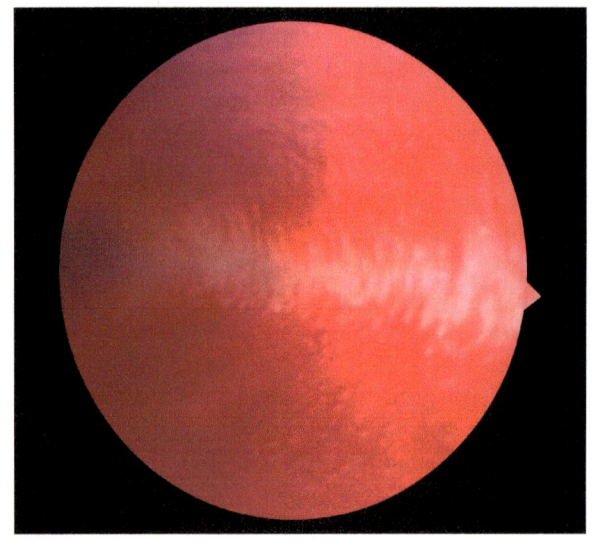

FIGURA 7.2 Coloração vinhosa e linha clara na comissura fúndica, devido ao colapso da rede capilar local, provocada pela distensão das paredes durante o exame.

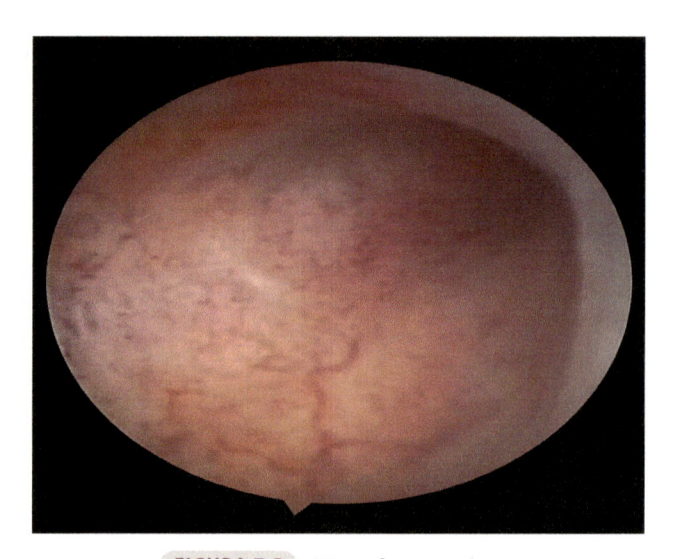

FIGURA 7.5 Distrofia vascular.

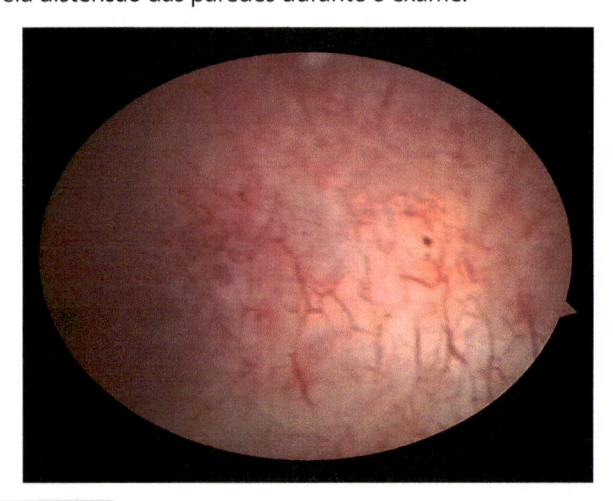

FIGURA 7.3 Distrofia endometrial e trama superficial da vascularização aumentada após endometrite crônica.

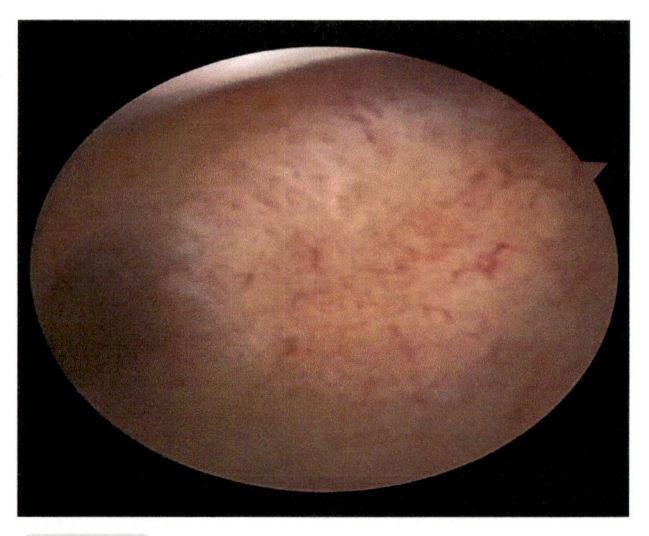

FIGURA 7.6 Distrofia vascular, endométrio com hipotrofia, vasos superficiais curtos e aparentes.

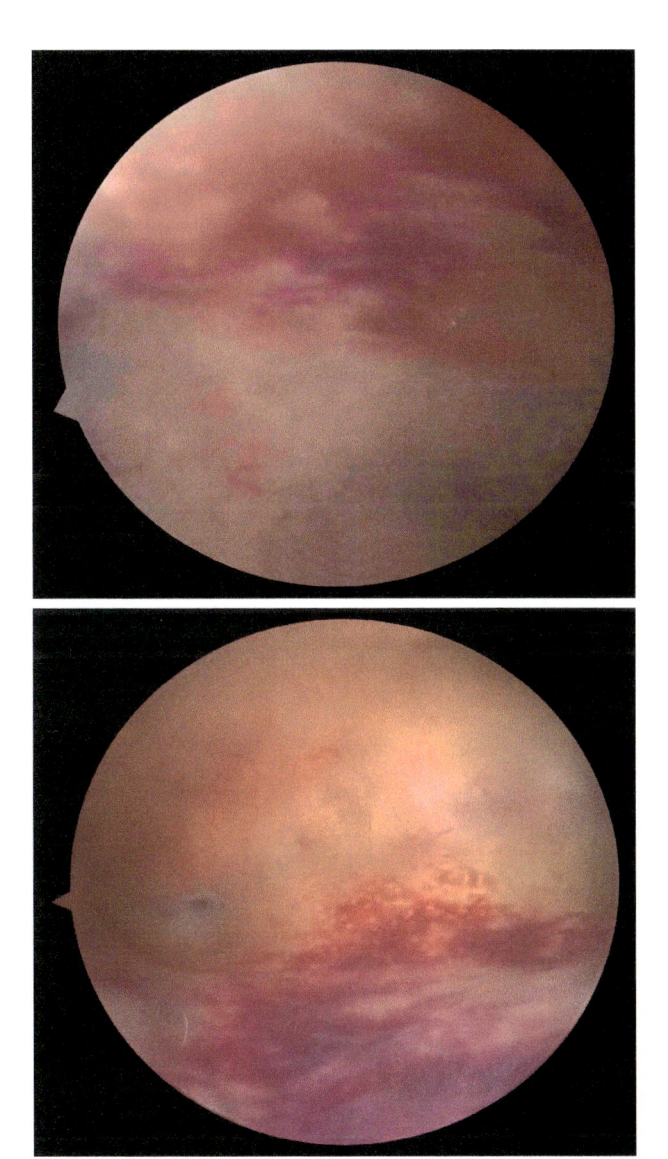

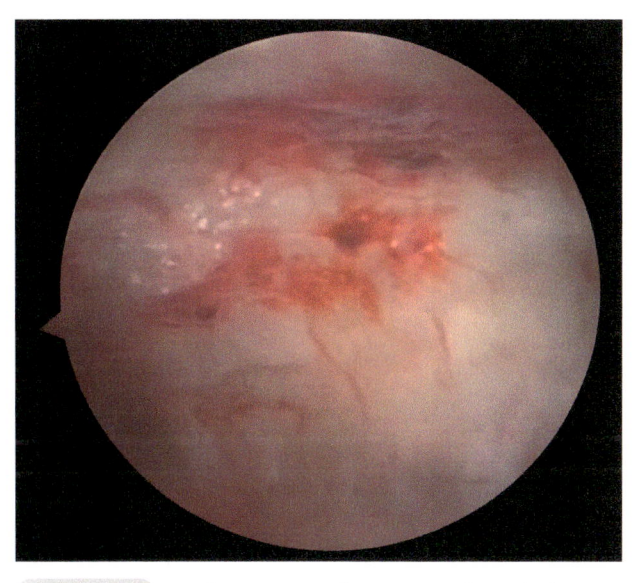

FIGURA 7.9 Endometrite crônica com área de hiperemia focal.

FIGURA 7.7 Endometrite crônica. Áreas focais com hiperemia endometrial.

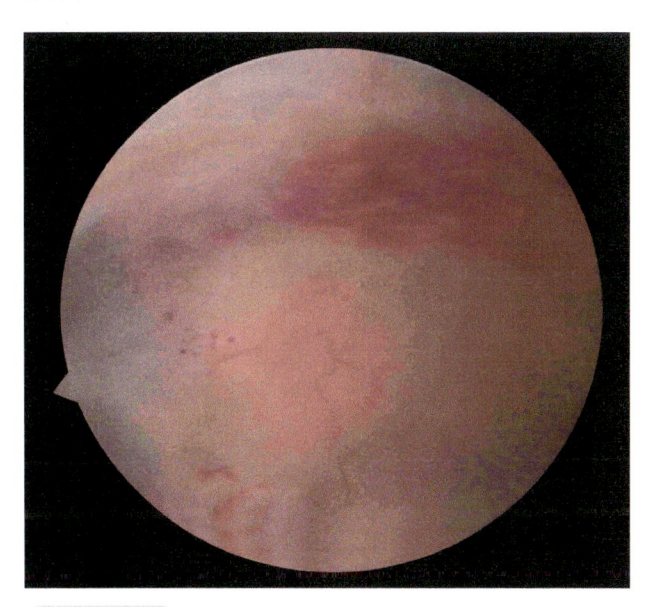

FIGURA 7.10 Endometrite crônica focal, com hiperemia e edema no endométrio.

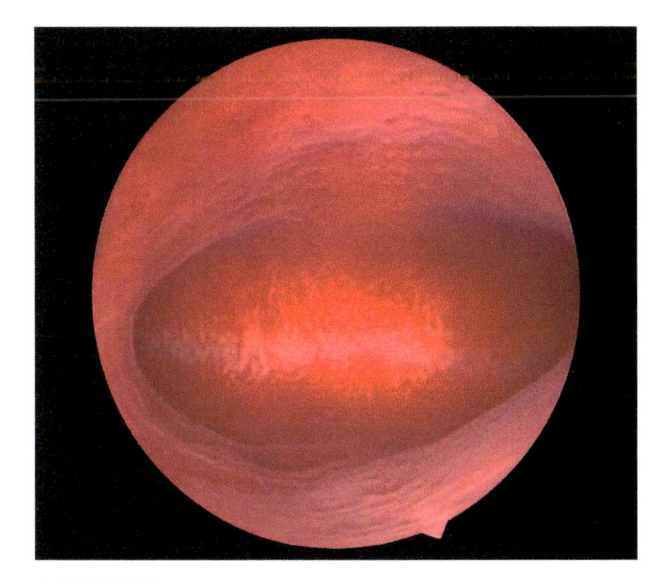

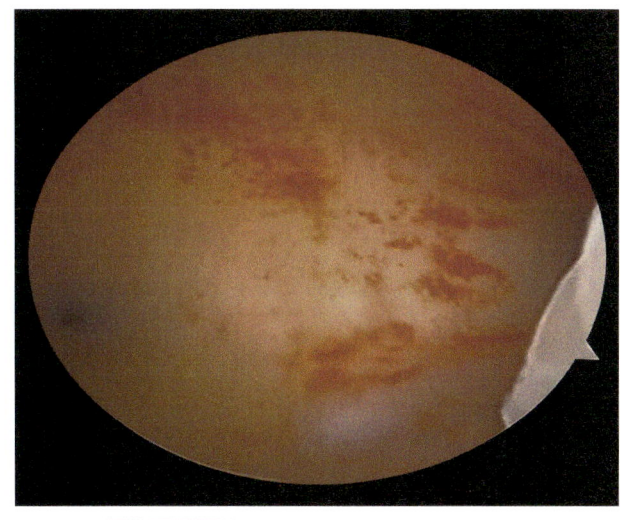

FIGURA 7.8 Endometrite crônica, coloração vermelha, intensa e brilhante, com pontilhado branco e palidez na comissura fúndica.

FIGURA 7.11 Endometrite crônica focal.

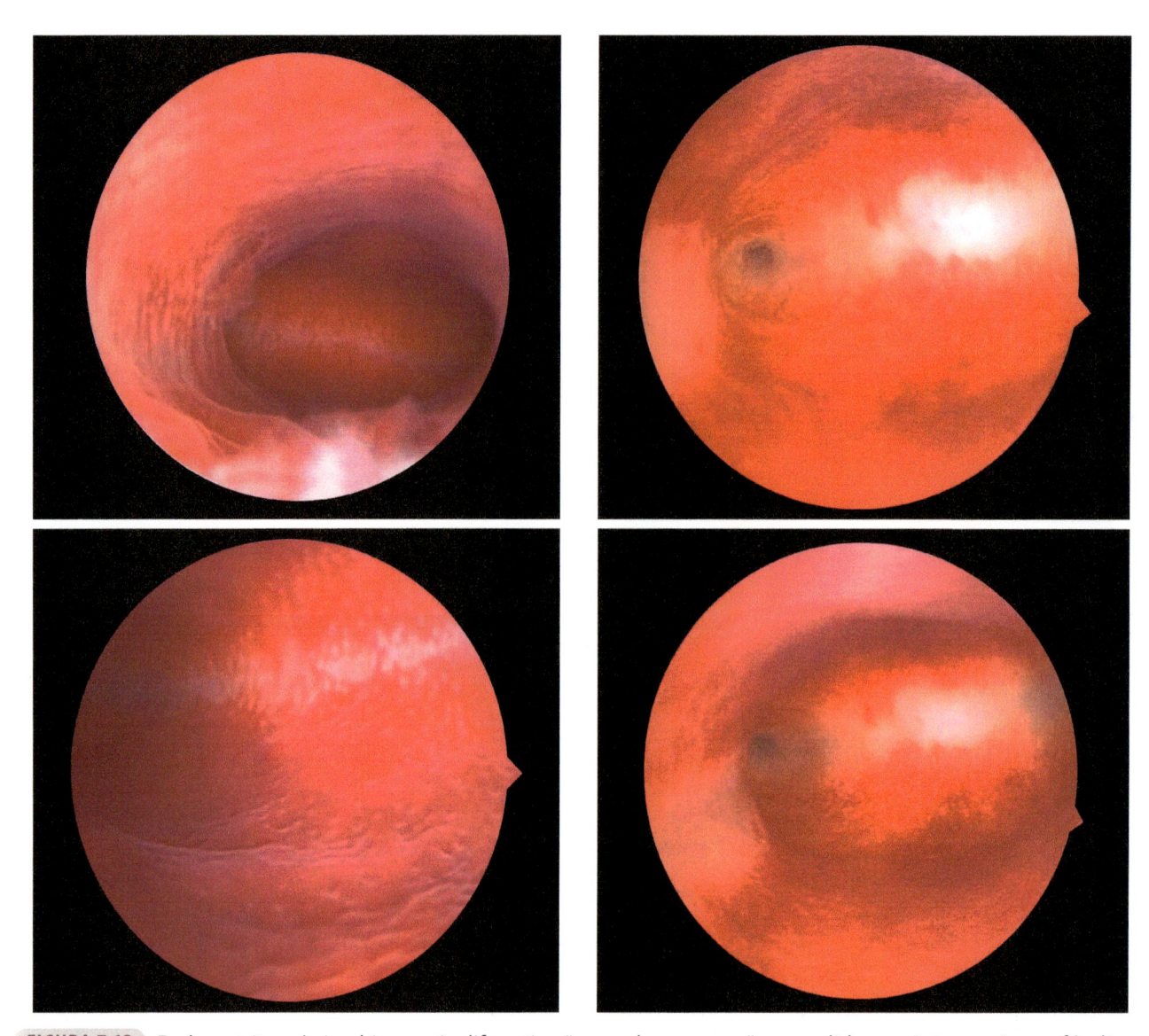

FIGURA 7.12 Endometrite crônica, hiperemia difusa tipo "casca de morango" com palidez em intercomissura fúndica.

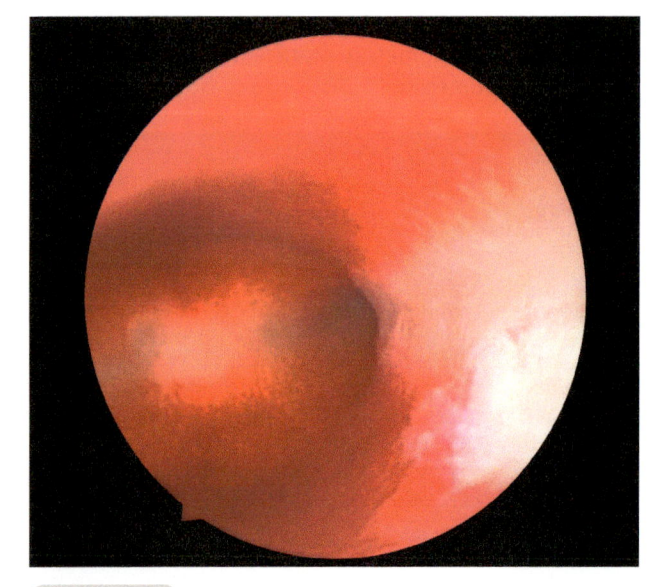

FIGURA 7.13 Endometrite crônica em região cornual esquerda, hiperemia difusa tipo "casca de morango" com palidez em intercomissura fúndica.

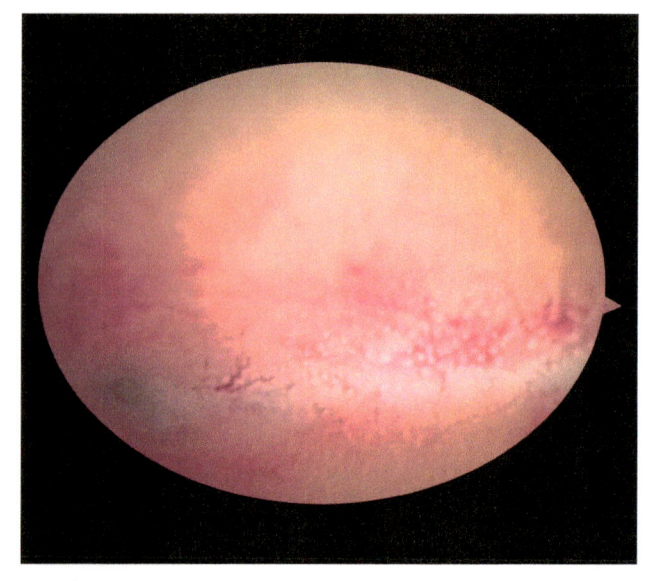

FIGURA 7.14 Endometrite focal, discreta hiperemia com destaque do pontilhado glandular um pouco espiculado em fundo uterino.

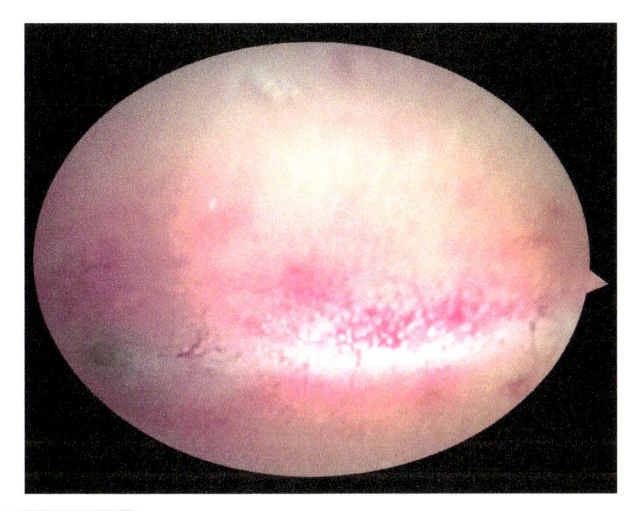

FIGURA 7.15 Endometrite focal, fina linha de hiperemia em fundo uterino.

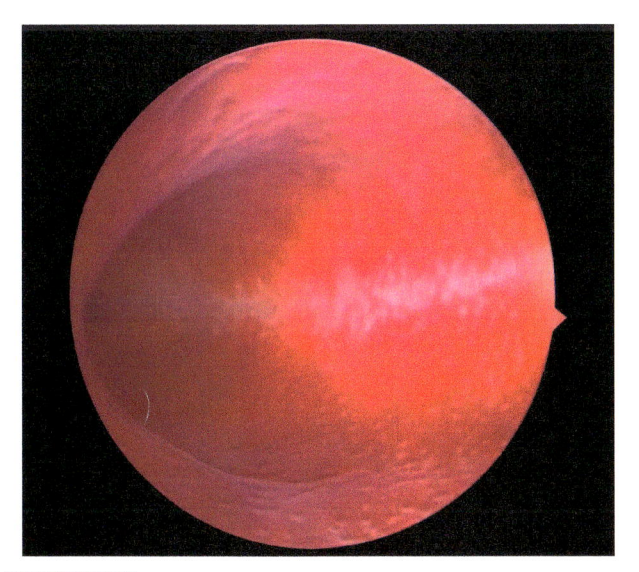

FIGURA 7.16 Hiperemia difusa do endométrio tipo "casca de morango" com palidez em intercomissura fúndica.

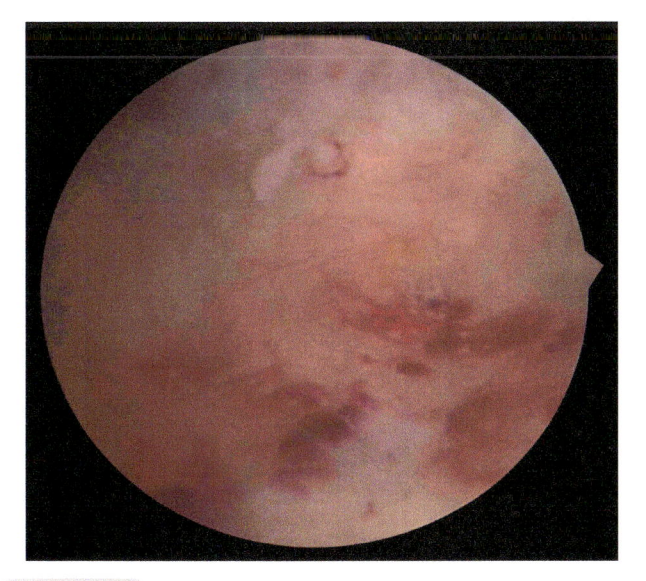

FIGURA 7.17 Lesão focal com placas vermelhas e pontilhado branco na parede corporal posterior.

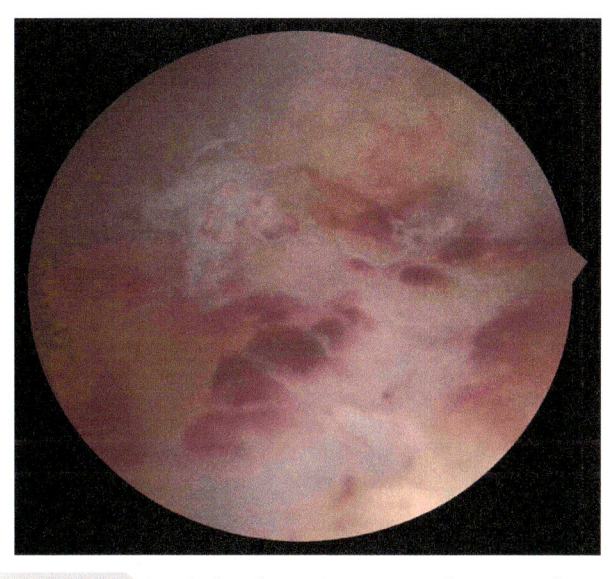

FIGURA 7.18 Lesão focal em placas vermelhas, com discreto edema e pontilhado branco.

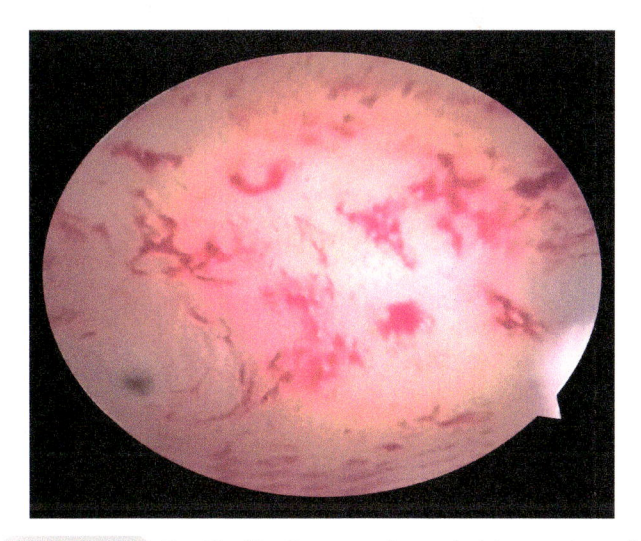

FIGURA 7.19 Região fúndica com áreas de hiperemia multifocal.

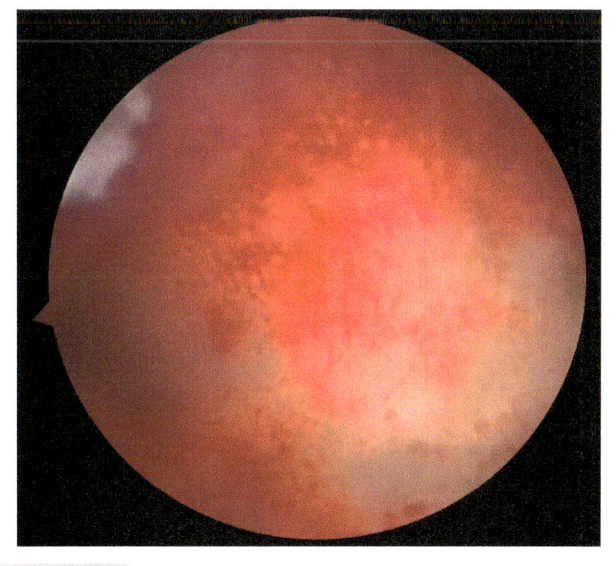

FIGURA 7.20 Visão da hiperemia tipo "casca de morango" em superfície espiculada do endométrio.

VÍDEOS

▶ 7.1 Área focal de hiperemia com endométrio espiculado, sugestivo de endometrite crônica focal.

Acesse pelo QR code

▶ 7.2 Cavidade com um pólipo endometrial funcional pediculado, um mioma intramural com componente submucoso e endometrite de contato em fundo uterino.

▶ 7.3 Endométrio com superfície um pouco espiculada, com hiperemia tipo "casca de morango" e palidez intracomissura fúndica.

▶ 7.4 Endometrite crônica. Áreas focais com edema superficial e hiperemia.

▶ 7.5 Endometrite crônica. Endométrio hipotrófico, com áreas focais de hiperemia.

▶ 7.6 Endometrite crônica focal, em região cornual direita, visão do endométrio tipo "casca de morango".

▶ 7.7 Endometrite crônica, hiperemia em toda a cavidade, superfície espiculada, um pouco cremosa, e palidez nas regiões cornuais e fúndica.

▶ 7.8 Intensa hiperemia superficial, com palidez em sulco feito pela óptica em parede posterior.

Referências bibliográficas

1. Moscovitz T, Alonso L, Tcherniakovsky M. Tratado de histeroscopia: uma viagem pelas lentes do mundo. [São Paulo]: DiLivros. 2021;20:243-52.
2. Michels TC. Chronic endometritis. Am Fam Physician. 1995;52(1):217-22.
3. Cicinelli E, et al. Chronic endometritis: correlation among hysteroscopic, histologic, and bacteriologic findings in a prospective trial with 2.190 consecutive office hysteroscopies. Fertil Steril. 2008;89(3):677-84.
4. Lasmar R, Portugal B. Técnica & arte. Thieme Revinter. 2021;20:215-22.

Sinéquia Uterina

Gisele Ozom • Claudio Moura • Licia Gomes

As sinéquias uterinas são "pontes" (aderências) entre as superfícies das paredes uterinas, que podem ocorrer principalmente após manipulação cirúrgica – como miomectomia, polipectomia, septoplastia histeroscópica, aspiração manual intrauterina –, depois de curetagem uterina (sendo a mais frequente causa de surgimento de sinéquias uterinas) ou após um processo inflamatório na cavidade uterina (endometrite).

O termo "síndrome de Asherman" é empregado pela associação de sinais e sintomas e inclui distúrbio menstrual de amenorreia, podendo estar associado à dor e à infertilidade conjugal.[1] Porém, alguns autores defendem que as sinéquias não devam ser englobadas na definição de síndrome de Asherman, sendo esse diagnóstico relacionado apenas aos casos associados a trauma obstétrico prévio.[1]

As sinéquias uterinas são raras na população feminina em geral; na verdade, a real prevalência delas é desconhecida, pois a maioria das pacientes são assintomáticas[1,2] A agressão que ocorre na camada basal, culminando com a exposição da camada muscular, leva ao contato das paredes opostas, visto que a cavidade uterina é virtual.[2] Histologicamente, o endométrio encontra-se atrófico com aumento de tecido conjuntivo e fibrose.

As sinéquias podem proporcionar sintomas relacionados a alterações menstruais (hipomenorreia ou amenorreia), cólicas menstruais, infertilidade e complicações obstétricas, como abortamento e parto prematuro.[1]

Quando assintomáticas, a suspeita clínica fica dependente de achado em exame de imagem, como ultrassonografia transvaginal e histerossalpingografia, principalmente em pacientes em investigação de infertilidade conjugal. Cabe à histeroscopia assumir o papel principal como exame padrão ouro no diagnóstico das sinéquias.[3,4]

Existem várias classificações histeroscópicas de sinéquias uterinas, baseadas nos achados histeroscópicos.[3,5]

A classificação da European Society for Gynaecological Endoscopy (ESGE) classifica as sinéquias em grupos de I a IV com diversos subtipos, integrando achados de histeroscopia e histerossalpingografia associados à clínica.

Já a classificação da American Society for Reproductive Medicine (ASRM) classifica como leve a severa com base no grau de obliteração da cavidade, aparência das lesões e informação do ciclo menstrual da paciente. Essa classificação utiliza achados de histeroscopia e histerossalpingografia.

A classificação de Hamou é feita de acordo com o tempo de evolução e característica física das sinéquias, assim descritas abaixo:

- Mucosas (recentes): são pontes mucosas frouxas que se desfazem pela passagem do histeroscópio
- Fibrosas (tardias): são translúcidas, avasculares, não recobertas por endométrio e não sangram
- Musculares (tardias): são recobertas por endométrio e, quando ocorre sua lise, visualiza-se a sua porção muscular, ocorrendo algum sangramento.

Portanto, não há um consenso nos padrões de laudos histeroscópicos em relação à classificação de sinéquias uterinas, ficando a cargo do histeroscopista sua preferência.

O único tipo de tratamento, quando necessário, é cirúrgico, a fim de lisar a sinéquia e restabelecer o formato original da cavidade uterina. O tratamento deve ser oferecido principalmente para as pacientes com desejo de gravidez ou aquelas sintomáticas, como dor pélvica crônica, alterações menstruais ou perdas gestacionais recorrentes.

A seguir, serão apresentadas imagens histeroscópicas dos diversos tipos de sinéquias uterinas.

Seção A: Sinéquia Uterina Mucosa

Gisele Ozom • Claudio Moura • Licia Gomes

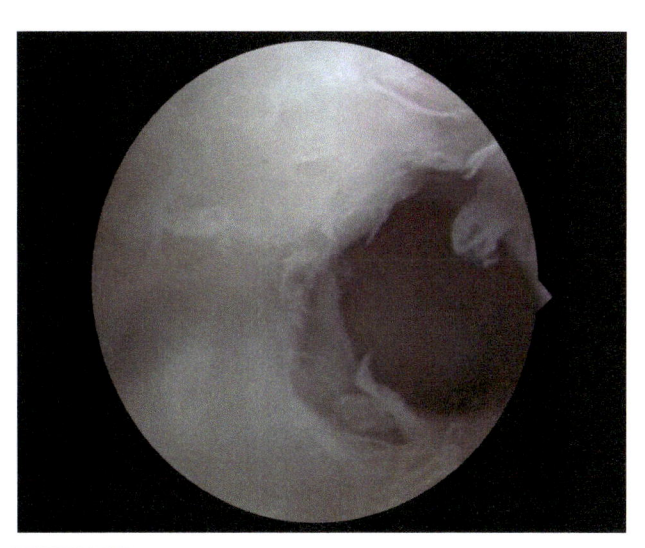

FIGURA 8.1 Aderência em região ístmica direita, diminuindo a luz e o espaço intracavitário.

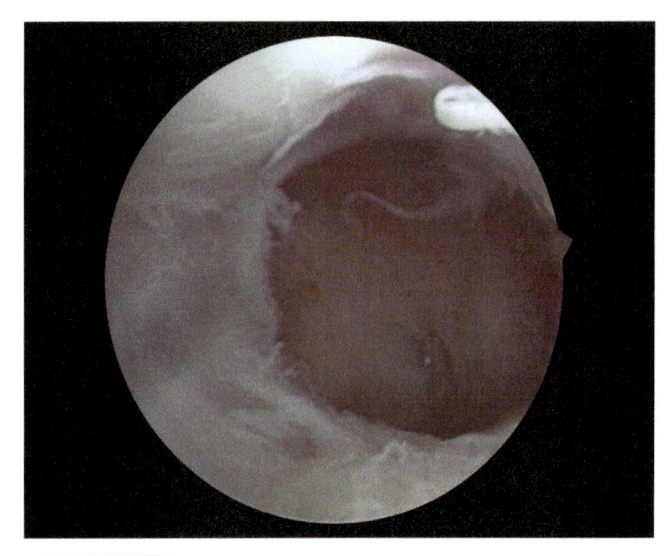

FIGURA 8.2 Aderência tipo mucosa na região ístmica.

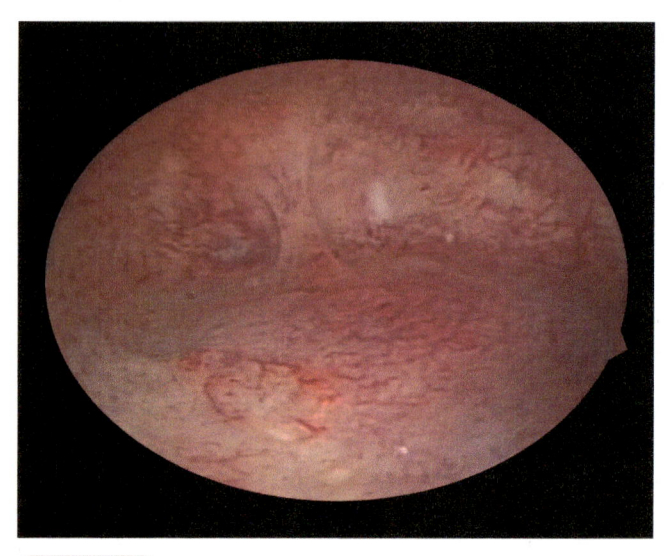

FIGURA 8.5 Pequena sinéquia tipo mucosa em fundo uterino.

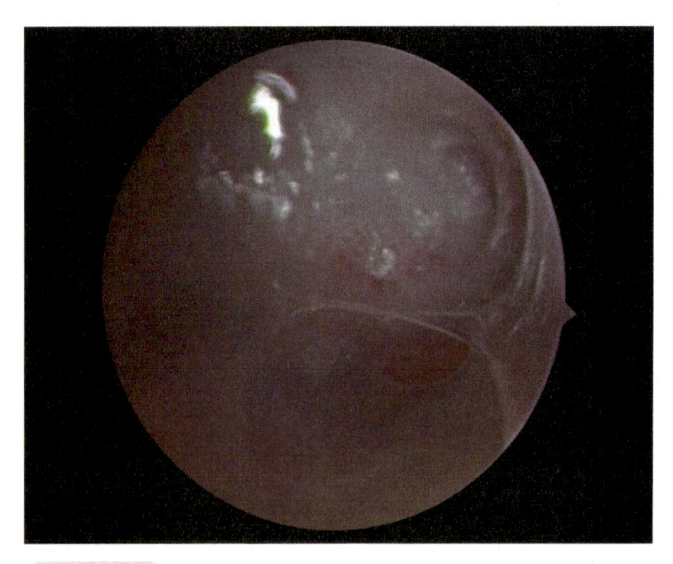

FIGURA 8.3 Finas e translúcidas aderências na cavidade uterina.

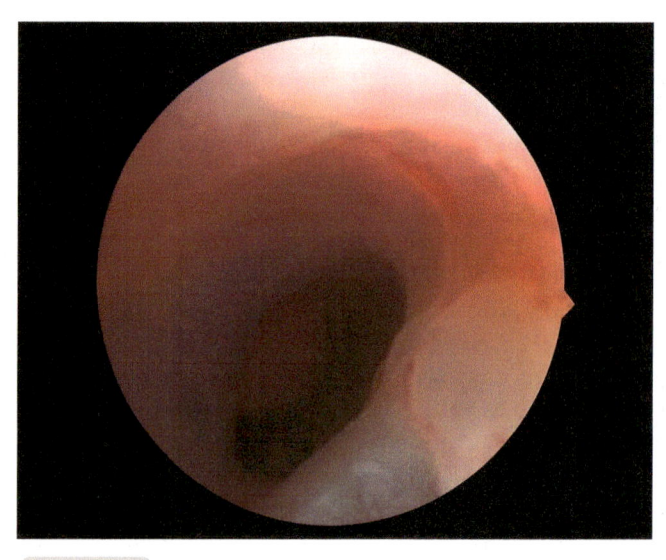

FIGURA 8.6 Pequeno pólipo endocervical e uma sinéquia de paredes finas diminuindo a luz do canal cervical.

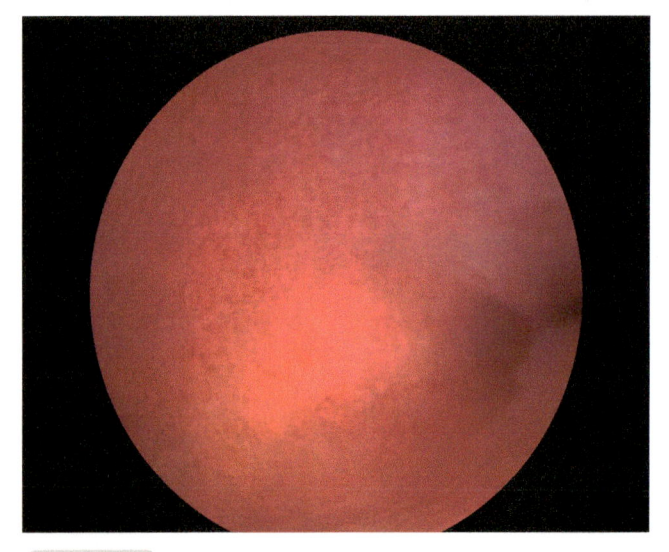

FIGURA 8.4 Pequena aderência tipo mucosa na região cornual esquerda.

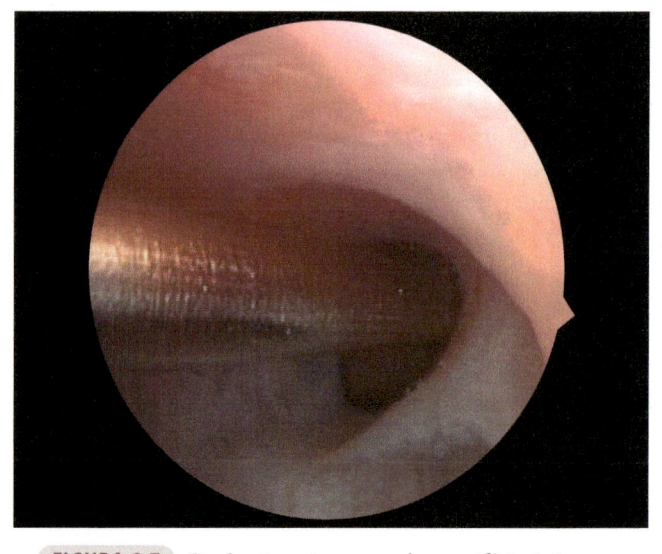

FIGURA 8.7 Sinéquia estenosando o orifício interno.

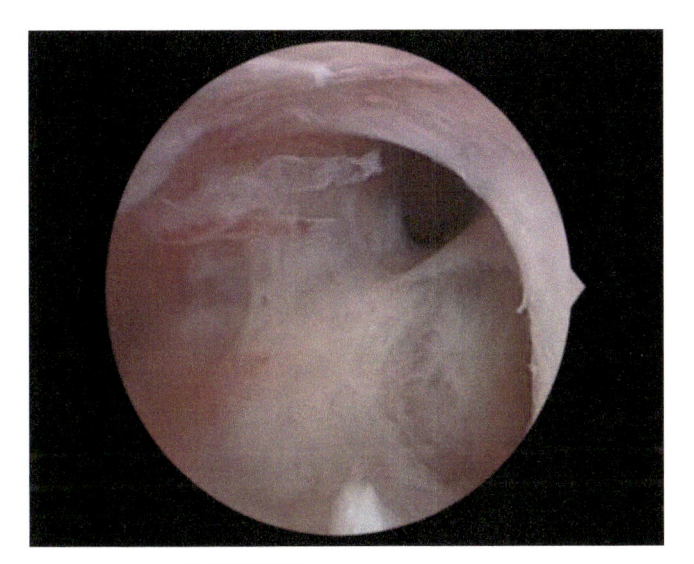

FIGURA 8.8 Sinéquia e pólipo.

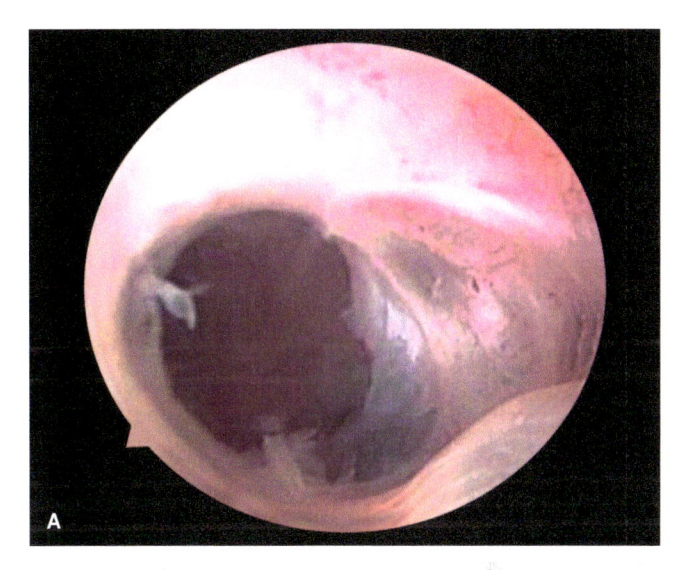

A

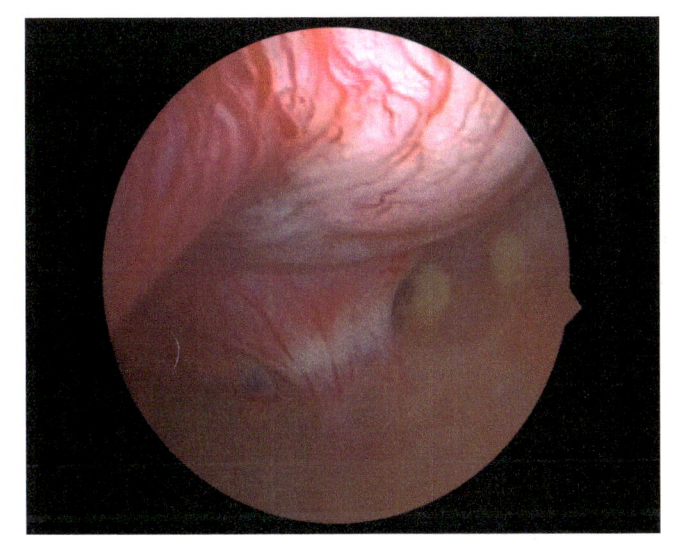

FIGURA 8.9 Sinéquia e um pólipo endometrial fibroso.

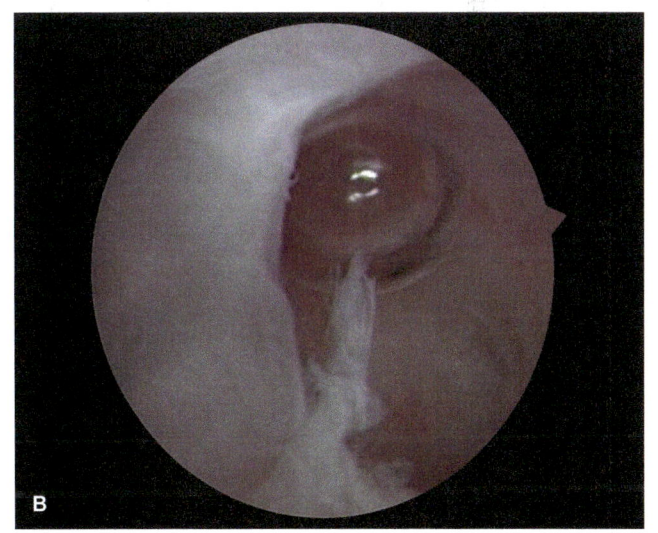

B

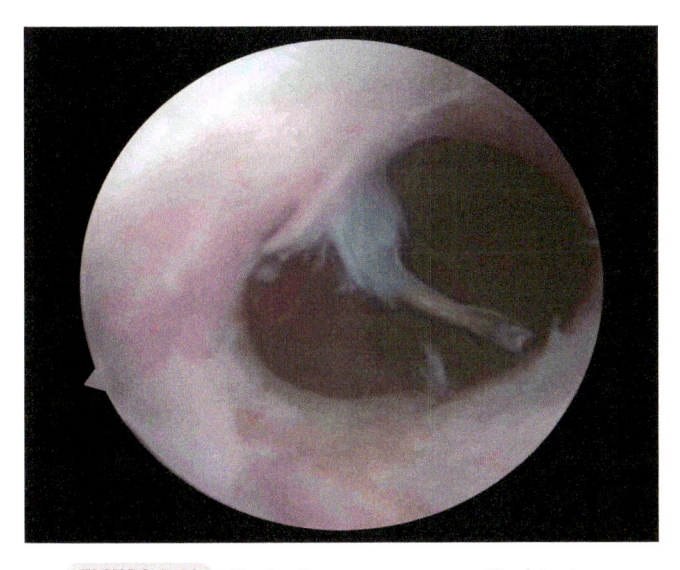

FIGURA 8.10 Sinéquia mucosa na região ístmica.

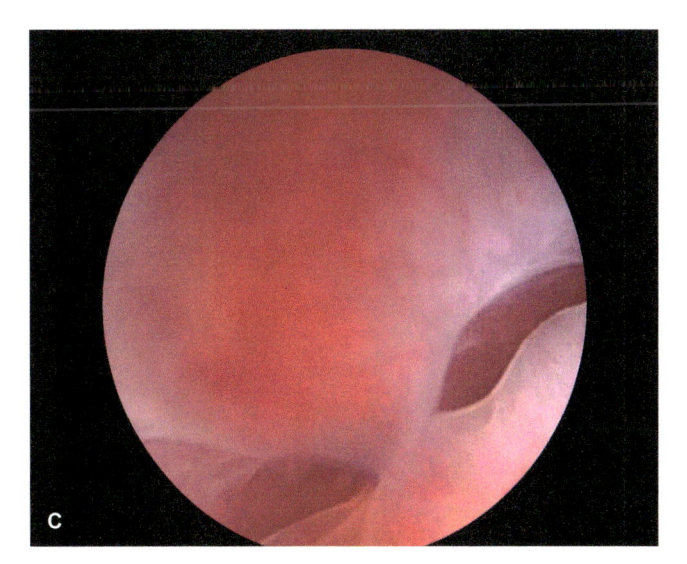

C

FIGURA 8.11 Sinéquia tipo mucosa. **A.** Sem componente fibroso. **B.** Sem tecido fibrótico ou muscular em região cornual direita. **C.** Em região cornual direita, unindo as paredes anterior e posterior.

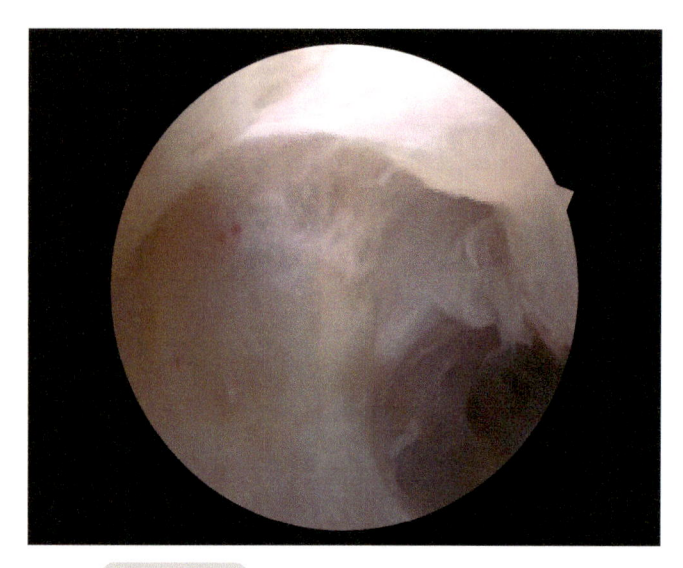

Sinéquias mucosas e fibrosas.

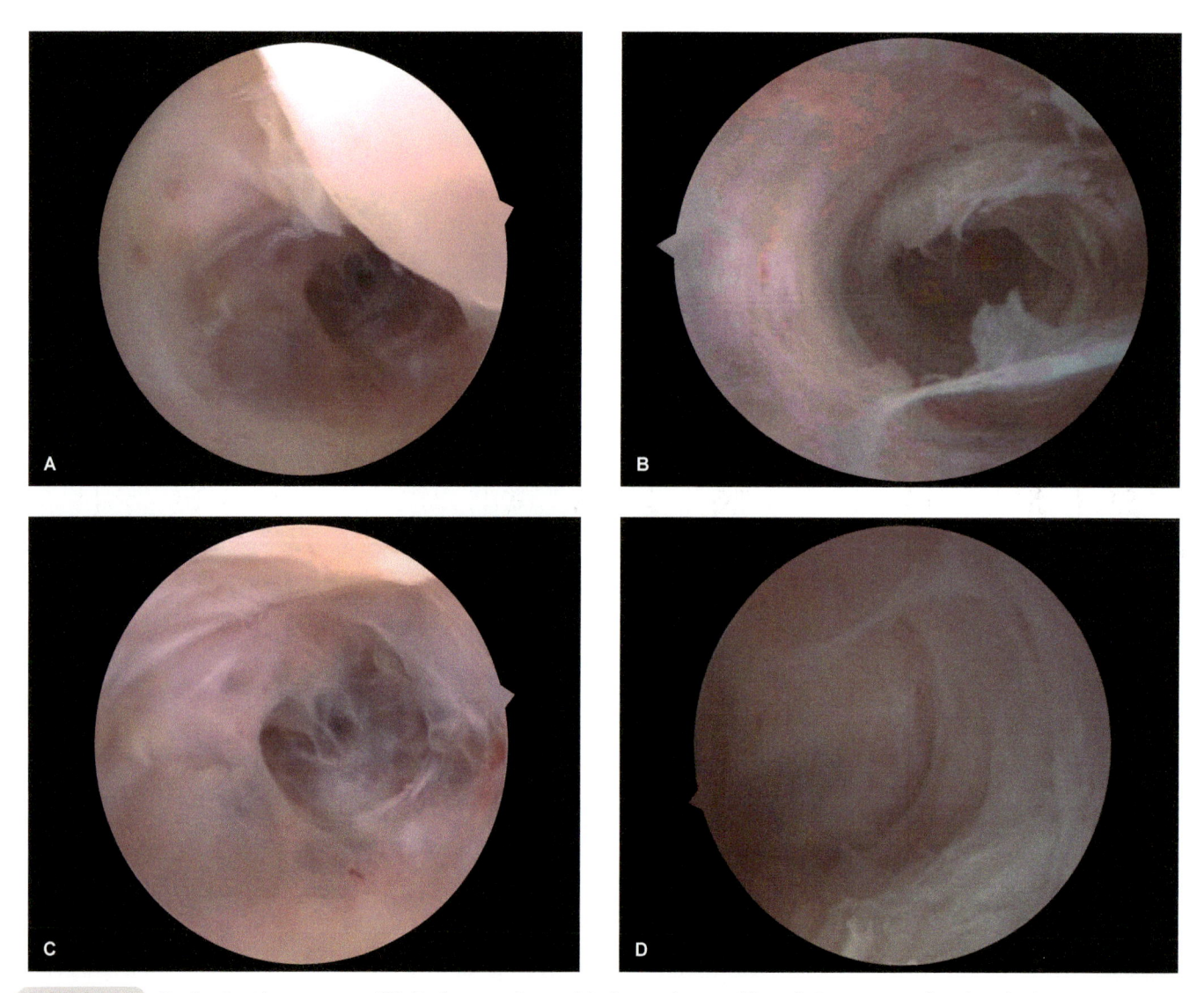

FIGURA 8.13 Sinéquias tipo mucosa (**A**). **B.** Em canal e cavidade uterina atrófica. **C.** Finas camadas de aderências. **D.** Em parede corporal esquerda.

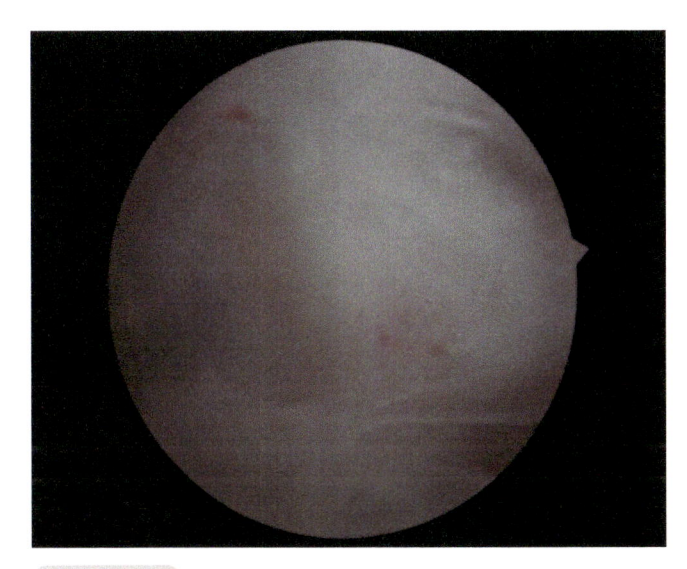

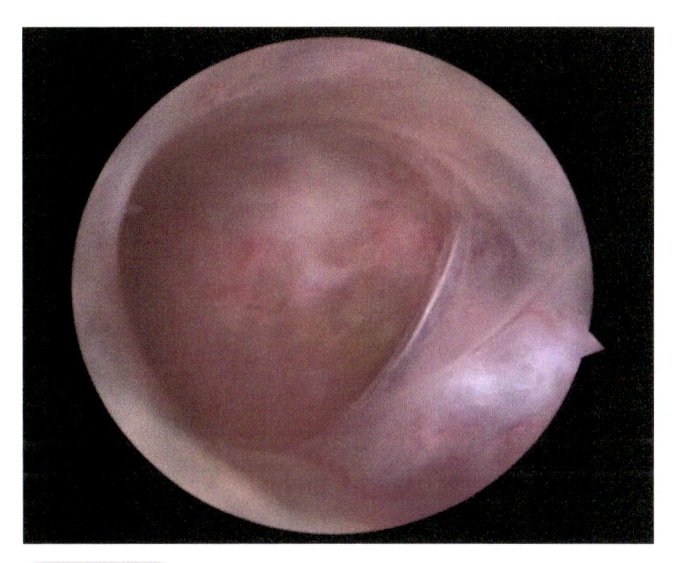

FIGURA 8.14 Traves delicadas, finas, sem vascularização visível.

FIGURA 8.15 Traves tipo mucosa, facilmente divulsionados na parede corporal esquerda.

Seção B: Sinéquia Uterina Fibrosa

Gisele Ozom • Claudio Moura • Licia Gomes

VÍDEO

▶ **8.1** Sinéquia tipo fibrosa em parede corporal direita e região fúndica após curetagem.

Acesse pelo QR code

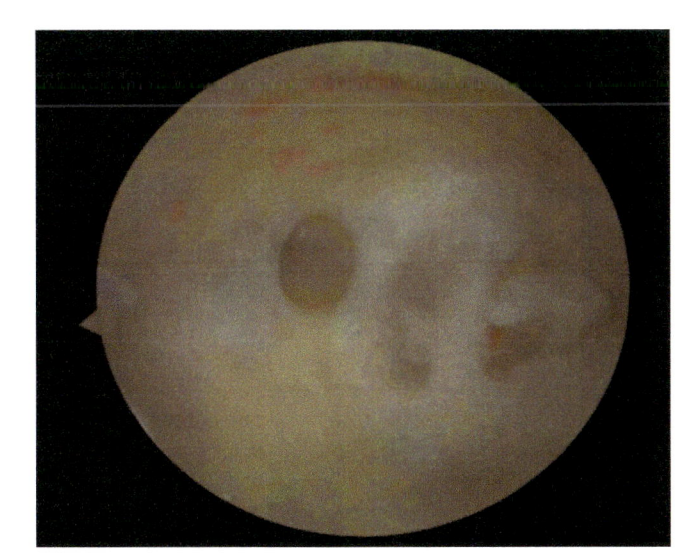

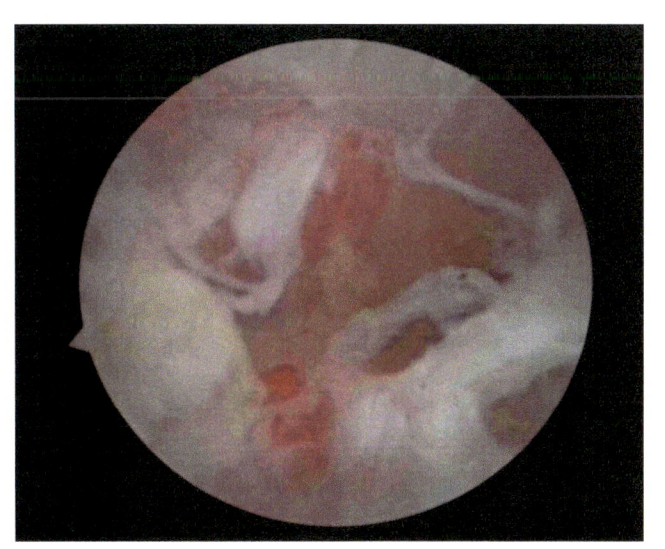

FIGURA 8.16 Cavidade uterina atrófica com sinéquias fibrosas em fundo uterino.

FIGURA 8.17 Cavidade uterina com sinéquias tipo mucosa e fibrosas, formando várias sublojas.

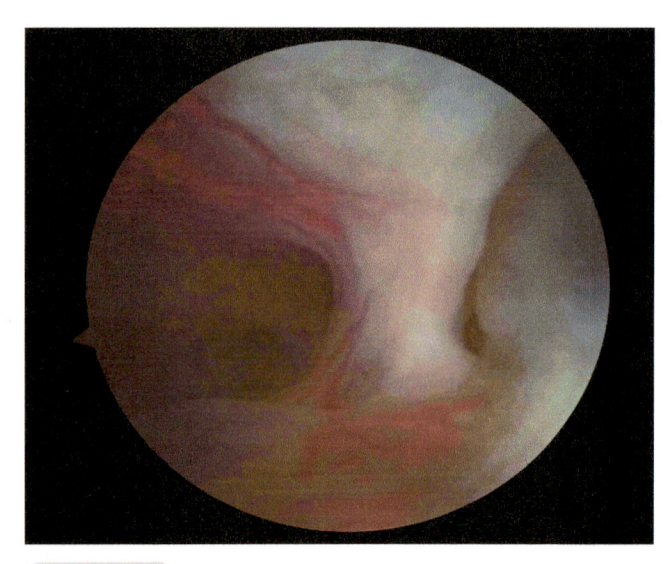

FIGURA 8.18 Sinéquia lembrando uma ampulheta, com fibrose e vascularização superficial.

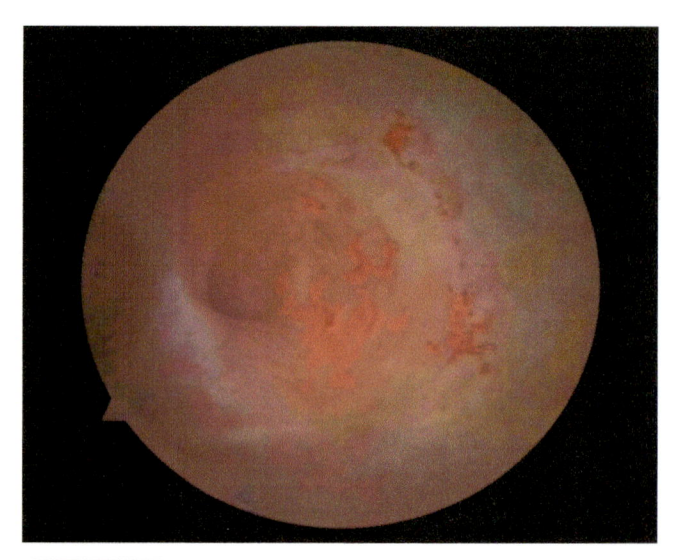

FIGURA 8.20 Sinéquia fibrosa em região cornual direita.

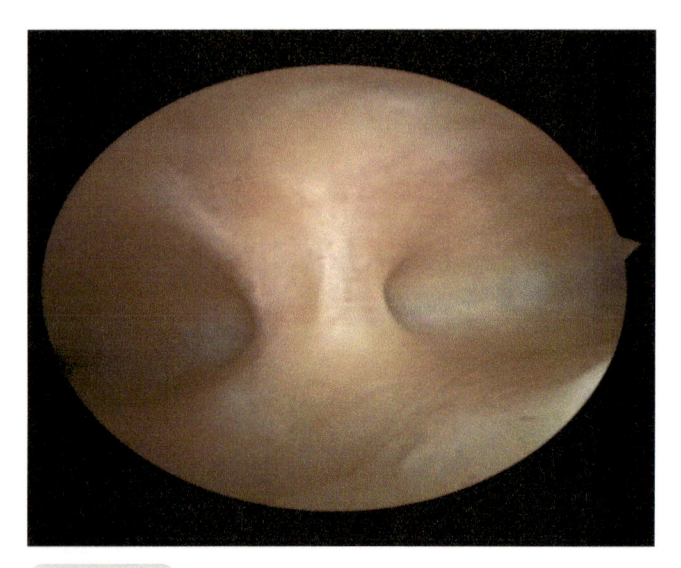

FIGURA 8.19 Sinéquia em formato de ampulheta, dividindo o terço superior da cavidade uterina.

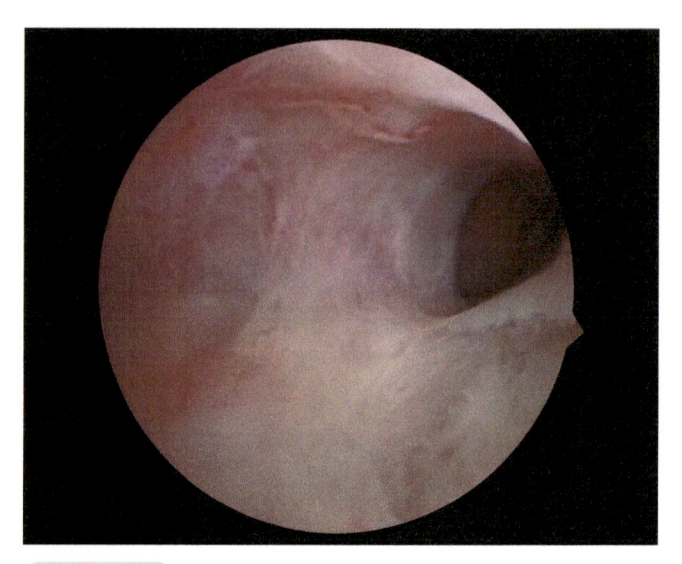

FIGURA 8.21 Sinéquia fibrosa de estrutura rígida, oferecendo uma resistência aproximando as paredes uterinas.

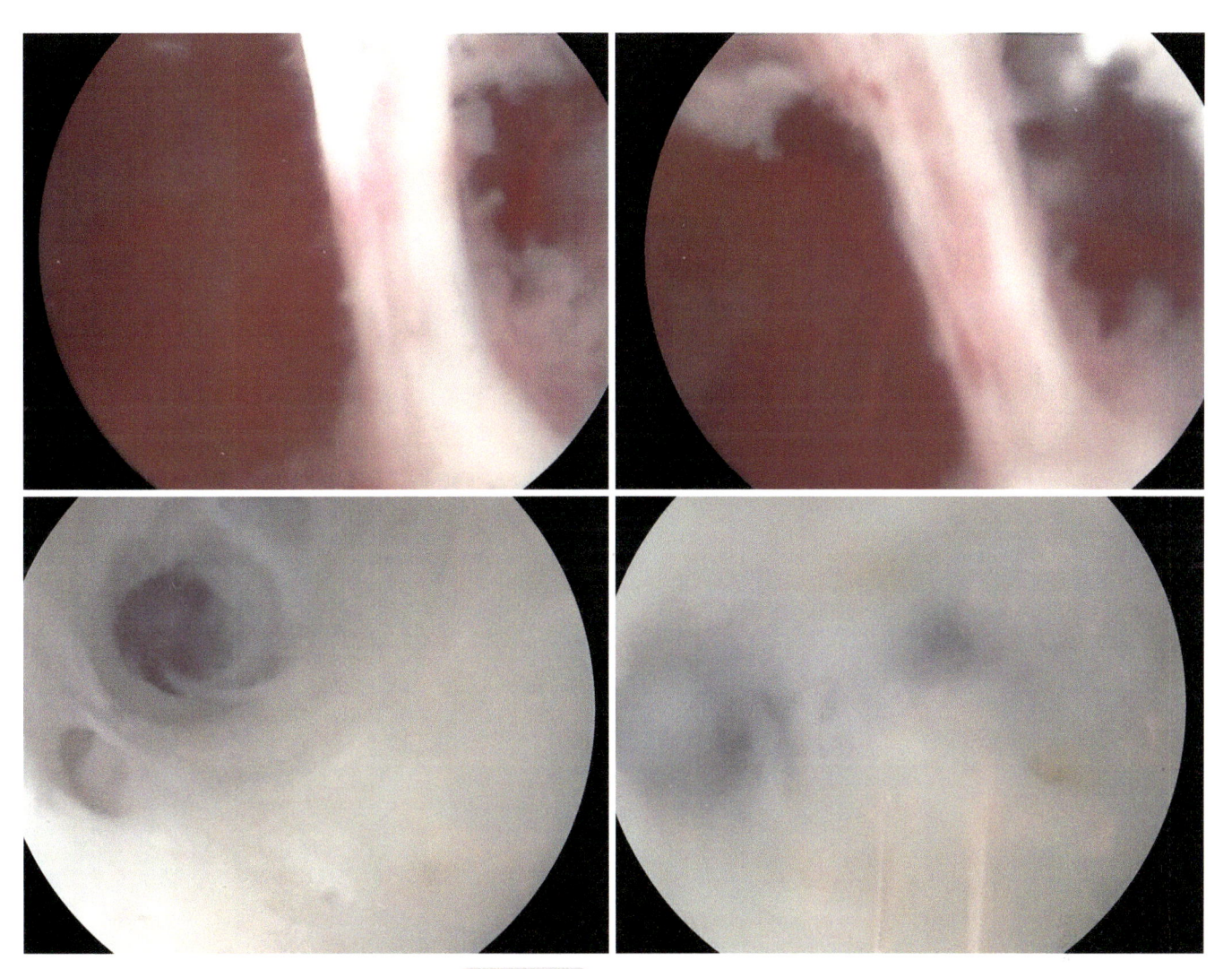

FIGURA 8.22 Sinéquia uterina.

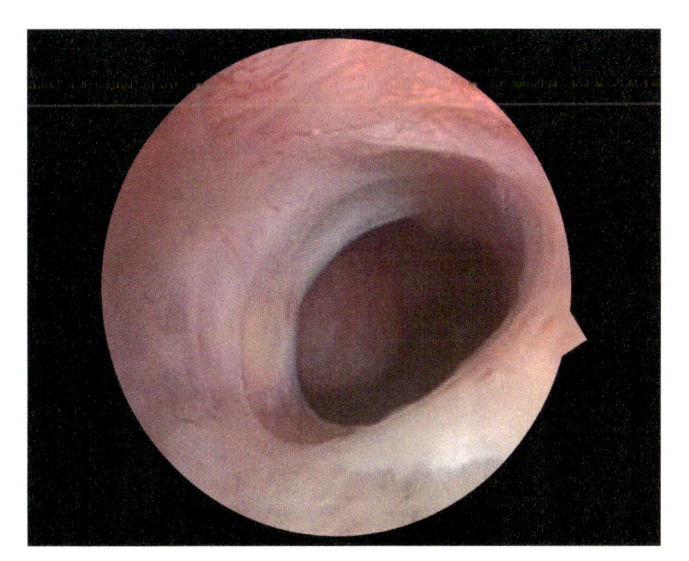

FIGURA 8.23 Sinéquias formando anéis fibrosos em região ístmica; ao fundo, cavidade com um pólipo endometrial.

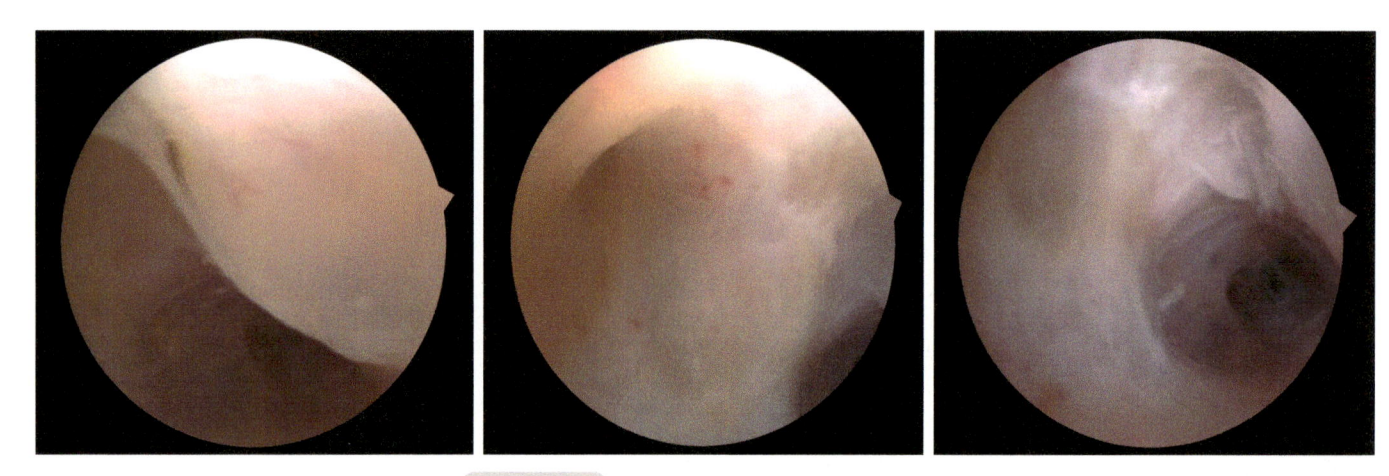

FIGURA 8.24 Sinéquias mucosas e fibrosas.

Seção C: Sinéquia Uterina Muscular

Gisele Ozom • Claudio Moura • Licia Gomes

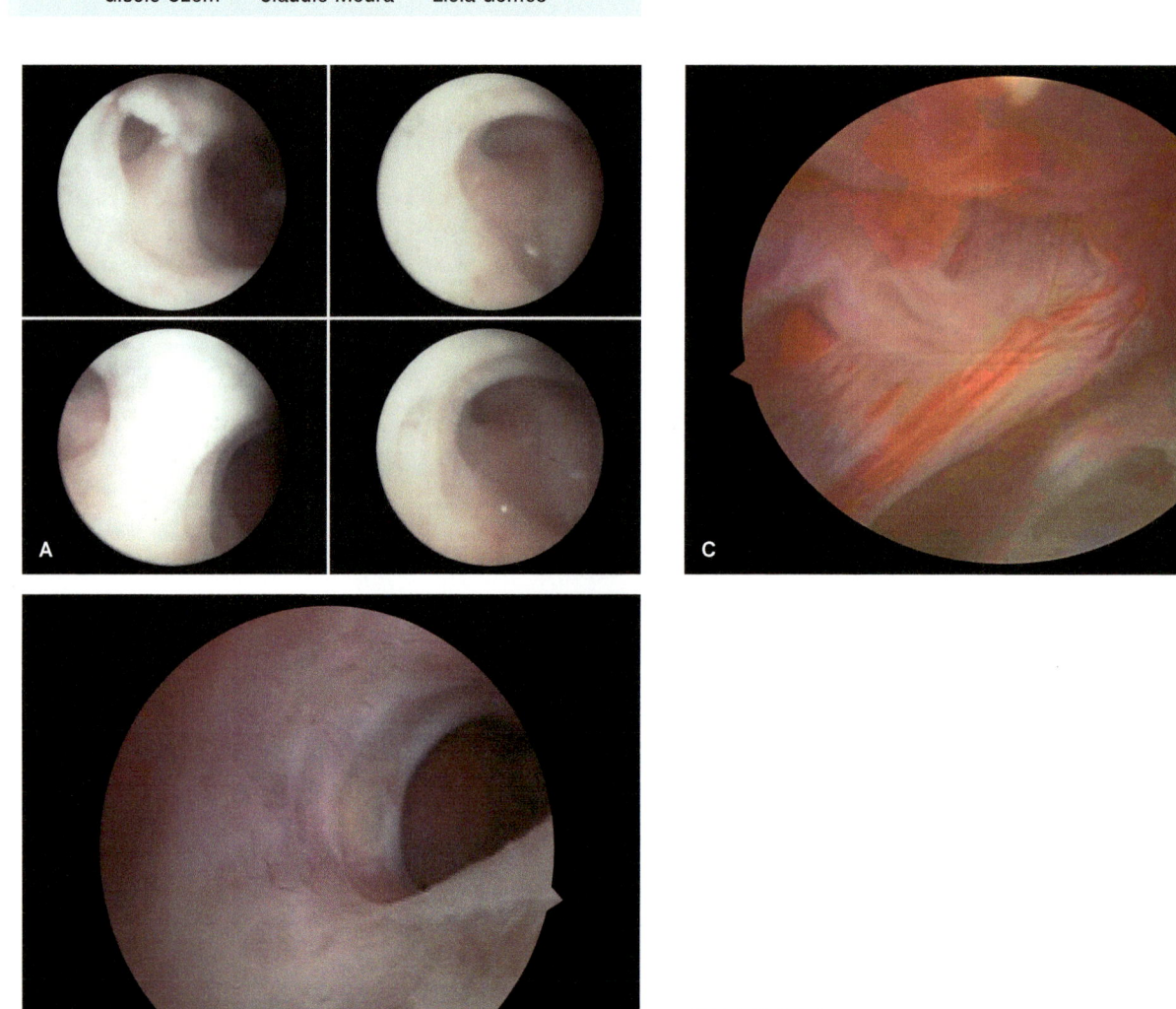

FIGURA 8.25 Sinéquia fibromuscular (**A**), obstruindo a cavidade uterina (**B**), com traves espessas e vascularização superficial (**C**).

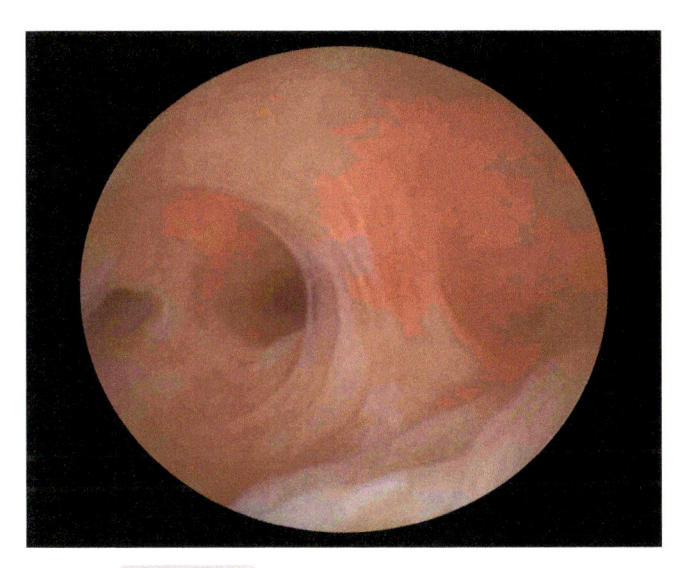

FIGURA 8.26 Sinéquia fibrosa e mucosa.

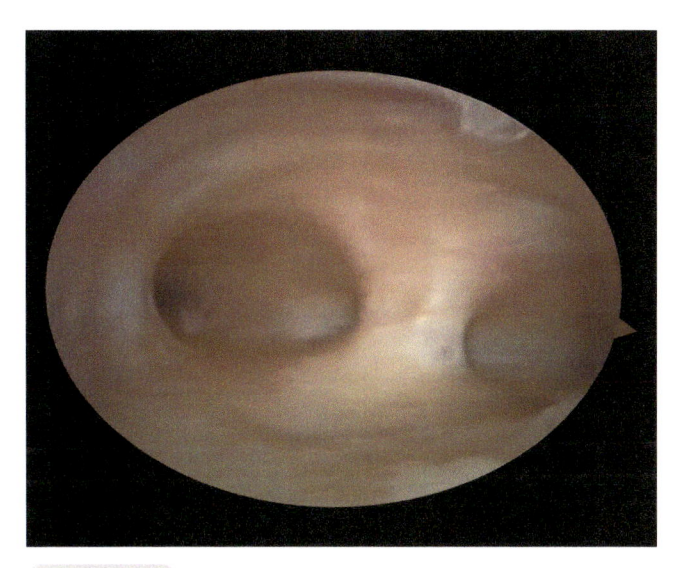

FIGURA 8.28 Sinéquia tipo fibromuscular, formando uma trave e dividindo o fundo uterino.

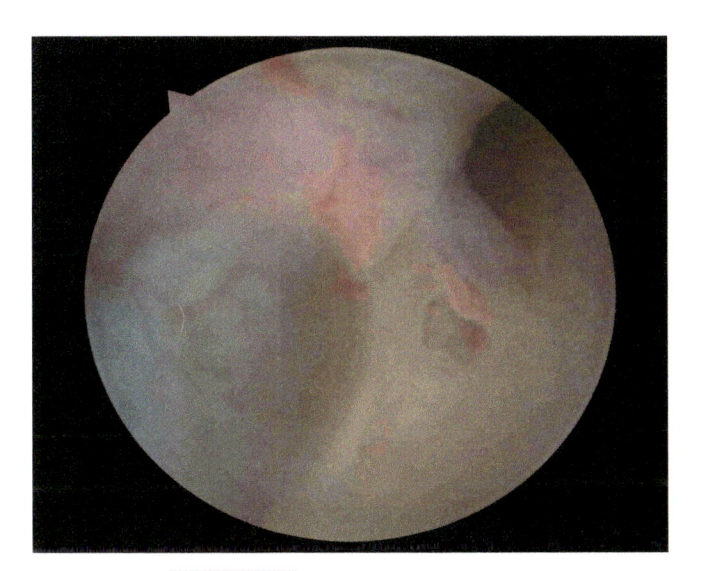

FIGURA 8.27 Sinéquia muscular.

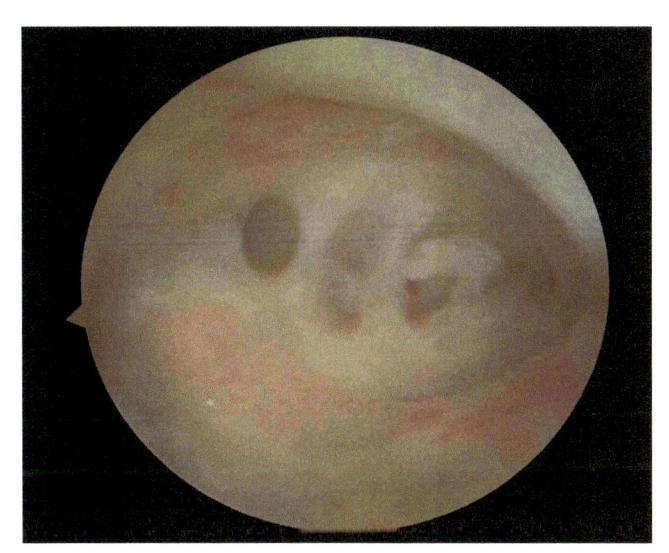

FIGURA 8.29 Sinequia uterina em fundo uterino.

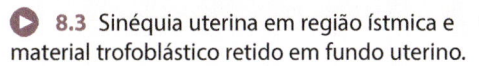

VÍDEOS

8.2 Sinéquia tipo fibromuscular e uma lesão de coloração violácea em fundo uterino, sugestivo de adenomiose.

8.3 Sinéquia uterina em região ístmica e material trofoblástico retido em fundo uterino.

8.4 Sinéquia uterina tipo fibromuscular em fundo uterino.

Acesse pelo QR code

Referências bibliográficas

1. Crispi CP, et al. Tratado de endoscopia ginecológica: cirurgia minimamente invasiva. 3. ed. Thieme Revinter. 2012;46:658-69.
2. Yu et al. Asherman syndrome: onecentury later. Fertil Steril. 2008;89:759-79.
3. Lasmar R, Portugal B. Técnica & arte. Thieme Revinter. 2021;24:253-66.
4. Amin TN, et al. Ultrasound and intrauterine adhesions: A novelstructured approach to diagnosis and management. Ultrasound Obstet. Gynecol. 2015; 46(2):131-9.
5. Moscovitz T, Alonso L, Tcherniakovsky M. Tratado de histeroscopia: uma viagem pelas lentes do mundo. [São Paulo]: DiLivros. 2021;17:211-23.

CAPÍTULO 9

Adenomiose

Gisele Ozom • Licia Gomes • Claudio Moura • Rafael Camardella Carneiro

Adenomiose é uma patologia caracterizada pela presença de tecido endometrial infiltrado na camada muscular do útero.[1] Pode ser focalizada (adenomiose focal) ou difusa (adenomiose difusa). Dessa forma, o útero pode sofrer distorções, e o aumento do volume uterino pode ser pequeno ou sofrer grandes modificações.

O perfil epidemiológico mais comum inclui mulheres acima dos 40 anos de idade, com multiparidade, presença de cesariana prévia ou cirurgia uterina.[2,3]

Sua prevalência está em torno de 20 a 50%, podendo variar de 20 a 80% em casos de pacientes com endometriose associada.[4]

Até o momento, não se sabe a causa da adenomiose, mas há duas teorias para sua origem:

- Invaginação do endométrio basal como resultado da ativação do mecanismo de lesão e reparo tecidual
- Metaplasia de remanescentes müllerianos ou diferenciação de células-tronco adultas.[3,5]

Os principais sintomas relacionados à adenomiose são: dor pélvica crônica, dismenorreia, dispareunia e sangramento uterino anormal. Todavia, pode ser assintomática em torno de 30% dos casos.[2,5]

O diagnóstico de certeza dessa patologia se dá pela peça cirúrgica da remoção do útero (histerectomia). Porém, com a melhoria da qualidade dos exames de imagens, tais como ultrassonografia e ressonância nuclear magnética, há alguns achados que favorecem ao diagnóstico por meio de exame complementar e não somente pelo resultado histopatológico da retirada do útero.[5] Da mesma forma, com a histeroscopia, algumas alterações sugestivas de adenomiose podem ser encontradas, caso a adenomiose seja muito próxima da camada basal, sendo as principais:

- Coleção enegrecida de secreção encistada na camada basal
- Distrofia vascular isolada ou próxima da coleção enegrecida
- Retrações ou saculações miometriais
- Irregularidades na camada basal/miometrial
- Drenagem de secreção enegrecida miometrial durante procedimento cirúrgico de polipectomia, miomectomia ou ablação endometrial.

A seguir, serão apresentadas imagens ilustrativas favoráveis à suspeita de adenomiose à visão histeroscópica.

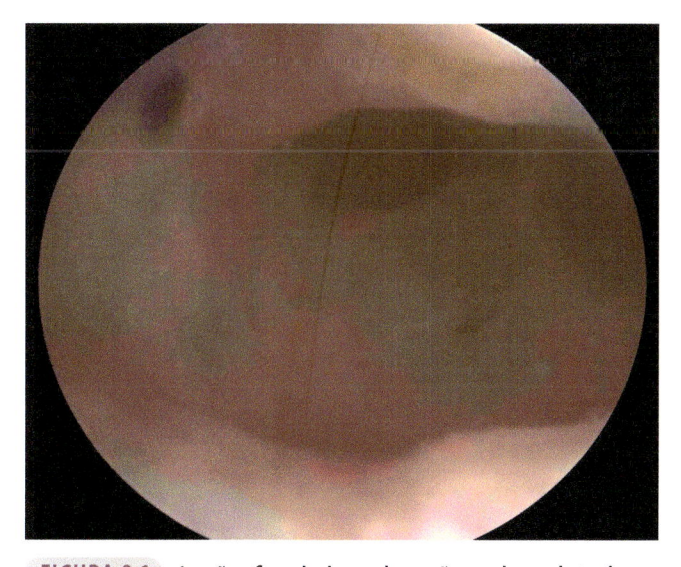

FIGURA 9.1 Lesão focal de coloração achocolatada em região ístmica anterior direita.

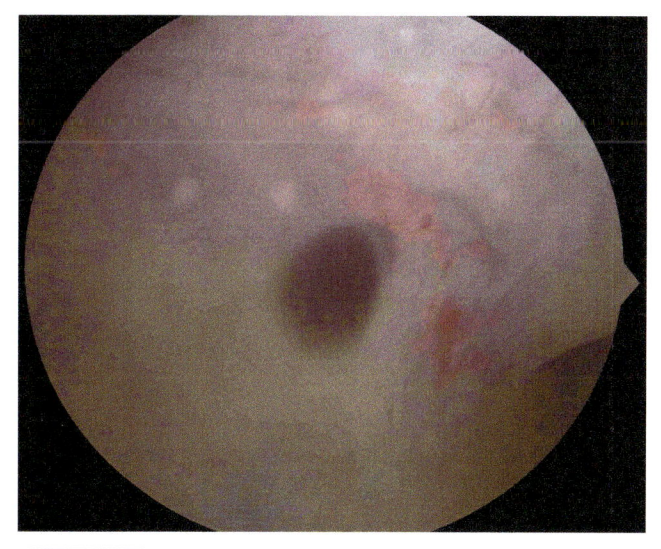

FIGURA 9.2 Lesão que lembra botão enegrecido submucoso e hipervascularização da superfície.

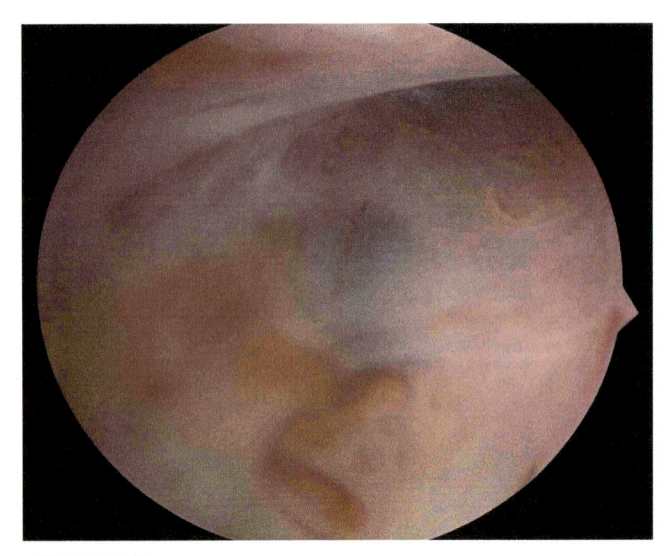

FIGURA 9.3   Lesões de coloração azulada e achocolatada distribuídas na parede fúndica posterior.

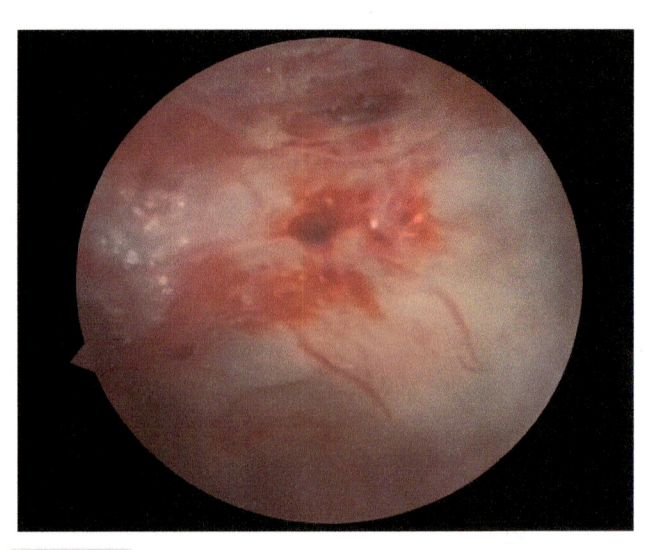

FIGURA 9.5   Lesões de coloração violácea e hipervascularização da superfície.

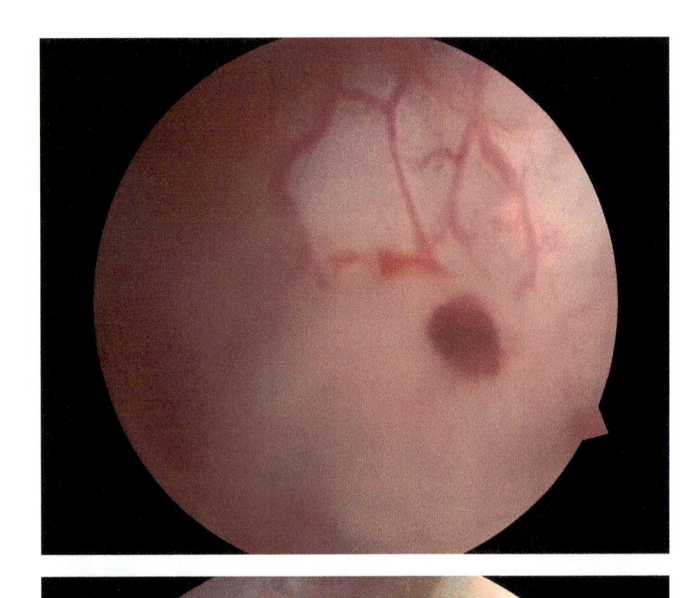

FIGURA 9.4   Lesões de coloração violácea ou achocolatada.

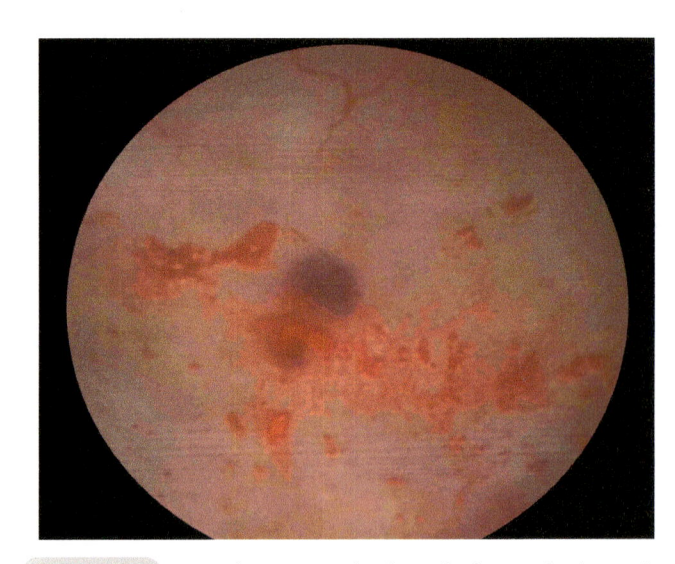

FIGURA 9.6   Mancha acastanhada visível através do endométrio e aumento focal da vascularização superficial.

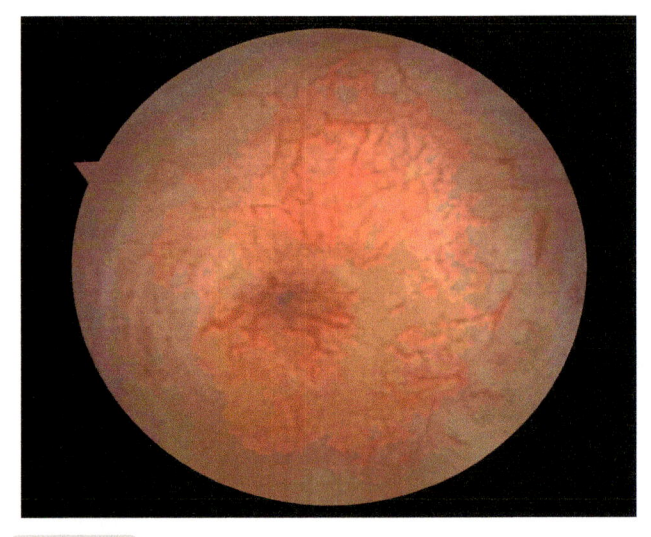

FIGURA 9.7   Adenomiose visível e hipervascularização em torno de lesão de coloração violácea.

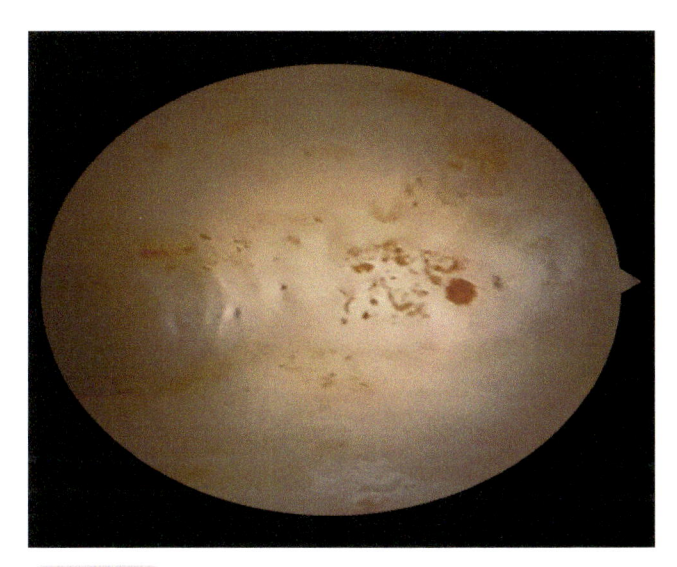

FIGURA 9.8 Lesão com pontilhado hemorrágico em fundo uterino.

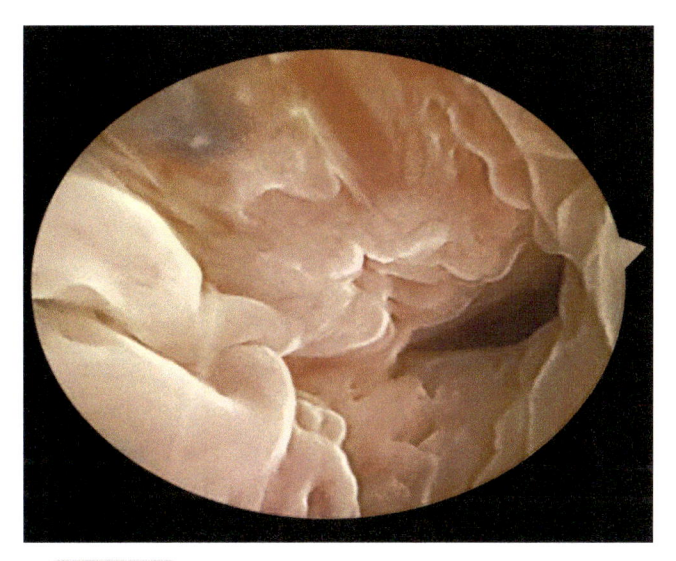

FIGURA 9.9 Lesão de adenomiose em canal cervical.

VÍDEO

▶ **9.1** Cavidade uterina com uma sinéquia tipo fibrosa em fundo uterino e com uma lesão de coloração violácea sugestiva de adenomiose.

Acesse pelo QR code

Referências bibliográficas

1. Crispi CP, et al. Tratado de endoscopia ginecológica: cirurgia minimamente invasiva. 3. ed. Thieme Revinter. 2012;42:613-18.
2. Vercellini P, et al. Adenomyosis: epidemiological factors. Best Practs Res Clin Obstet Gynaecol. 2006;20(4):465-77.
3. Lasmar, R, Portugal B, Técnica & arte. Thieme Revinter. 2021;15:151-63.
4. Di Donato N, et al. Prevalence of adenomyosis in women undergoing surgery for endometriosis. Eur J Obstet Gynecol Reprod Biol. 2014;181:289-93.
5. Moscovitz T, Alonso L, Tcherniakovsky M. Tratado de histeroscopia: uma viagem pelas lentes do mundo. [São Paulo]: DiLivros. 2021;22:267-83.

Cavidade Uterina com Dispositivo Intrauterino Hormonal e Não Hormonal

Gisele Ozom • Claudio Moura • Licia Gomes

O planejamento familiar é considerado um direito do casal e deve ser acompanhado por orientações educativas para a escolha do melhor método contraceptivo.[1,2]

De forma geral, o dispositivo intrauterino (DIU) é um método contraceptivo bastante eficiente, reversível e que pode ser utilizado por um período de tempo prolongado (5 ou 10 anos). O DIU é uma pequena estrutura em formato de um T colocada no interior do útero, através do colo uterino. O procedimento pode ser realizado de forma ambulatorial ou cirúrgica. Após sua inserção, o DIU fica com um ou dois fios que se estendem do colo do útero até parte da vagina. Porém, em alguns casos, o fio pode ficar junto ao orifício externo do colo ou ainda no interior do canal cervical, o que faz com que sua remoção fique restrita à histeroscopia.[3,4]

O DIU não hormonal serve, basicamente, apenas para contracepção, podendo ser utilizado como método de barreira e para prevenção de sinéquia uterina.

O DIU hormonal, além de servir como contracepção, pode servir, também, para melhoria de sangramento uterino anormal, alternativa aos sintomas de adenomiose ou endometriose.[2,3]

A inserção do DIU na cavidade uterina, embora segura, é um procedimento invasivo, não isento de riscos e complicações. Entre elas, estão: perfuração da cavidade uterina, sangramento, perfuração da bexiga, lesão de alças intestinais e reação vagal. Portanto, é necessário que o profissional de saúde tenha não apenas *expertise* na técnica de inserção do DIU, mas também capacidade de diagnosticar e tratar oportunamente as complicações que podem ocorrer imediata ou tardiamente. Diante do exposto, é recomendável a inserção do DIU por um profissional médico, habilitado também a conduzir os casos de eventuais complicações.

As vantagens da técnica histeroscópica associada ao implante de DIU são:

- Avaliação da cavidade uterina previamente à sua inserção
- Avaliação do trajeto cervical e seu direcionamento
- Avaliação da cavidade uterina após a inserção imediata, avaliando o seu posicionamento correto do DIU
- Reposicionamento do DIU, caso o exame de ultrassonografia transvaginal sugira que esteja em posição anômala na cavidade uterina[4]
- Retirada do DIU, caso ele esteja com o fio não visível ao exame especular.

Quando se fala de DIU hormonal, a avaliação endometrial é bastante distinta da do DIU não hormonal, visto que o tecido endometrial é alvo sensível aos hormônios esteroides sexuais e passível de modificações em sua estrutura glandular. O levonorgestrel, progestógeno presente no DIU hormonal, diminui o número de seus próprios receptores, assim como dos estrogênios, diminuindo também a sensibilidade do endométrio ao progestogênio. Em resposta clínica, dependendo do tempo de exposição do levonorgestrel ao endométrio, podemos dividir os seus efeitos em 3 padrões morfológicos:[2]

- Efeito decidual
- Efeito secretor
- Efeito atrófico.

Já em relação ao DIU não hormonal, o endométrio irá ter o seu desenvolvimento e mudanças normais, sofrendo as variações hormonais do ciclo menstrual. Nos locais de apoio do DIU sobre o endométrio, ele pode exercer efeito de compressão, com alteração inflamatória local, podendo ser descrita como "endometrite de contato".

A seguir, serão apresentadas imagens histeroscópicas com DIU não hormonal e hormonal.

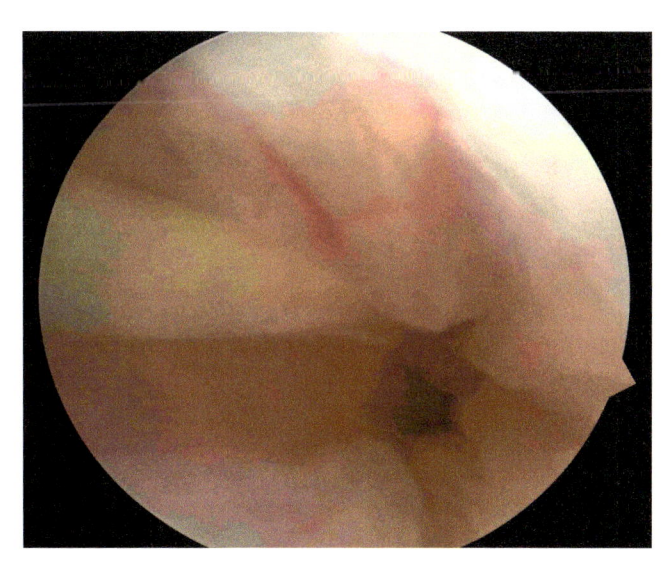

FIGURA 10.1 Canal cervical trófico com o fio do DIU em pertuito.

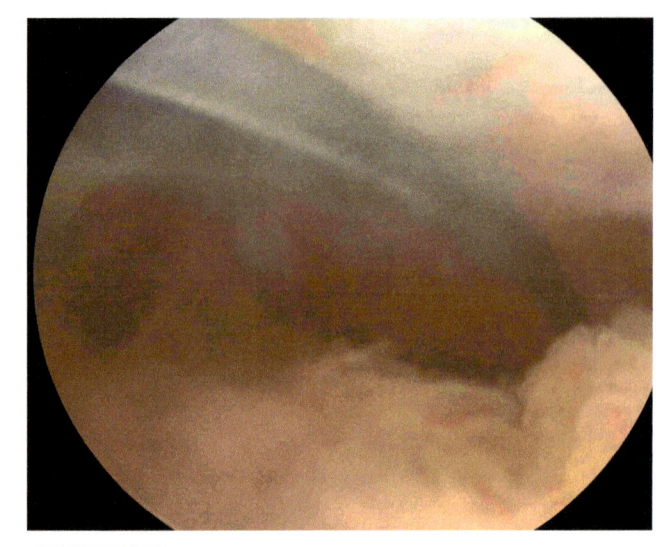

FIGURA 10.2 Canal trófico com o fio do DIU de progesterona.

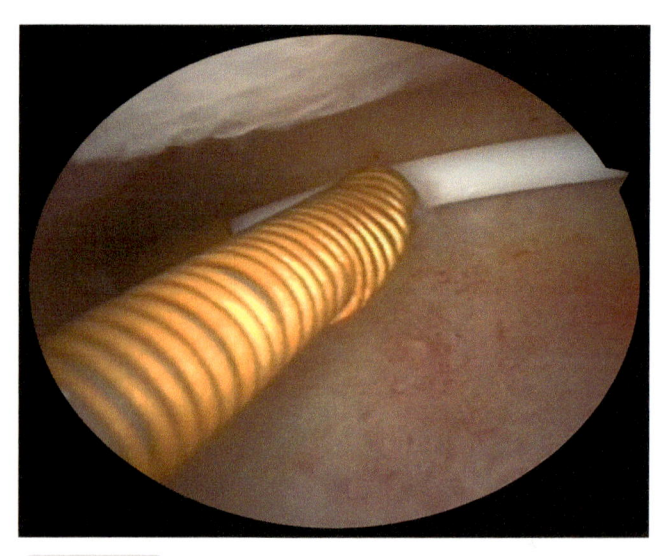

FIGURA 10.5 Cavidade uterina com DIU T de cobre normo-posicionado.

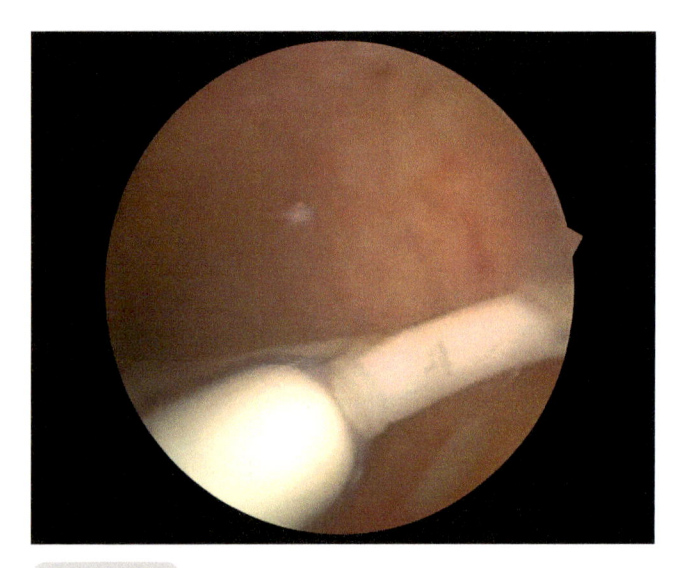

FIGURA 10.3 Cavidade uterina com um endoceptivo envolto em secreção mucopurulenta.

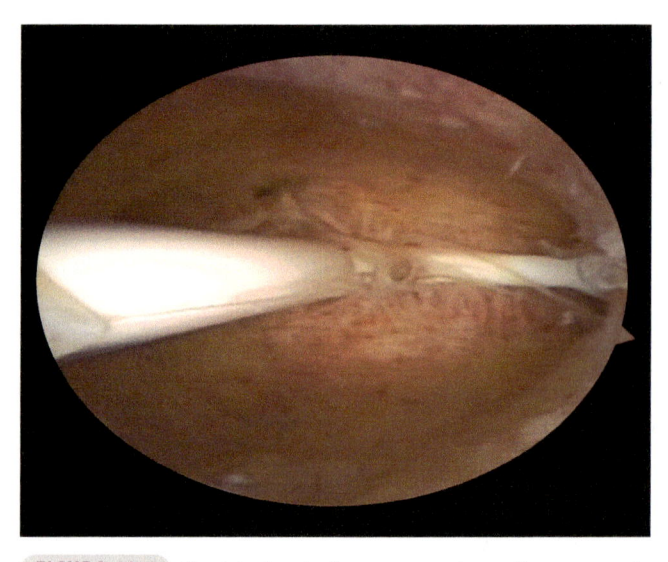

FIGURA 10.6 Cavidade uterina com endoceptivo normoim-plantado.

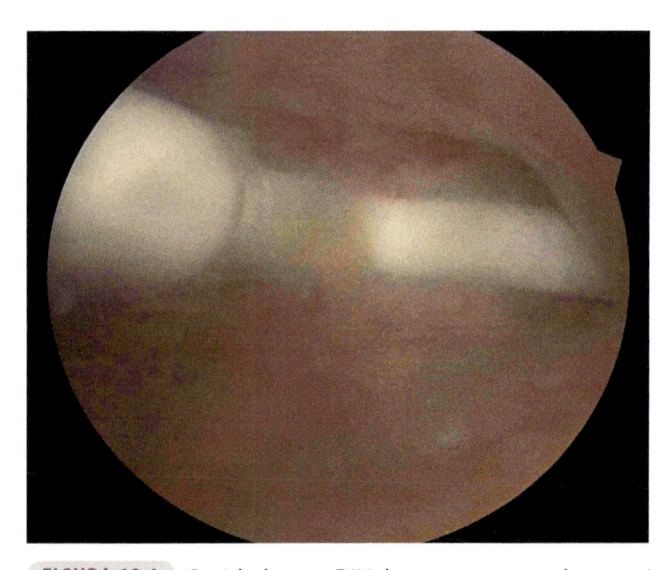

FIGURA 10.4 Cavidade com DIU de progesterona e leucorreia.

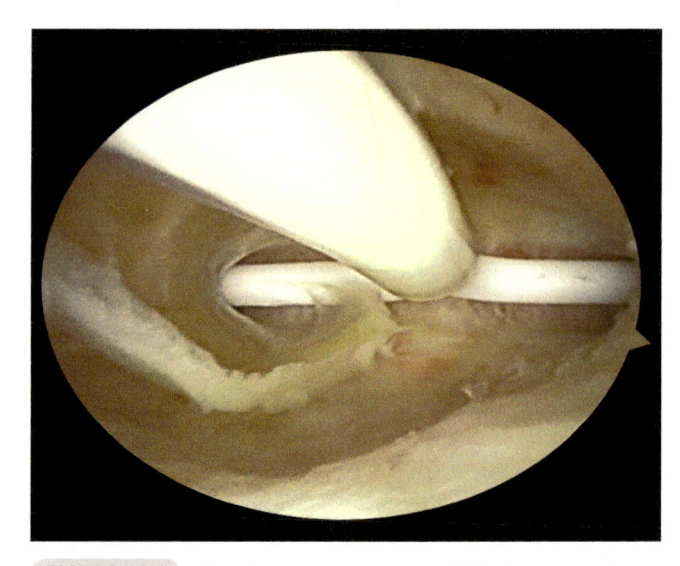

FIGURA 10.7 Cavidade uterina com DIU de progesterona normoposicionado.

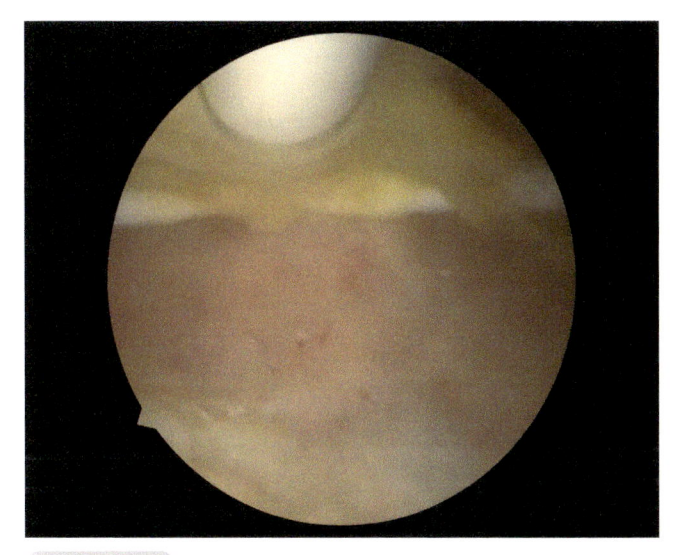

FIGURA 10.8 Cavidade uterina com o endoceptivo e com secreção purulenta acumulada.

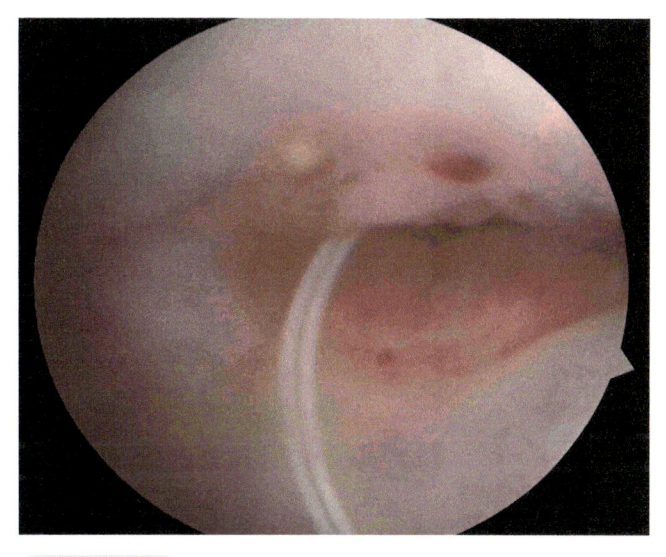

FIGURA 10.11 Colo uterino com o fio do DIU exteriorando.

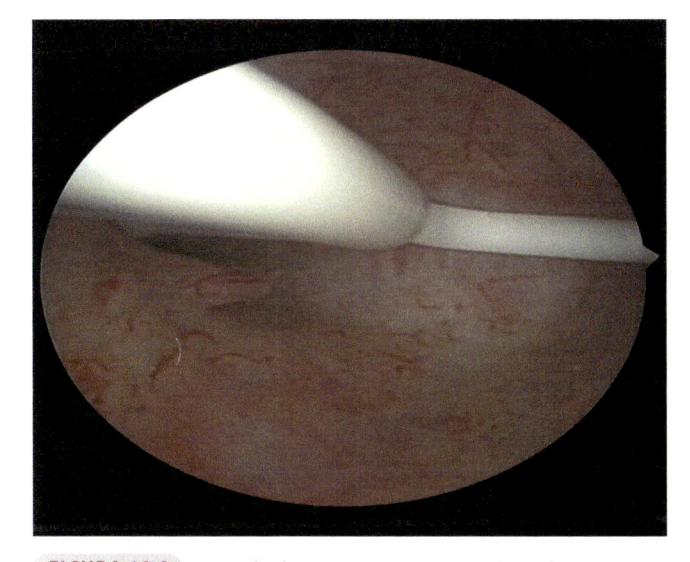

FIGURA 10.9 Cavidade uterina com um DIU de progesterona normoposicionado e o endométrio sob o efeito medicamentoso.

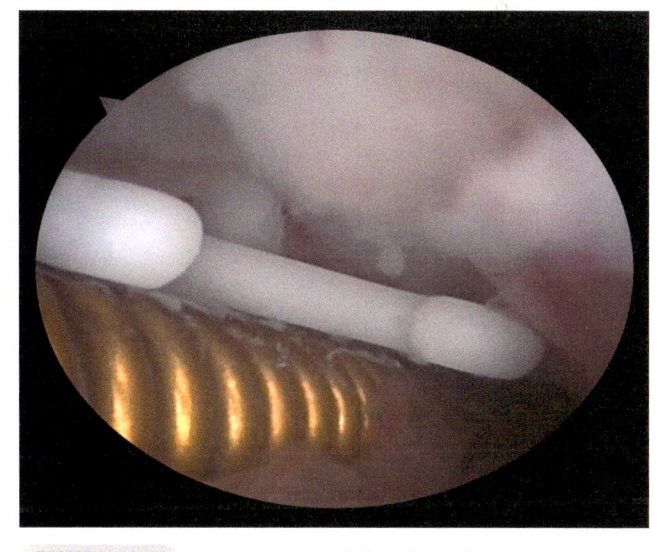

FIGURA 10.12 DIU *ex situ*, dobrado sobre si mesmo na região ístmica.

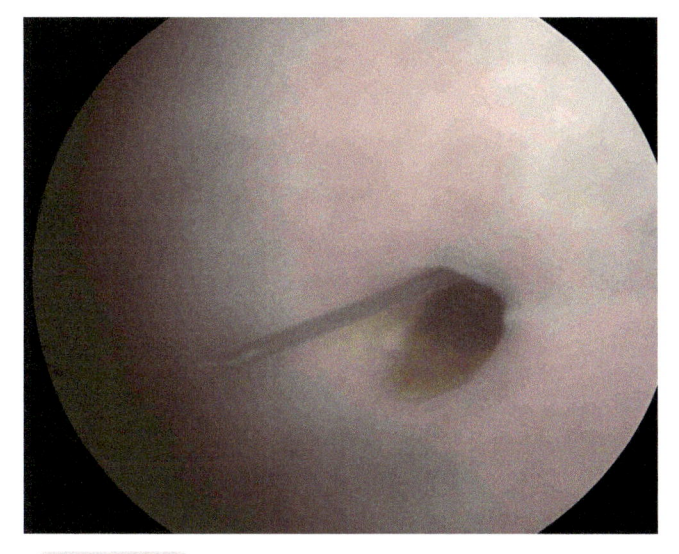

FIGURA 10.10 Colo com o fio do DIU de progesterona.

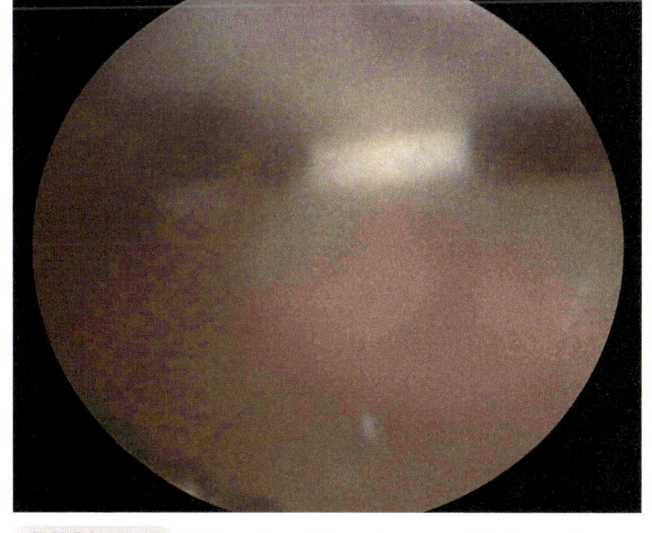

FIGURA 10.13 DIU mal posicionado na cavidade uterina com torção de sua porção vertical.

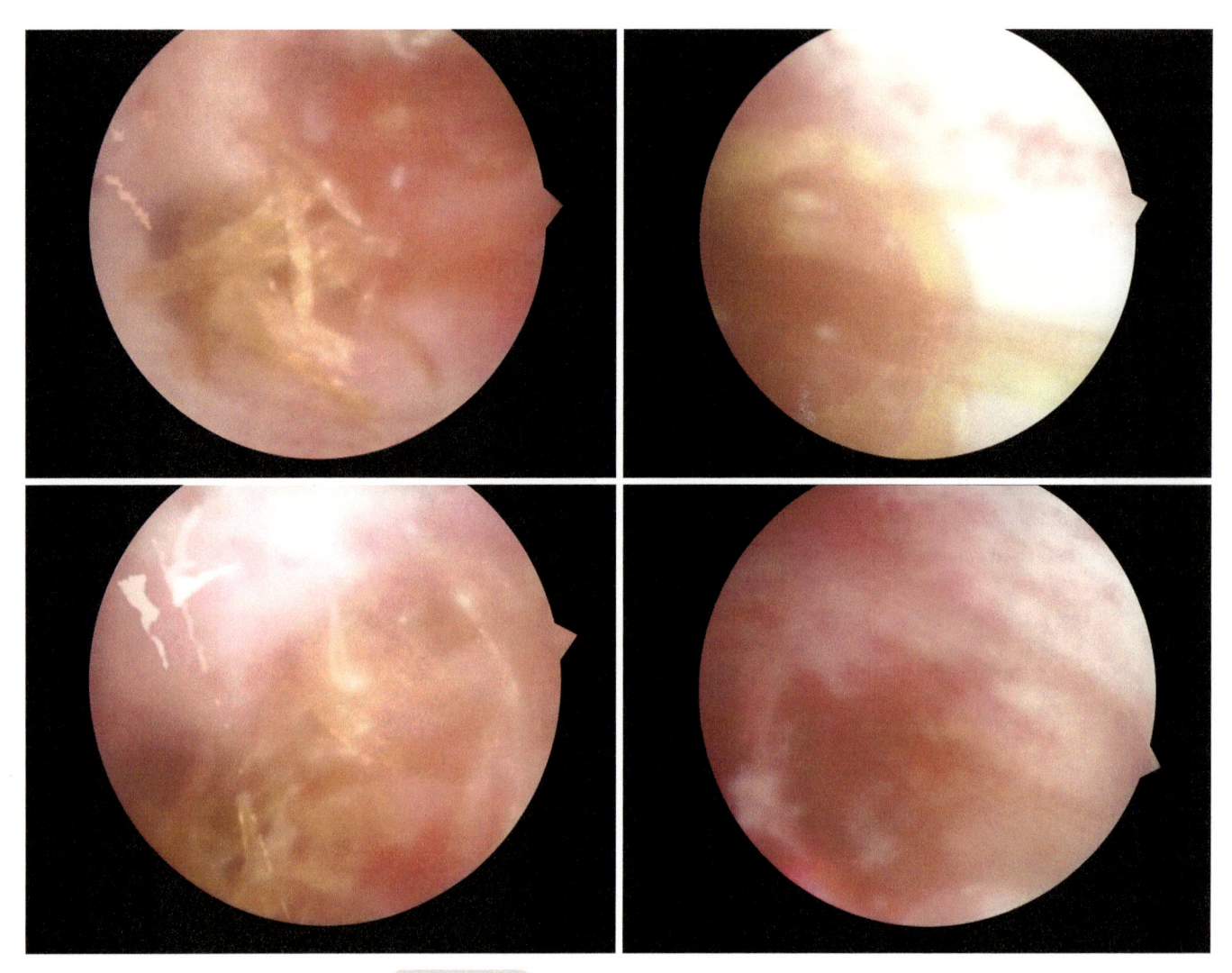

FIGURA 10.14 DIU de 46 anos fragmentado.

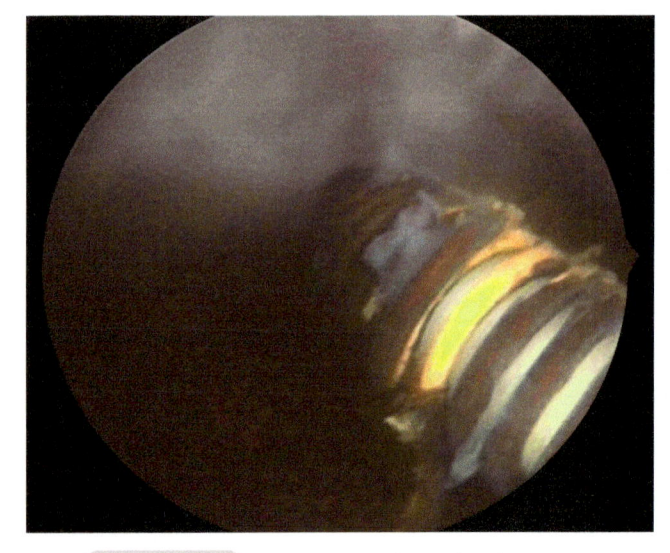

FIGURA 10.15 DIU encravado no fundo uterino.

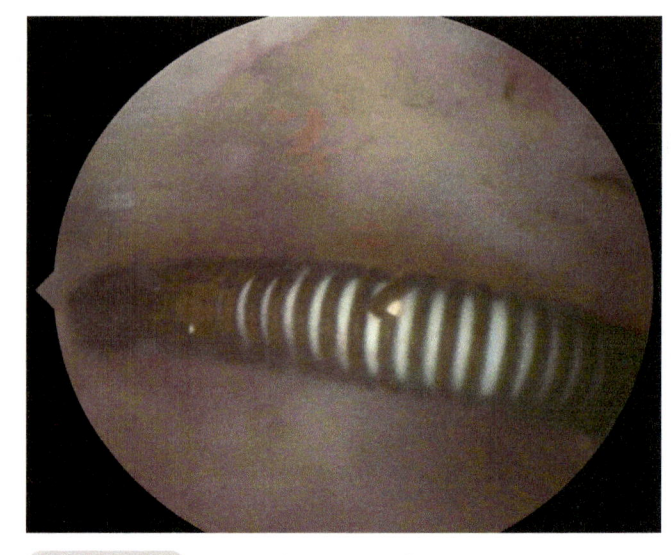

FIGURA 10.16 DIU mal posicionado, com a sua porção vertical horizontalizada e parte horizontal do T de cobre na parede uterina.

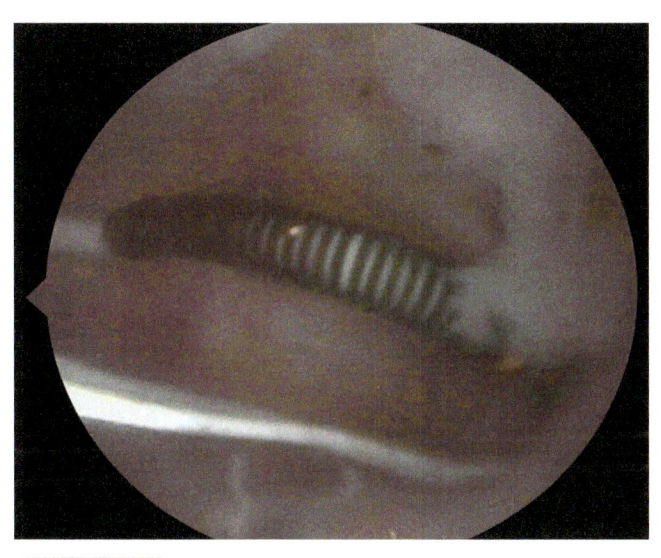

FIGURA 10.17 DIU mal posicionado na cavidade uterina.

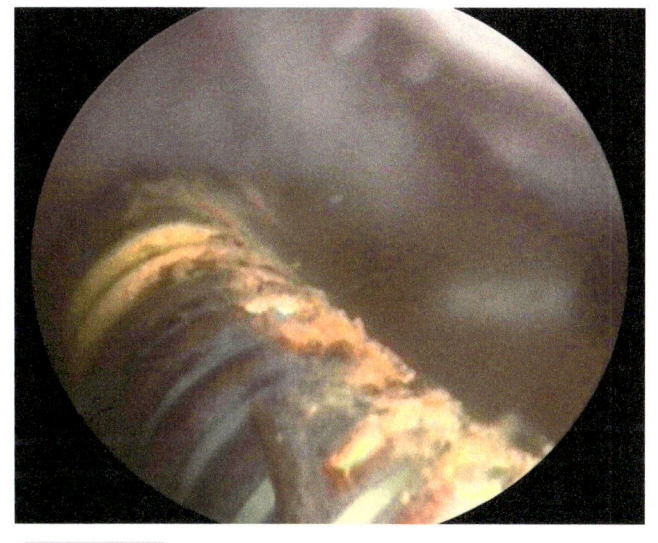

FIGURA 10.18 DIU muito antigo, já com oxidação da sua porção de cobre.

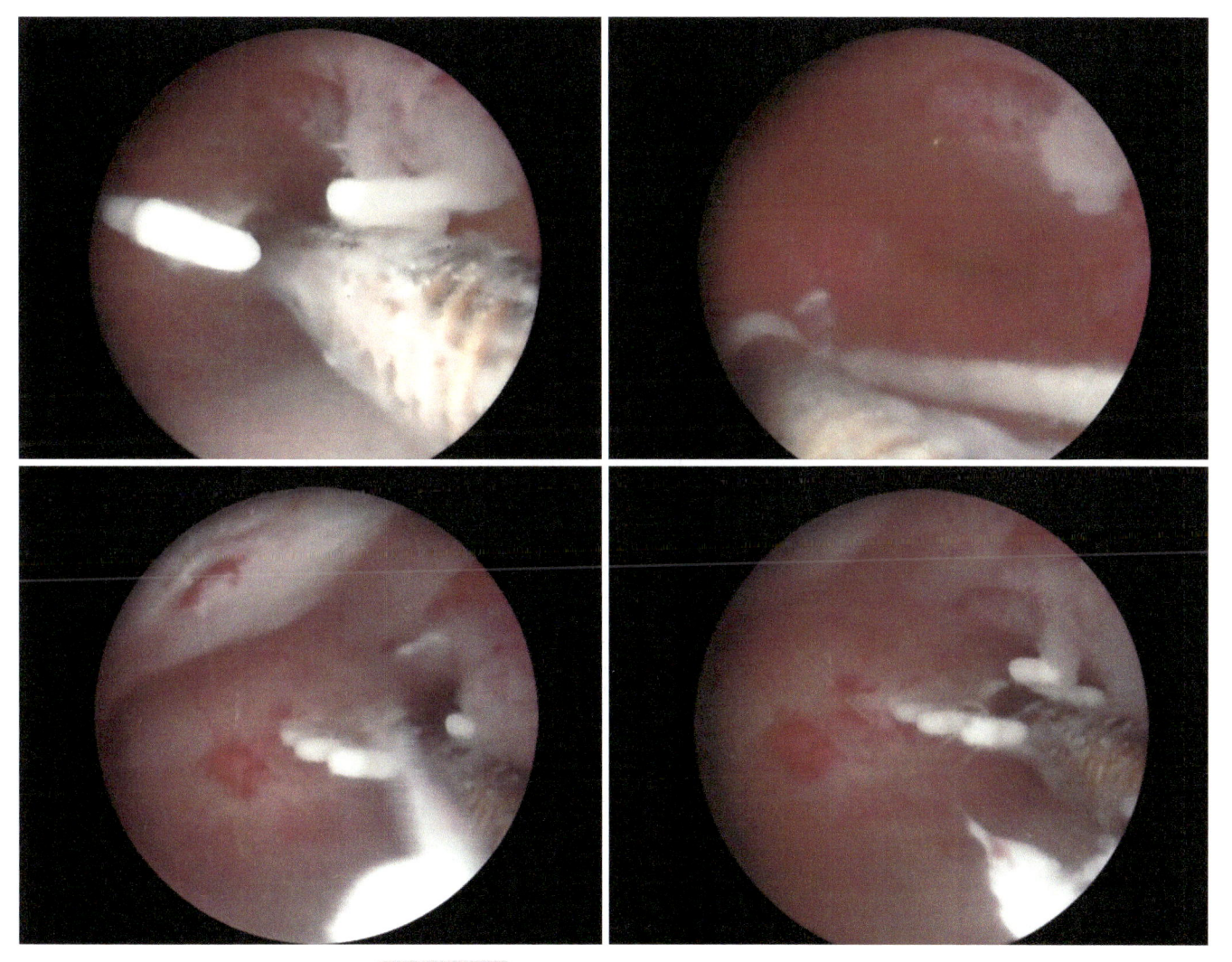

FIGURA 10.19 DIU *multiload* em região cornual.

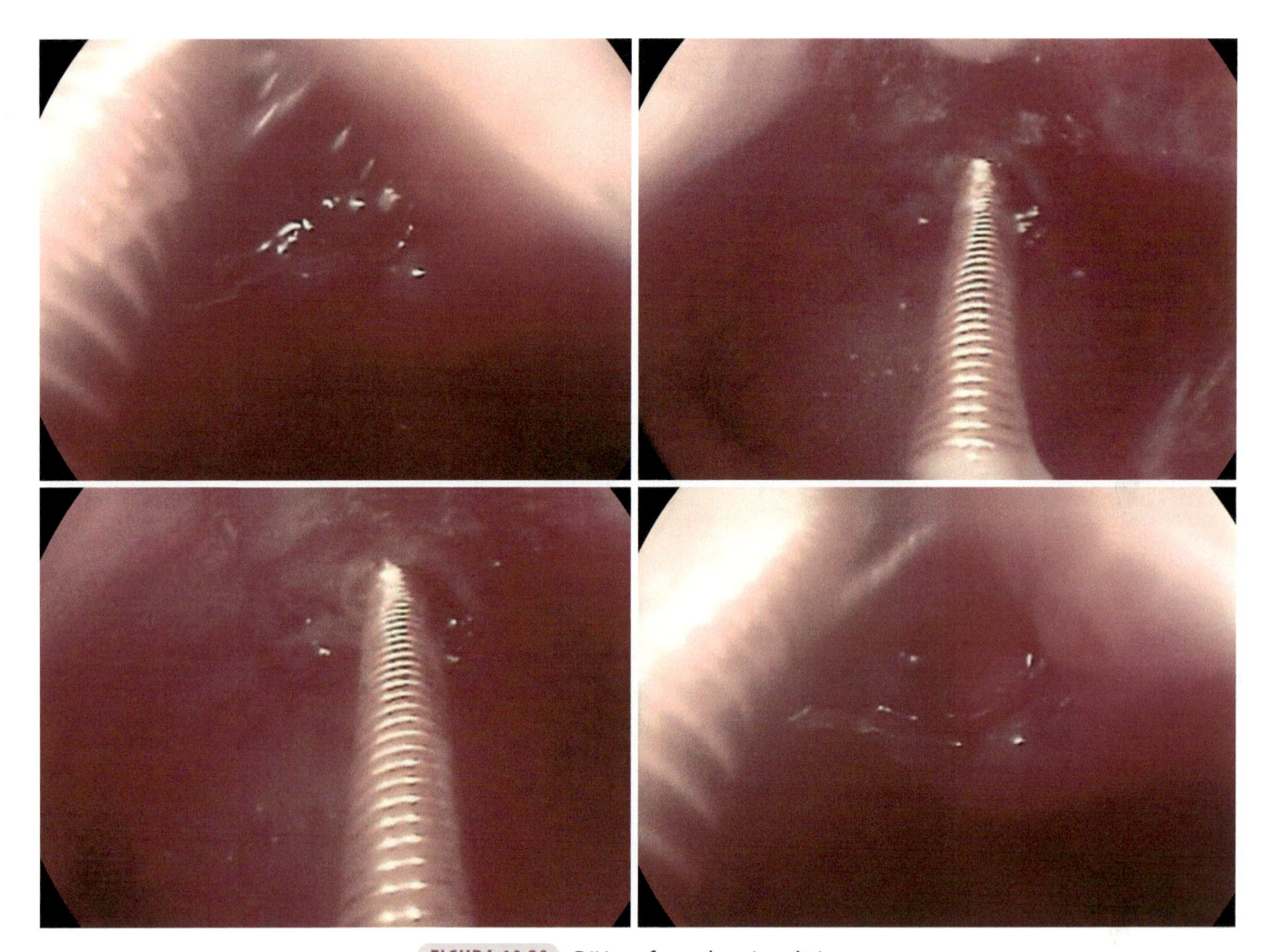

FIGURA 10.20 DIU perfurando miométrio.

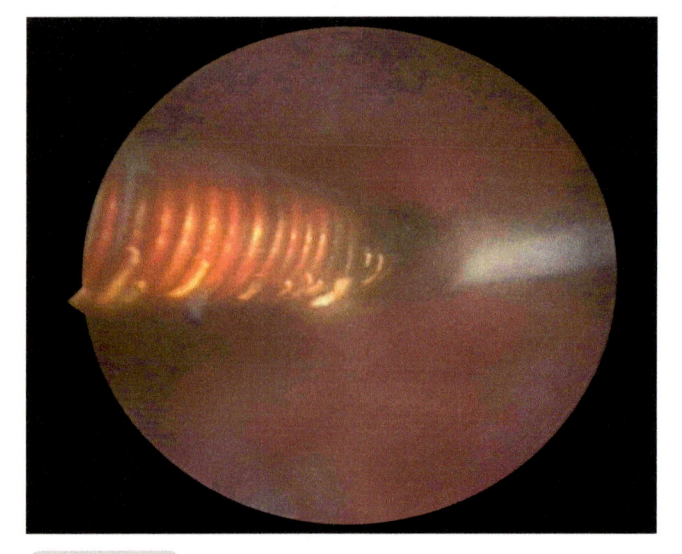

FIGURA 10.21 DIU normoposicionado colocado há 5 anos.

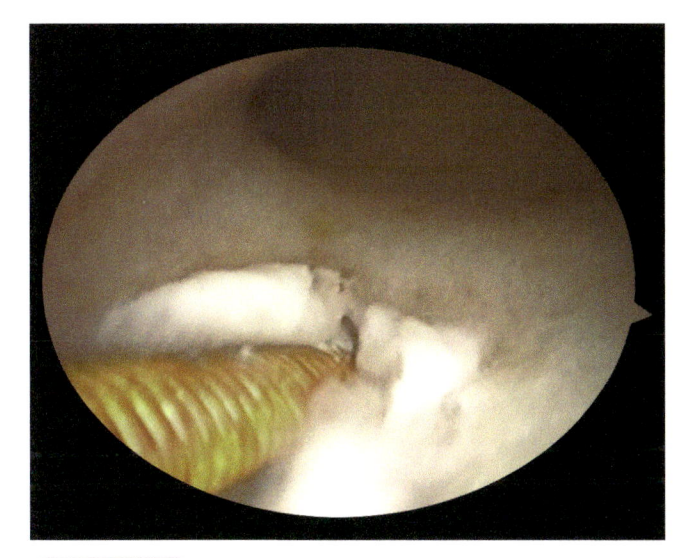

FIGURA 10.22 DIU perfurando o miométrio na parede ístmica posterior.

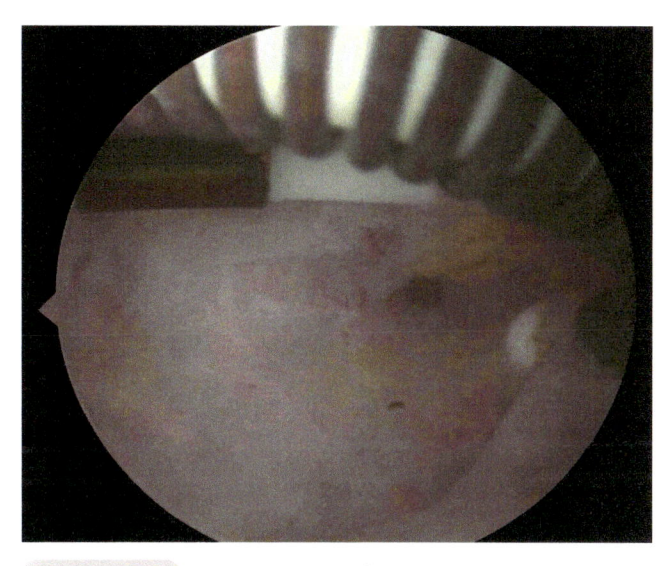

FIGURA 10.23 DIU proporcionalmente maior que a cavidade uterina se dobrando em si mesmo.

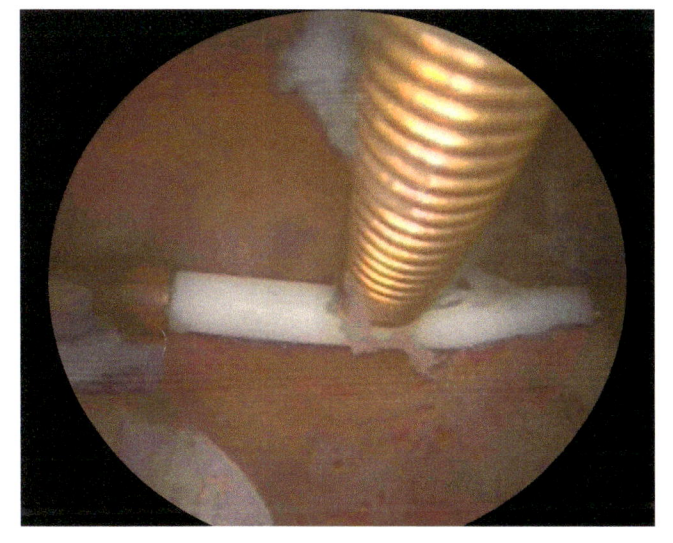

FIGURA 10.24 DIU T de cobre normoposicionado.

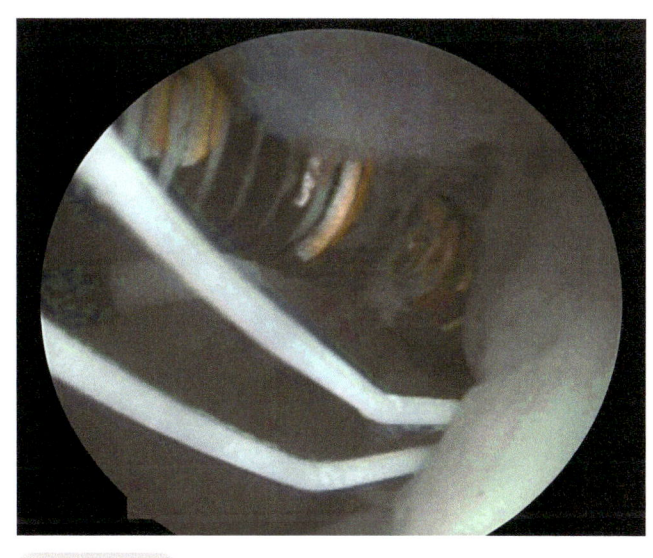

FIGURA 10.25 DIU torcido sobre si mesmo em posição anômala e fio do dispositivo também na cavidade uterina.

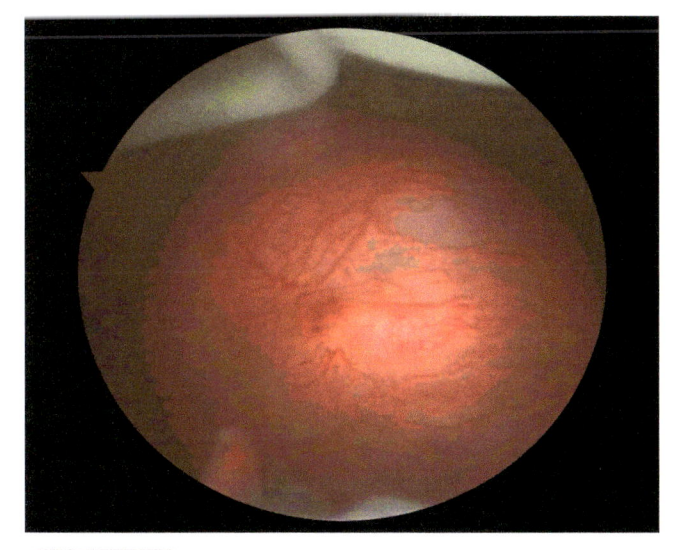

FIGURA 10.26 Endoceptivo e um mioma submucoso na parede corporal posterior.

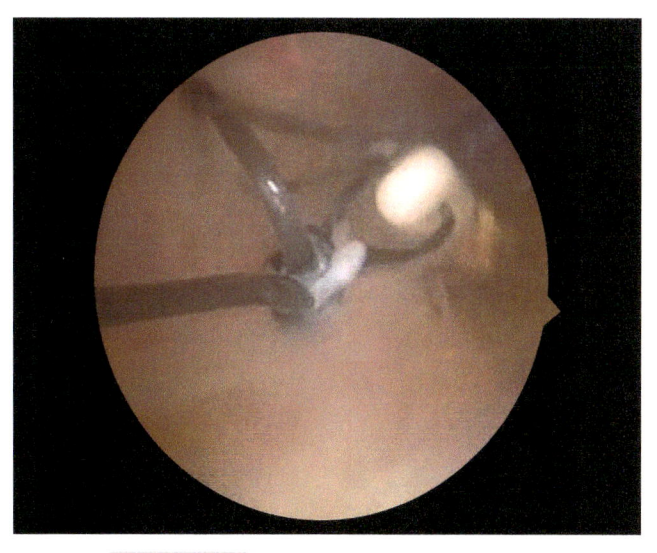

FIGURA 10.27 Extremidade distal do DIU.

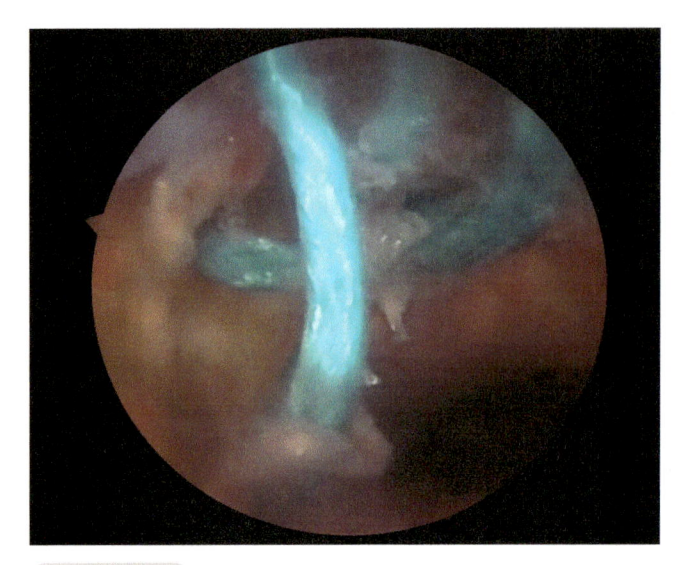

FIGURA 10.28 Fio de sutura inabsorvível, em cicatriz de cesariana, funcionando como corpo estranho.

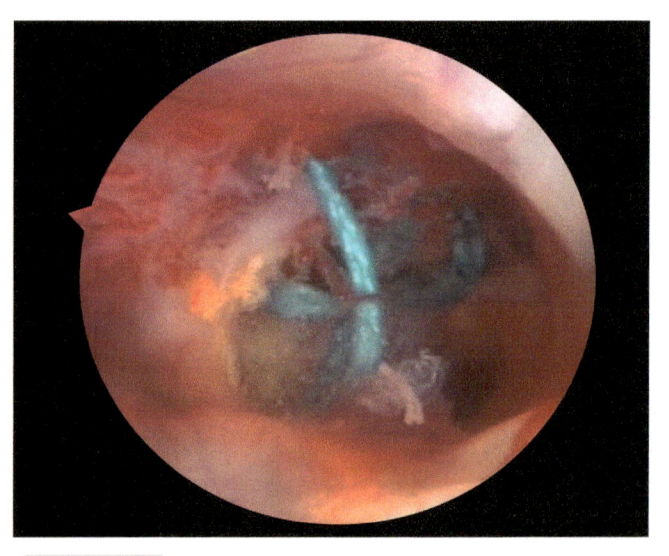

FIGURA 10.29 Fio de sutura inabsorvível, em cicatriz de cesariana, agindo como um dispositivo intrauterino e gerando infertilidade.

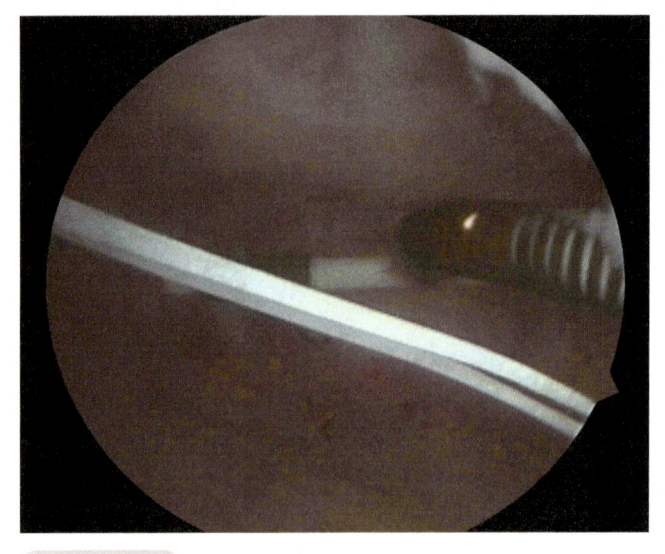

FIGURA 10.30 Fio do dispositivo intrauterino também na cavidade uterina.

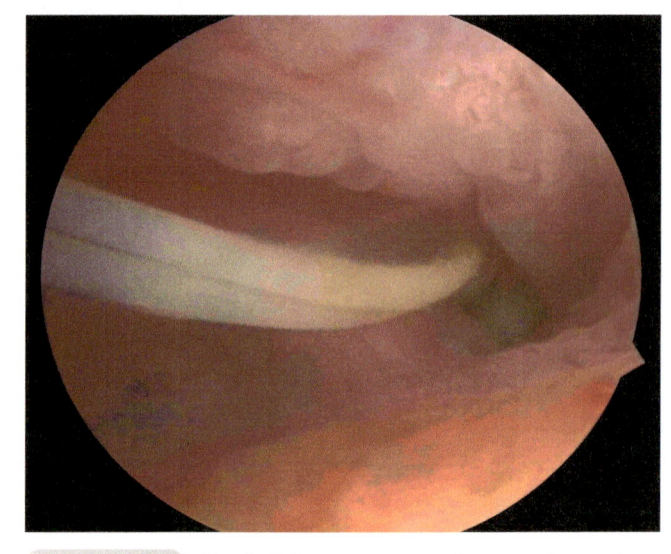

FIGURA 10.31 Fio do DIU exteriorizando em colo uterino.

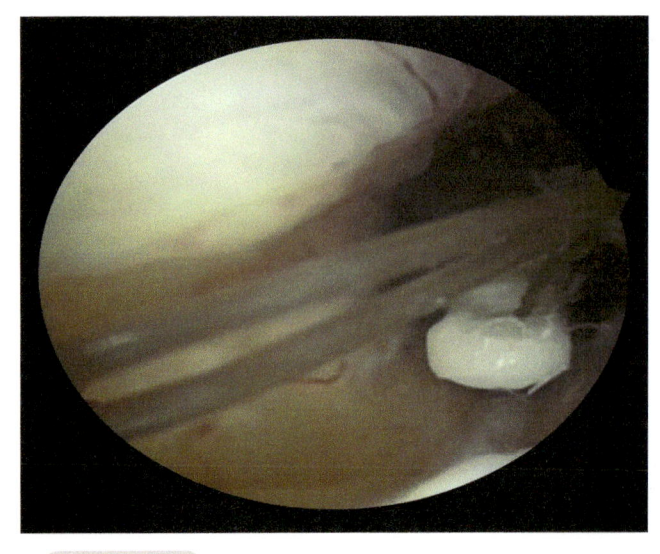

FIGURA 10.32 Fio do endoceptivo em canal cervical.

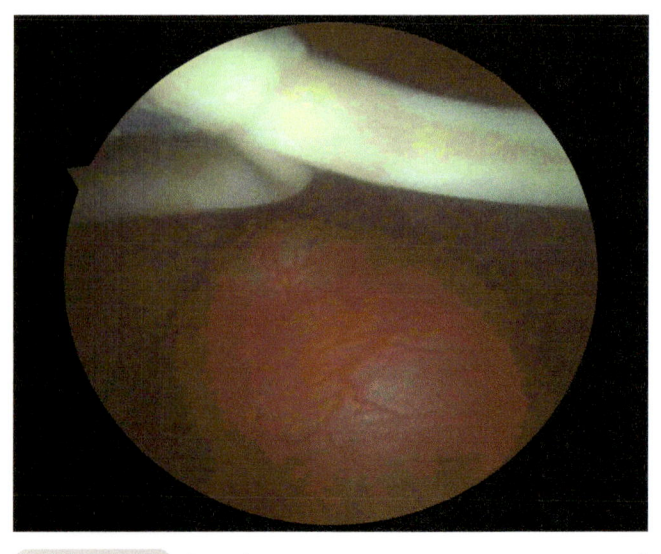

FIGURA 10.33 DIU de progesterona e um mioma tipo submucoso na cavidade uterina.

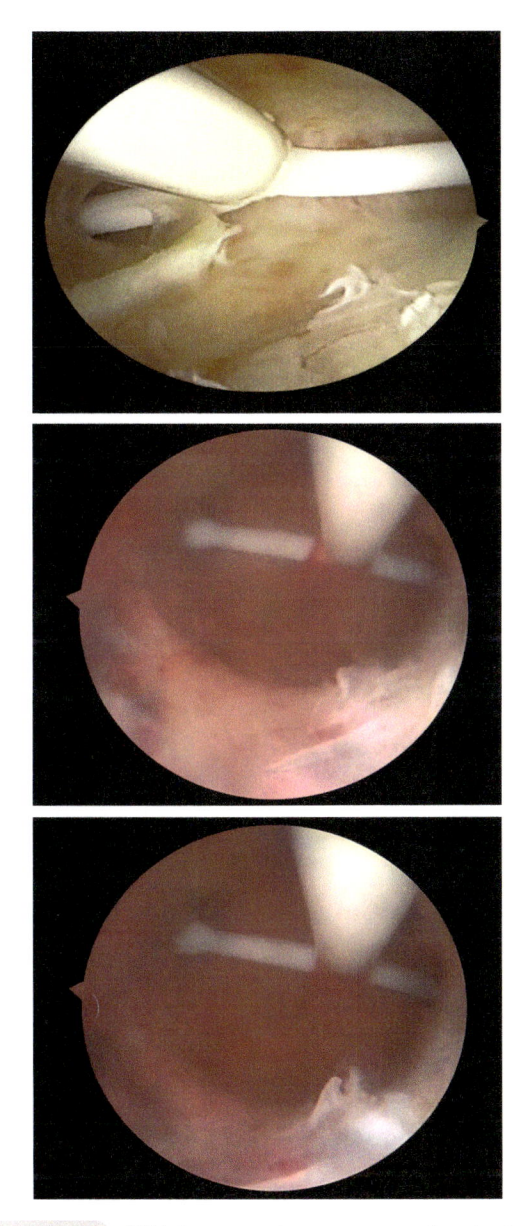

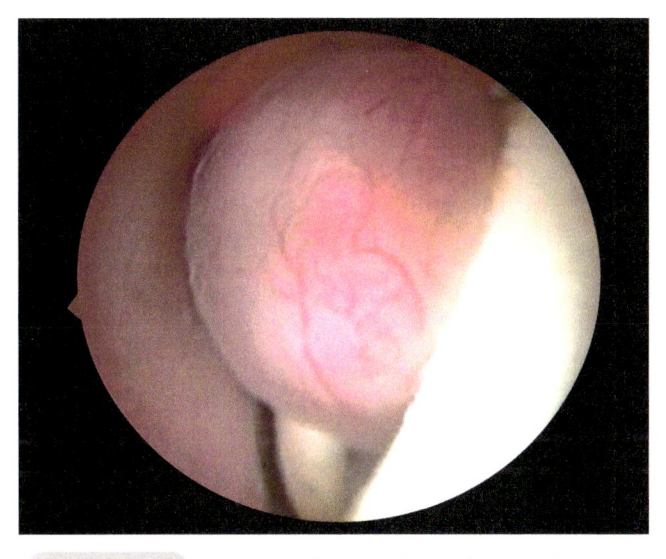

FIGURA 10.36 Pólipo endometrial envolvido pelo DIU.

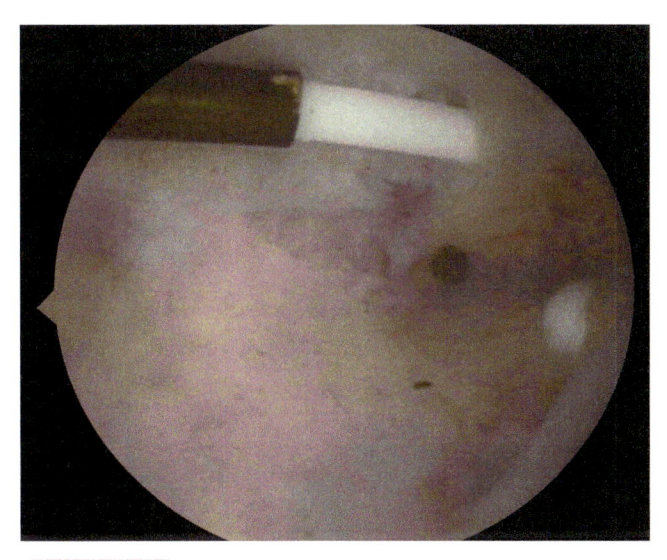

FIGURA 10.34 DIU de progesterona normoimplantado.

FIGURA 10.37 Porção lateral do DIU adentrando o fundo uterino.

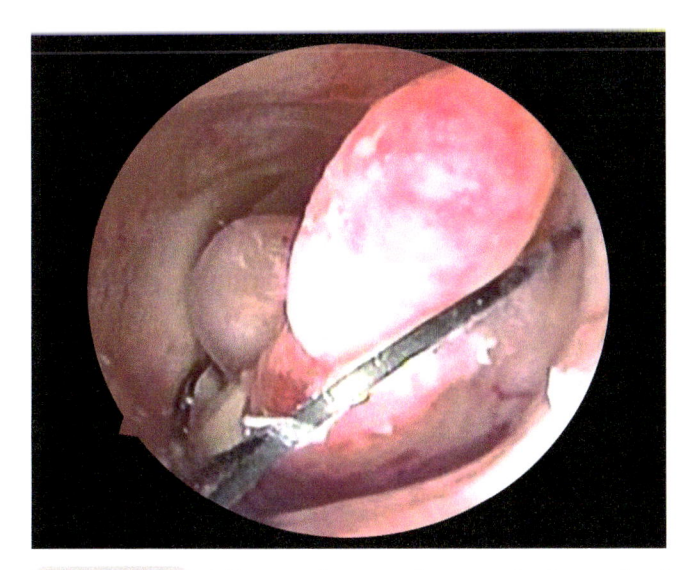

FIGURA 10.35 Pólipo endocervical emaranhado em fio de DIU.

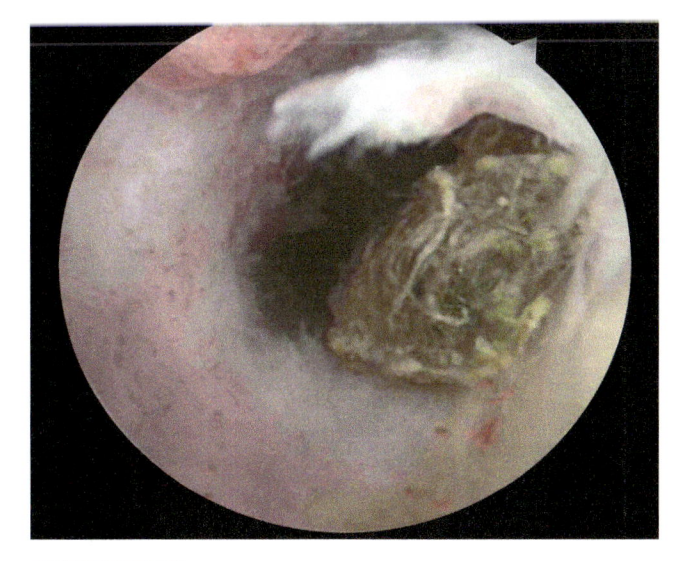

FIGURA 10.38 Resíduo de material de DIU antigo, fragmentado, formando um novelo na cavidade uterina.

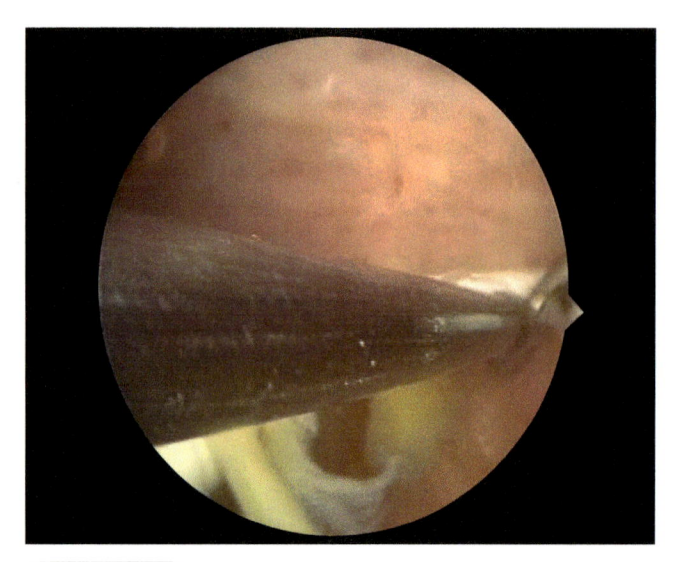

FIGURA 10.39 Retirada do DIU de progesterona sob visão direta.

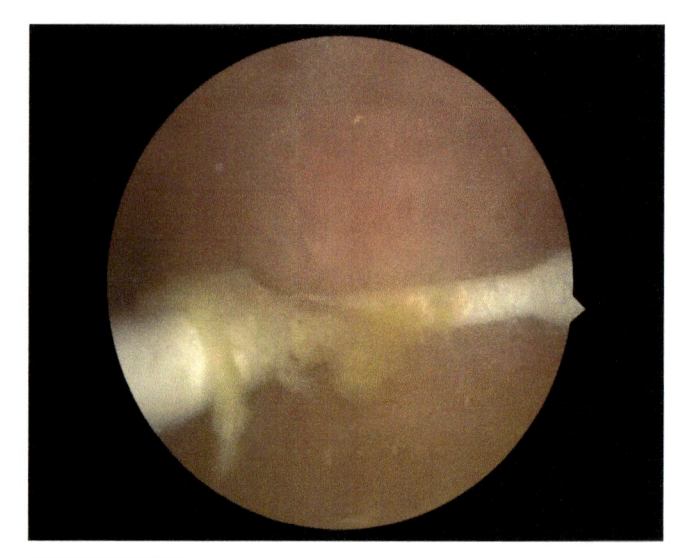

FIGURA 10.40 Secreção purulenta envolvendo o endoceptivo.

VÍDEOS

▶ **10.1** Cavidade uterina com o endoceptivo e um pólipo endometrial fibroso em fundo uterino.

▶ **10.2** Cavidade uterina com DIU de progesterona normoposicionado, envolto em muco amarelado espesso, e endométrio sob o efeito progestínico.

▶ **10.3** DIU de cobre com prata.

▶ **10.4** DIU T de cobre normoposicionado.

▶ **10.5** Endoceptivo normoposicionado na cavidade uterina.

Acesse pelo QR code

Referências bibliográficas

1. Lasmar RB, et al. Tratado de ginecologia. Rio de Janeiro: Ed. Guanabara Koogan. 2017;38:413-24.
2. Crispi CP, et al. Tratado de endoscopia ginecológica: cirurgia minimamente invasiva. 3. ed. Thieme Revinter. 2012;46:658-69.
3. Moscovitz T, Alonso L, Tcherniakovsky M. Tratado de histeroscopia: uma viagem pelas lentes do mundo. [São Paulo]: DiLivros. 2021;36:449-63.
4. Lasmar R, Portugal B, Técnica & arte. Thieme Revinter. 2021;23:247-52.

Cavidade Uterina e Abortamento

Claudio Moura • Licia Gomes • Gisele Ozom

Os dados epidemiológicos acerca dos quadros de abortamento são de difícil confirmação real, devido ao fato de que, muitas vezes, acontecem sem que a mulher reconheça que está grávida ou confunda a perda gestacional com um sangramento menstrual. Já os clinicamente reconhecidos chegam à incidência de 10 a 15%, sendo que, destes, 80% ocorrem no primeiro trimestre.[1]

Abortamento é o nome dado ao processo da perda gestacional que ocorre antes da 20ª semana de gestação ou quando o embrião eliminado durante esse processo pesa menos de 500 g.

O abortamento que ocorre antes da 12ª semana de gestação é denominado "abortamento precoce" e corresponde a 80% do total dos abortamentos. O que ocorre entre a 12ª e a 20ª semana de gestação é denominado "abortamento tardio" e corresponde a 20% do total dos abortamentos.

Os casos que podem se beneficiar com o diagnóstico e tratamento por meio da histeroscopia são aqueles de abortamentos ocorridos até 12 semanas de gestação, período em que o feto não apresenta a constituição óssea bem definida e o volume uterino (ou tamanho uterino) é compatível com a técnica histeroscópica. Portanto, as fotos que apresentaremos nesta seção se restringem às indicações bem definidas nos casos de abortamento, seja incompleto ou retido.

Quando o abortamento ocorre de forma inesperada, ele é chamado "abortamento espontâneo"; e quando ocorre de forma intencional (provocado principalmente por medicações ou instrumentos cirúrgicos), é chamado "abortamento provocado". Geralmente, os quadros de abortamento provocado devem ser avaliados minuciosamente, no intuito de descartar abortamento infectado (o quadro clínico é caracterizado por febre, taquicardia materna, hipotensão materna e possíveis lesões nas paredes vaginais e no colo uterino, provocando sangramento vaginal aumentado e de odor fétido). O tratamento nesse caso consiste na administração imediata de antibióticos intravenosos de amplo espectro, seguida de esvaziamento uterino.

Existem diversas causas para o abortamento, sendo a mais comum a anormalidade cromossômica do embrião. Esta corresponde a 50% das causas de abortamento, sendo aneuploidias as alterações mais comuns. As trissomias são as aneuploidias mais encontradas, principalmente a trissomia do cromossomo 16. Vale lembrar que a idade materna avançada pode colaborar com esse processo, pois a regulação dos fatores que governam a divisão celular depende dos gametas femininos.

Tipos de abortamento

- **Abortamento completo**: é definido como a expulsão espontânea e completa do feto e do saco gestacional. É caracterizado pela diminuição do sangramento vaginal e pela parada das cólicas abdominais. Ao exame físico, o colo uterino apresenta-se fechado, e a ultrassonografia pode mostrar apenas coágulos intrauterinos em pequena quantidade
- **Abortamento incompleto**: é definido como a expulsão incompleta do feto ou do saco gestacional. O sangramento vaginal persiste, e o colo uterino pode estar aberto ou fechado. À ultrassonografia, visualiza-se material amorfo dentro da cavidade uterina
- **Abortamento retido**: é caracterizado pela retenção do feto dentro do saco gestacional sem a eliminação de qualquer parte fetal ou placentária por um período mínimo de quatro semanas desde o momento do diagnóstico. Na ultrassonografia, o saco gestacional apresenta limites irregulares, e o embrião não apresenta batimentos cardíacos. A paciente geralmente não apresenta sintomas clínicos, e o toque vaginal identifica colo uterino fechado. Vale lembrar que 50% dos casos com menos de 12 semanas de gestação apresentam resolução espontânea em até 15 dias. Nos casos de abortamento retido, a paciente deve ser acompanhada durante o período de quatro semanas com coleta de hemograma, coagulograma e avaliação de temperatura corpórea feitos semanalmente. Caso ela não apresente um processo de abortamento durante esse período, o tratamento indicado é semelhante ao do abortamento incompleto.

Tratamento

Em casos de útero volumoso, colo uterino muito aberto ou sangramento vultoso, o diagnóstico ou o tratamento via histeroscopia fica completamente prejudicado, sendo indicada a tradicional wintercuretagem (D&C).

No entanto, em casos de abortamento incompleto ou retido, as opções de aspiração manual intrauterina (AMIU) ou remoção via histeroscopia são mais indicadas por propiciarem menor dano ao endométrio e restabelecimento mais rápido, com menores índices de sinéquias uterinas.[2,3,4] A Figura 11.1 apresenta protocolo de abortamento.[5]

A seguir, as principais imagens relacionadas aos quadros de abortamento.

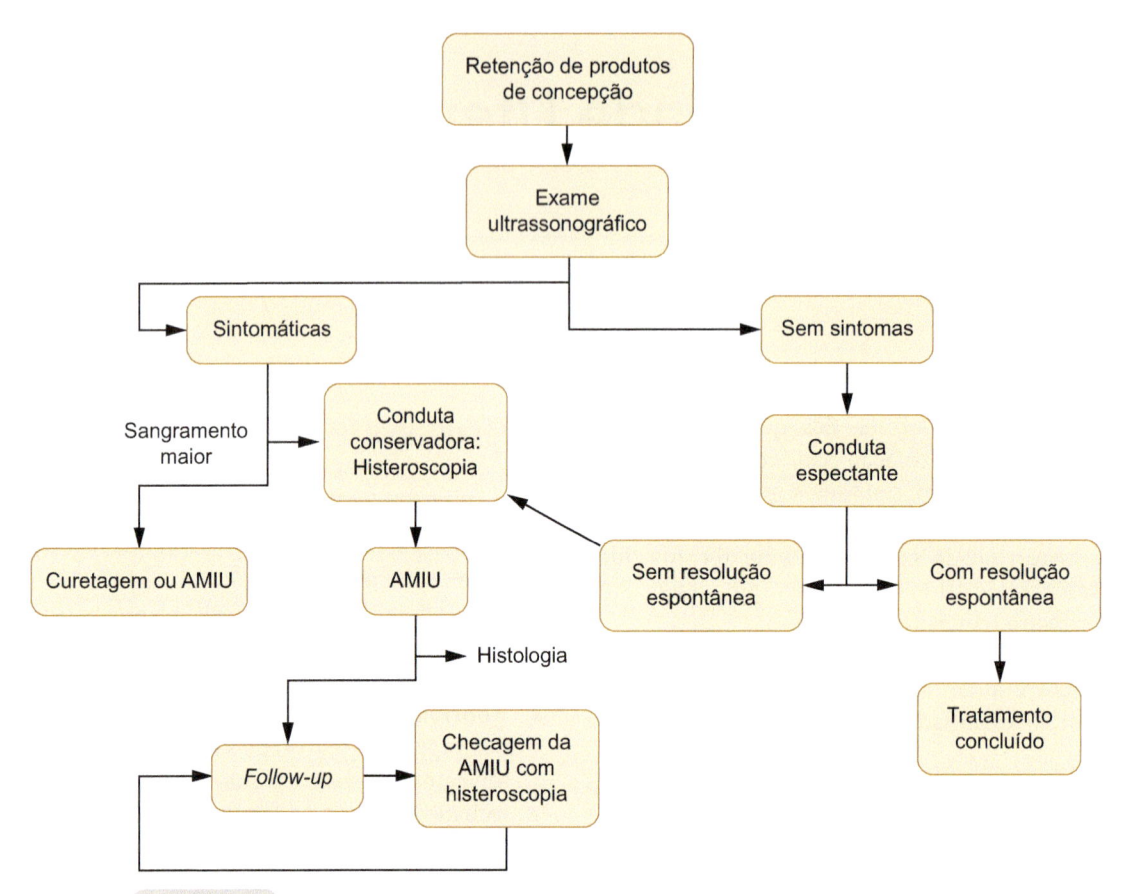

FIGURA 11.1 Protocolo de abortamento. AMIU: aspiração manual intrauterina.[5]

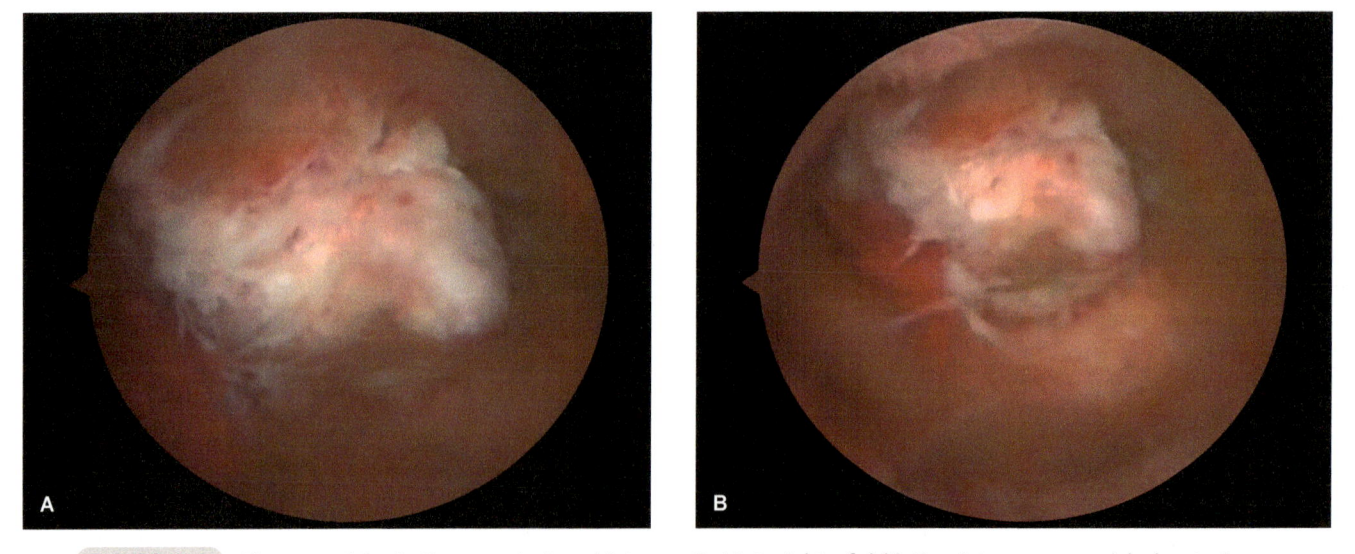

FIGURA 11.2 Aborto retido. **A.** Saco gestacional íntegro. **B.** Material trofoblástico íntegro na cavidade uterina.

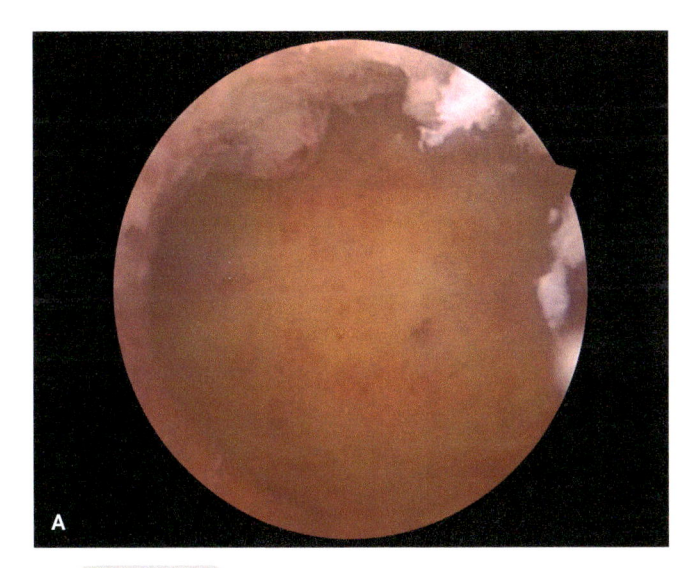 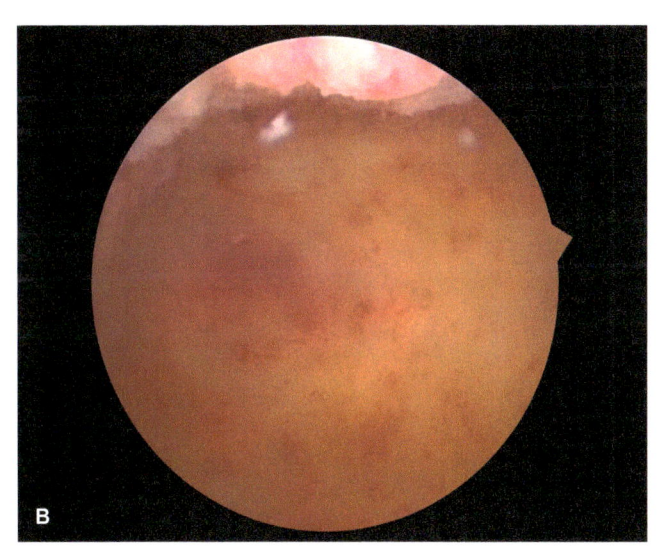

FIGURA 11.3 Cavidade uterina após abortamento completo (**A** e **B**). Em **B**, o endométrio ainda está decidualizado.

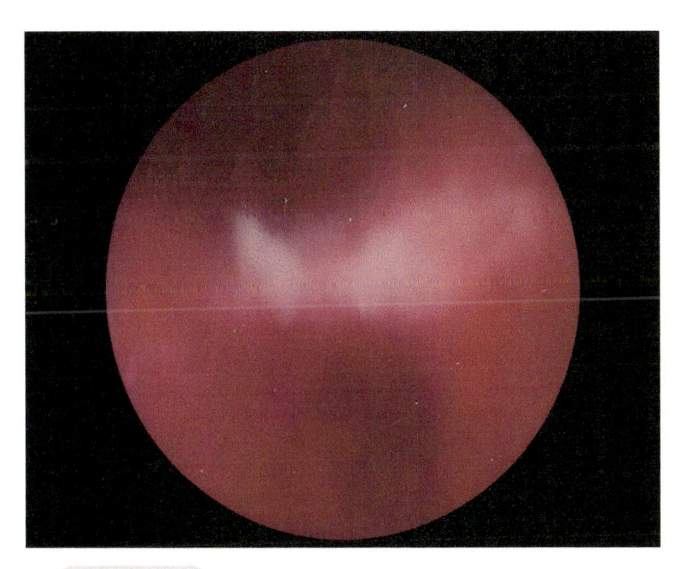 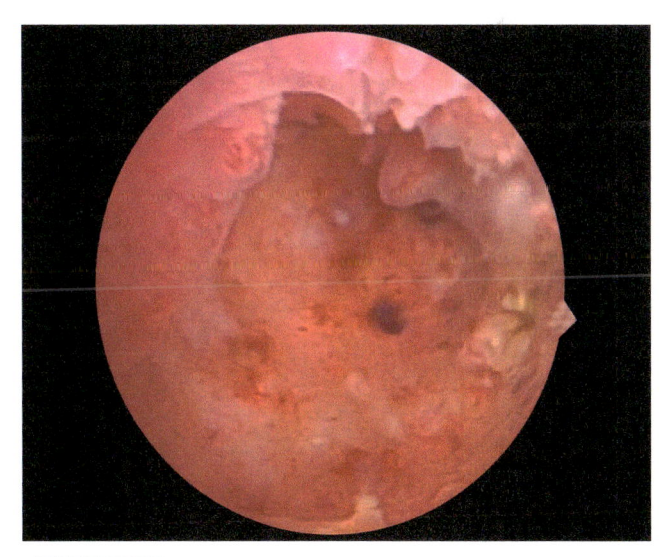

FIGURA 11.4 Falso trajeto após curetagem uterina.

FIGURA 11.5 Implantação de material trofoblástico na região cornual direita.

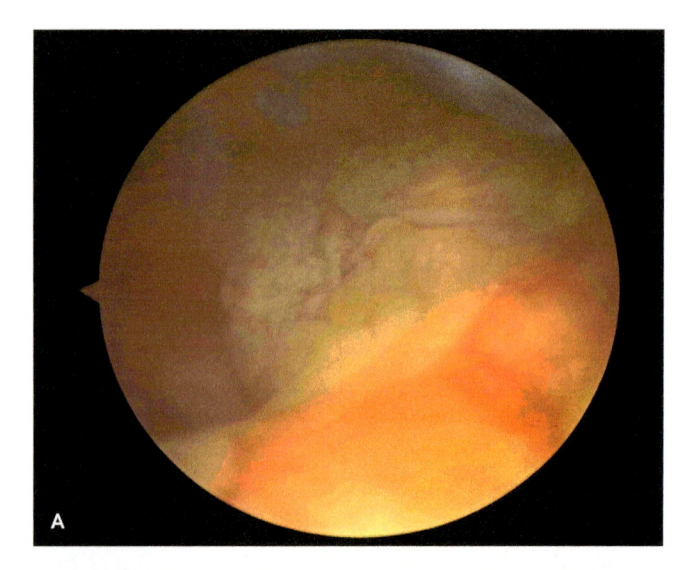

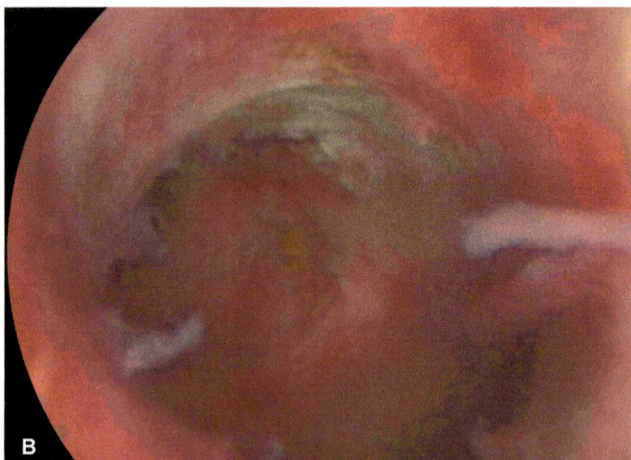

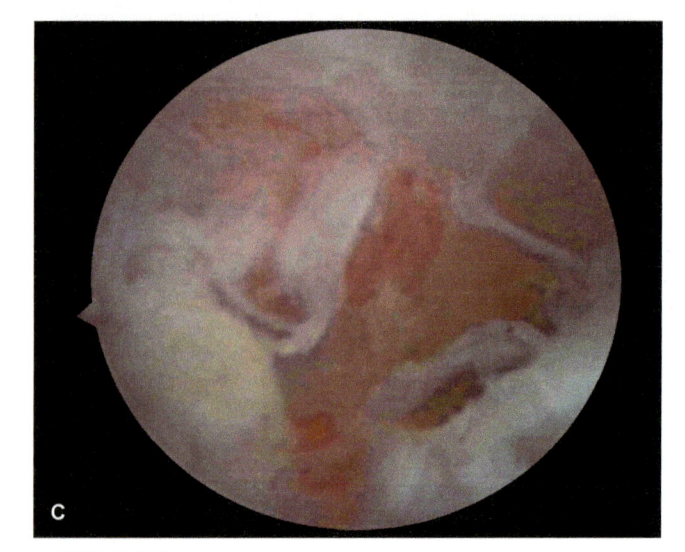

FIGURA 11.6 Material amorfo. **A.** Amarelado, após aborto incompleto. **B.** Esbranquiçado, sugestivo de material trofoblástico retido. **C.** Esbranquiçado, depois de esvaziamento uterino incompleto após aborto.

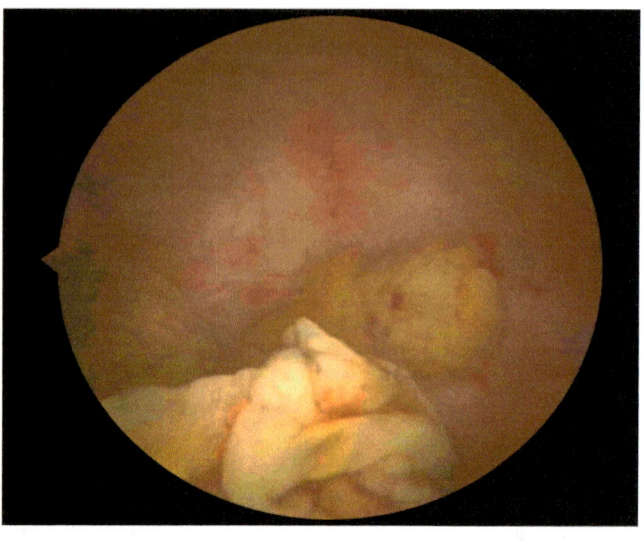

FIGURA 11.7 Material trofoblástico retido. Material amorfo, irregular e amarelado.

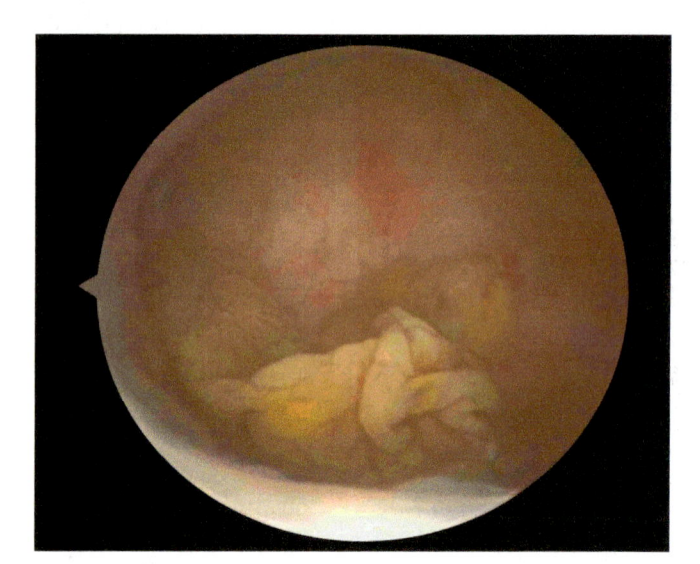

FIGURA 11.8 Material trofoblástico solto na cavidade uterina.

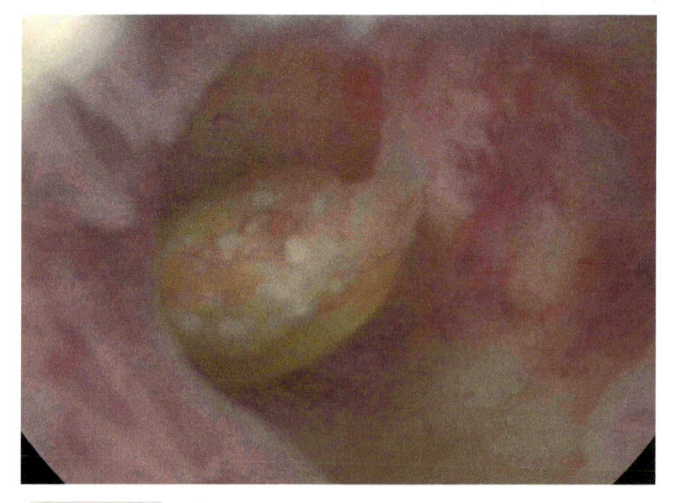

FIGURA 11.9 Saco gestacional íntegro, retido após 60 dias de suposto abortamento espontâneo.

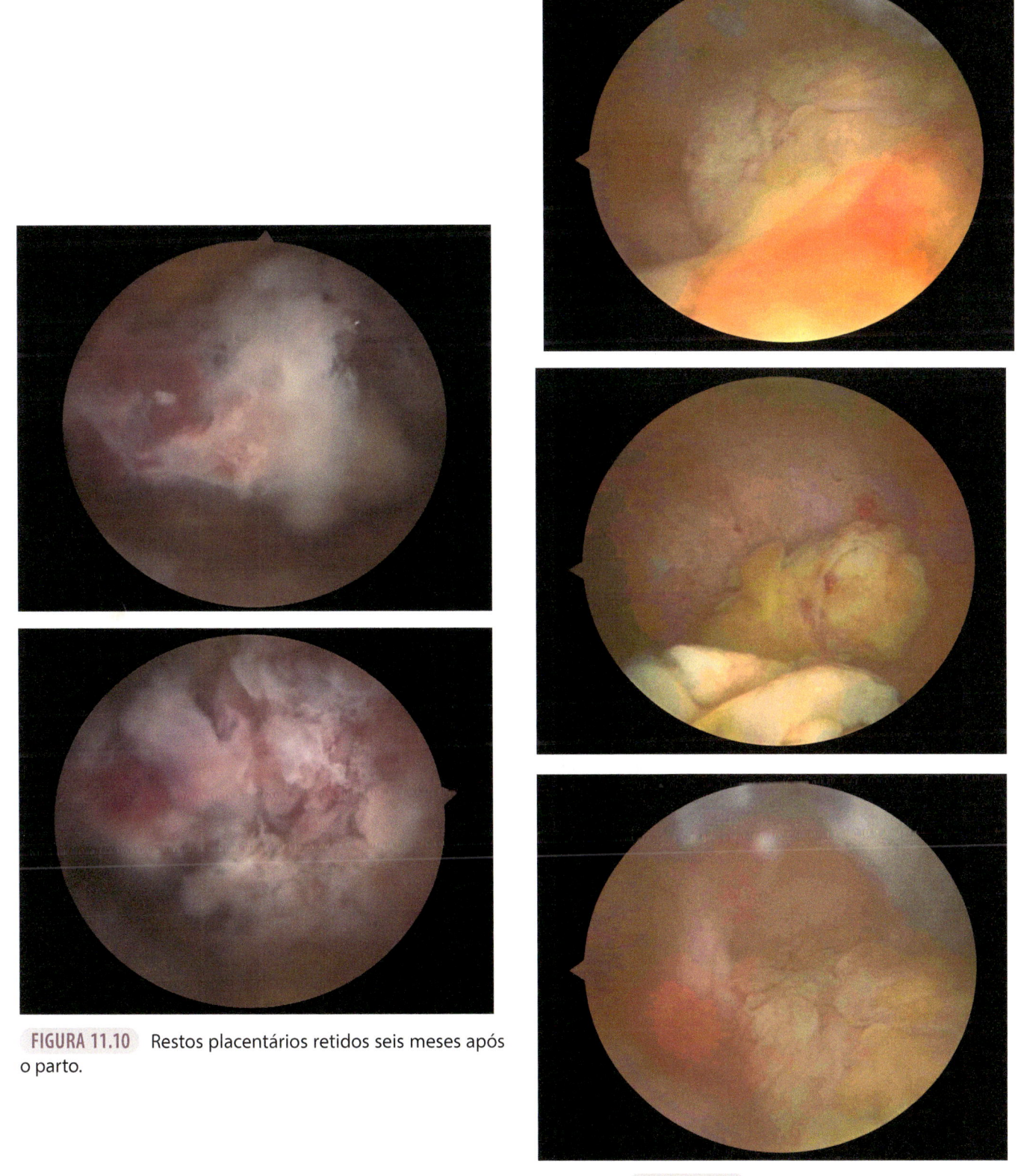

FIGURA 11.10 Restos placentários retidos seis meses após o parto.

FIGURA 11.11 Restos placentários.

VÍDEOS

▶ **11.1** Cavidade uterina ocupada por material amorfo, envolto em sangue, compatível com material trofoblástico retido.

Acesse pelo QR code

▶ **11.2** Cavidade uterina com material trofoblástico retido e com uma sinéquia em fundo uterino e sinéquia fibrosa em região ístmica.

▶ **11.3** Cavidade uterina com muco e sangue acumulado e material amarelado, amorfo, em parede lateral esquerda.

▶ **11.4** Cavidade uterina com o endométrio decidualizado e material amorfo acumulado, sugestivo de material trofoblástico retido.

▶ **11.5** Lesão esbranquiçada de contornos irregulares compatível com material trofoblástico retido.

▶ **11.6** Lesão friável de superfície irregular, coloração um tanto esbranquiçada, sugestiva de material trofoblástico retido.

▶ **11.7** Material esbranquiçado, contorno irregular, friável, sugestivo de material trofoblástico retido.

▶ **11.8** Material trofoblástico retido em cavidade uterina com o endométrio decidualizado.

▶ **11.9** Material trofoblástico retido, ocupando a cavidade uterina.

Referências bibliográficas

1. Ben-AmI, et al. Sonografic versus clinical evaluation as predictors of residual trophoblastic tissue. J. Ultrasound Med. 2008, March;27(3):357-61.
2. Crispi CP, et al. Tratado de endoscopia ginecológica: cirurgia minimamente invasiva. 3. ed. Thieme Revinter. 2012;53:741-56.
3. Moscovitz T, Alonso L, Tcherniakovsky M. Tratado de histeroscopia: uma viagem pelas lentes do mundo. [São Paulo]: DiLivros. 2021;21:253-65.
4. Lasmar R, Portugal B. Técnica & arte. Thieme Revinter. 2021;21:223-32.
5. Jiménez JS, Gonzalez C, Alvarez C, Muñoz L, Pérez C, Muñoz JL. Conservative management of retained trophoblastic tissue and placental polyp with diagnostic ambulatory hysteroscopy. *Eur J Obstet Gynecol Reprod Biol.* 2009;145(1):89-92.

Istmocele

Licia Gomes • Claudio Moura

A istmocele é uma condição uterina que já apresentou outras denominações: anteriormente, era conhecida como "cicatriz hipertrófica de cesariana" ou "retração cicatricial de cesariana".

O primeiro relato de istmocele foi feito por Loyola em 1994 e interessou a sociedade médica devido às sintomatologias aventadas por essa condição.[1] Recentemente, tem se constatado um aumento de publicações com a denominação istmocele, devido à observância de uma pseudocavidade na região ístmica. A istmocele normalmente é assintomática, porém a acentuação dela pode propiciar sintomatologias como: fluxo menstrual prolongado, sinusorragia, escapes menstruais ou dismenorreia. Pode haver obstrução mecânica do fluxo menstrual, levando à retenção do sangue na cavidade uterina (hematométrio).[1,2,3]

Diversas hipóteses podem explicar o desenvolvimento do defeito da cicatriz da cesariana:

- Incisão muito baixa (alcançando tecido do colo uterino)
- Dificuldades na cicatrização
- Formação de aderências
- Sutura inadequada.

Em 2017, uma análise sistemática e metanálises mostraram que o fechamento em camada dupla com suturas não ancoradas era mais vantajoso do que com camada única com suturas ancoradas.[4,5] Em 2018, um ensaio clínico randomizado relatou que um material de sutura de monofilamento para fechamento da cicatriz uterina teve efeito positivo na cicatrização e aumentou a espessura do miométrio quando comparado a uma sutura de multifilamento.[5,6]

À histeroscopia, identificamos uma retração da cicatriz da cesariana (habitualmente na região ístmica), propiciando dilatação da luz nessa topografia, seguida de estreitamento superior. É muito importante a atenção na execução do exame, pois, caso a istmocele seja muito acentuada, pode ser confundida com a própria cavidade uterina. Dentro da istmocele, podemos nos deparar com pólipos endometriais, distrofia vascular e focos de adenomiose, além de, mais raramente, fios de sutura.

Existem algumas possibilidades terapêuticas em caso de sintomatologia. Uma delas pode ser executada através da histeroscopia, com a ressecção parcial do abaulamento acima da istmocele. Dessa maneira, objetiva-se a diminuição da obstrução do fluxo menstrual. No entanto, por conta da ausência de ensaios clínicos randomizados, a eficácia de diferentes abordagens cirúrgicas ainda deve ser avaliada.[3,5]

Por ser a cesariana uma via de parto muito comum em nosso meio, nos deparamos com frequência com a istmocele.

A seguir serão apresentadas imagens histeroscópicas selecionadas.

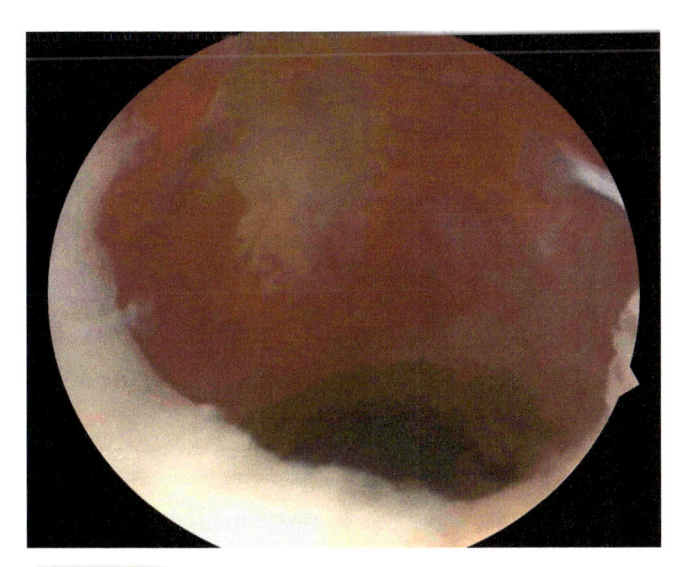

FIGURA 12.1 Reentrância com posterior abaulamento em região ístmica.

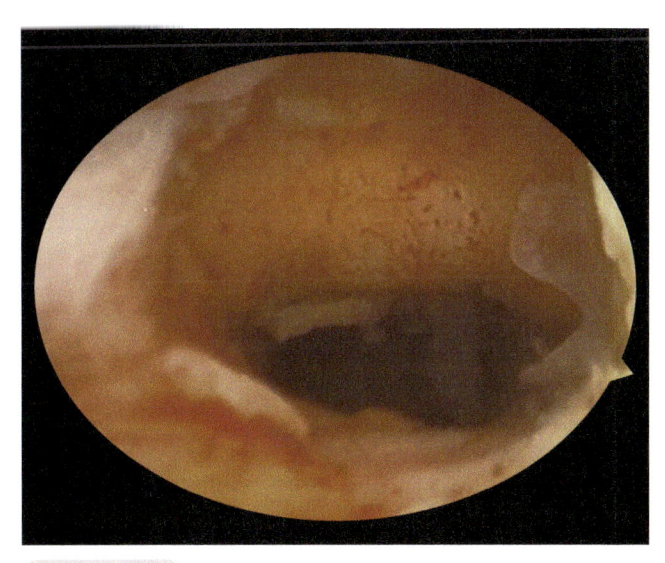

FIGURA 12.2 Abaulamento precedido de uma reentrância na região ístmica anterior.

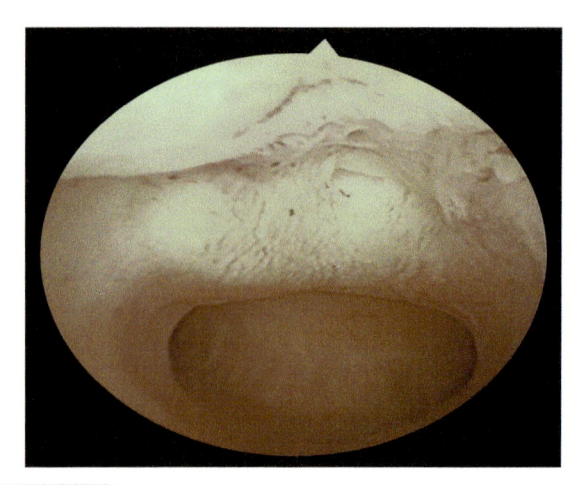

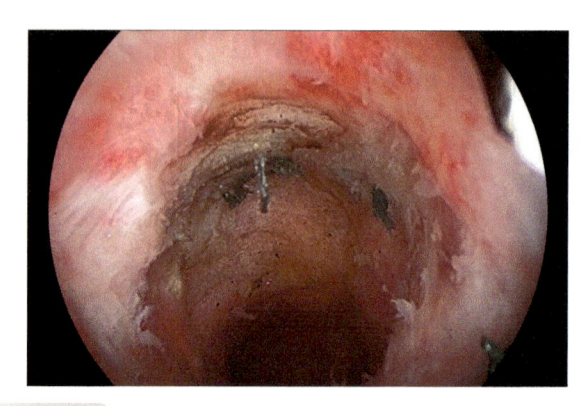

FIGURA 12.6   Após a ressecção do fio de sutura em cicatriz de cesariana.

FIGURA 12.3   Região ístmica com retração e pseudocavidade, seguida de uma abaulamento.

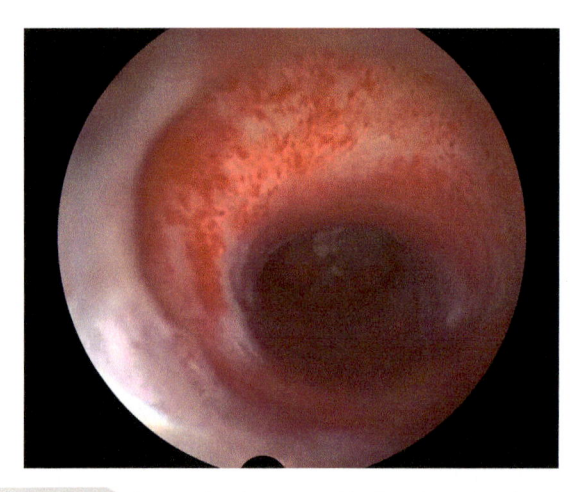

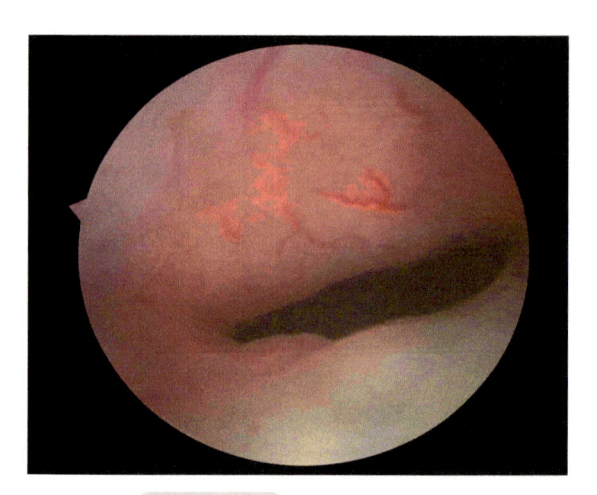

FIGURA 12.7   Região ístmica.

FIGURA 12.4   Reentrância em região ístmica, simulando um abaulamento no trajeto.

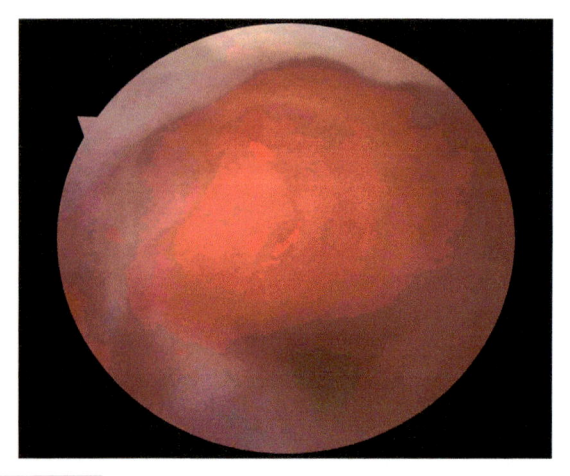

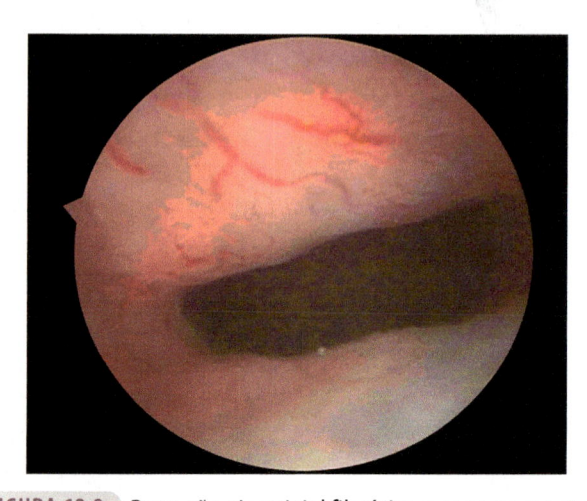

FIGURA 12.8   Retração cicatricial fibrótica e espessamento de sua borda superior, criando uma pseudocavidade na parede anterior da região ístmica.

FIGURA 12.5   Região ístmica com reentrância e posterior abaulamento.

Referências bibliográficas

1. Loyola A, Lunardi C, Padron L, et al. Histeroscopia: valor na propedêutica da hemorragia uterina anormal – análise de 2.103 casos. GO Atual. 1994;11-12:41-52.

2. Crispi CP, et al. Tratado de endoscopia ginecológica: cirurgia minimamente invasiva. 3. ed. Thieme Revinter. 2012;45:647-57.
3. Lasmar R, Portugal B. Técnica & arte. Thieme Revinter. 2021;17:185-96.
4. Stegwee SI, et al. Uterine caesarean closure techniques affect ultrasound findings and maternal outcomes: a systematic rewiew and meta-analysis. BJOG. 2018 Aug.;125(9):1097-108.
5. Moscovitz T, Alonso L, Tcherniakovsky M. Tratado de histeroscopia: uma viagem pelas lentes do mundo. [São Paulo]: DiLivros. 2021;19:235-41.
6. Basbug A, et al. Does suture material affect uterine scar healing after cesarean section? Results from a randomized controlled trial. J Invest Surg. 2019 Dec;32(8):763-69.

Hematométrio

Claudio Moura • Licia Gomes

Por definição, hematométrio é o acúmulo de sangue na cavidade uterina. Isso acontece quando, por algum motivo, há redução do calibre no trajeto para o canal cervical, dificultando o escoamento do sangue menstrual ou de sangramento oriundo de alguma patologia intrauterina. Os principais fatores que podem favorecer essa condição clínica são:

- Conização
- Istmocele
- Sinéquia intrauterina
- Malformação uterina
- Uso de contraceptivo hormonal prolongado
- Pós-ablação endometrial com alça ou balão térmico.[1]

A suspeita clínica dessa condição ocorre por sintomas como amenorreia, hipomenorreia, escapes menstruais, dor pélvica contínua ou cíclica e imagem ultrassonográfica de conteúdo heterogêneo na cavidade uterina, podendo estar associado com aumento do seu volume.[2]

Durante o exame de histeroscopia, identificamos a causa obstrutiva ou semiobstrutiva. Após ultrapassarmos essa área, notamos a presença do sangue retido, sendo possível o seu tratamento por meio de drenagem e lavagem da cavidade uterina com soro fisiológico. A realização de nova histeroscopia em 30 a 60 dias após a abordagem pode evitar a ocorrência de nova sinéquia e o retorno do hematométrio.

As figuras a seguir ilustram a condição clínica de hematométrio.

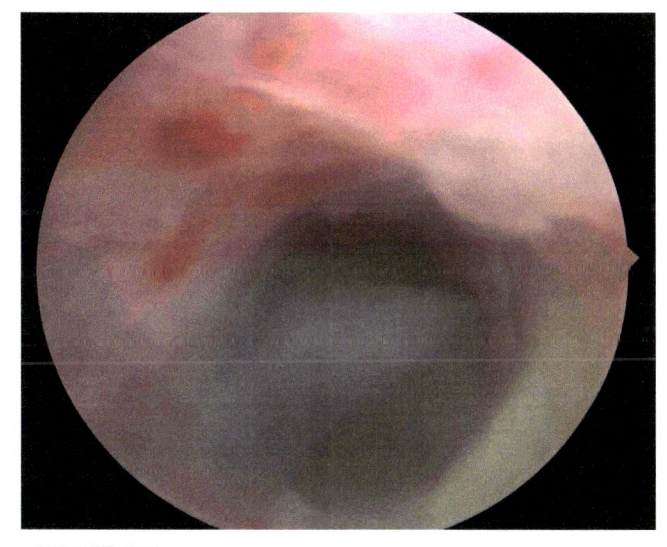

FIGURA 13.1 Canal cervical, drenando muco escuro e espesso, oriundo da cavidade uterina (imagem embaçada).

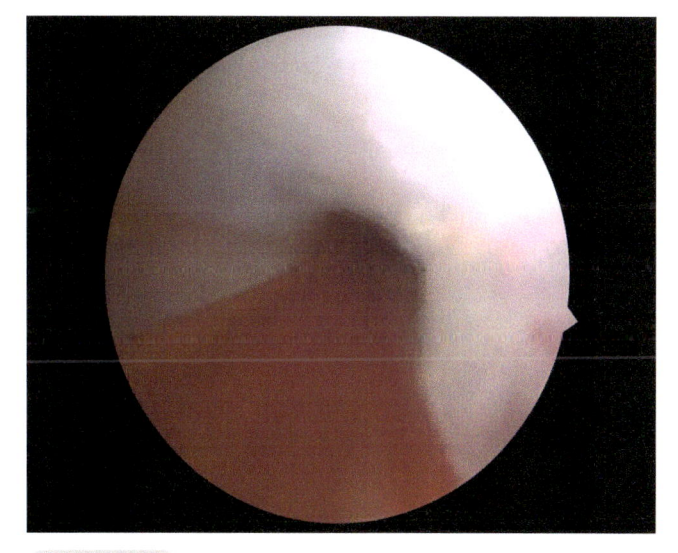

FIGURA 13.2 Canal cervical drenando sangue de um hematométrio.

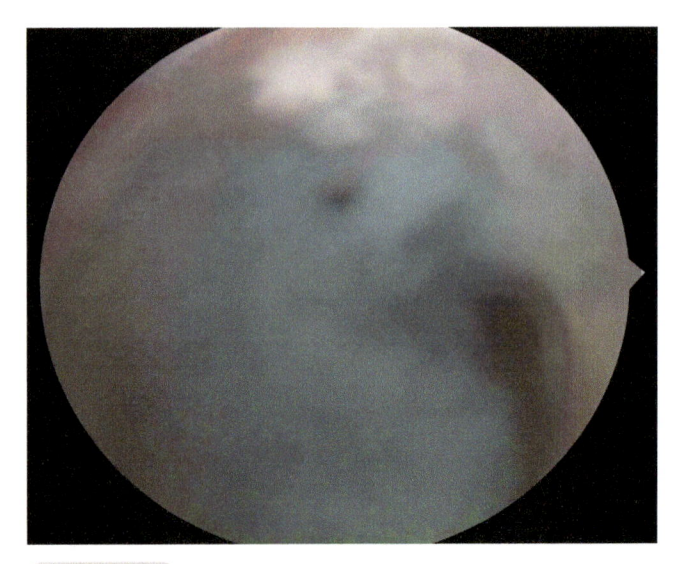

FIGURA 13.3 Cavidade uterina com acúmulo de muco claro e bastante espesso.

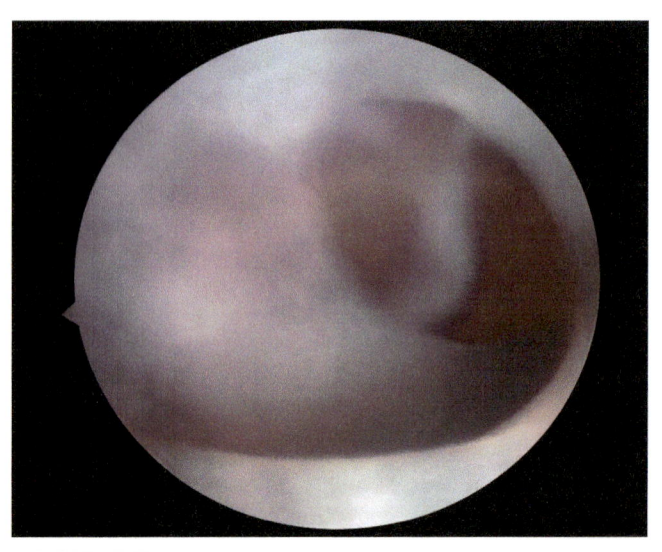

FIGURA 13.5 Cavidade uterina com uma sinéquia na parede corporal direita e muito muco acumulado.

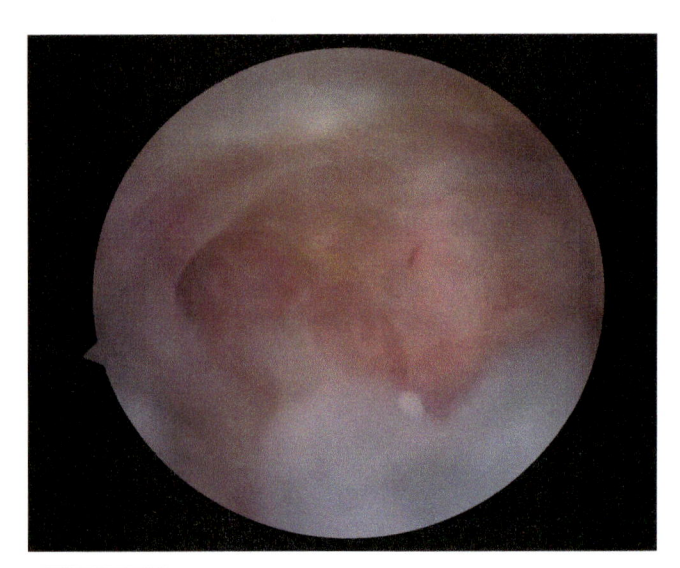

FIGURA 13.4 Cavidade uterina com acúmulo de muco claro e espesso.

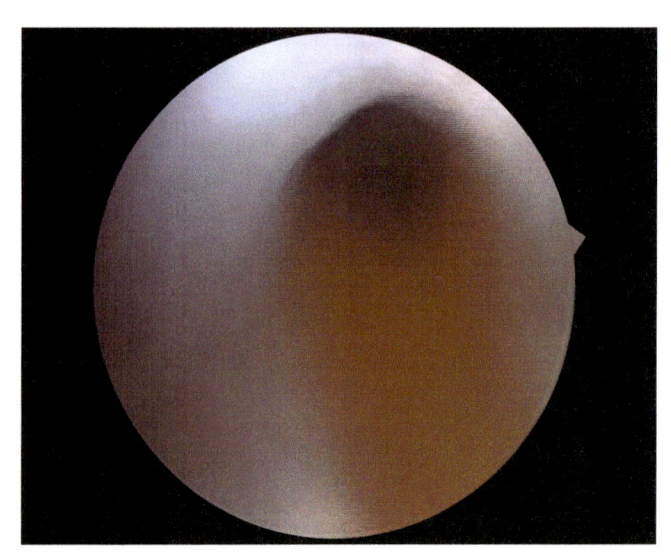

FIGURA 13.6 Colo uterino drenando sangue escuro acumulado de um hematométrio.

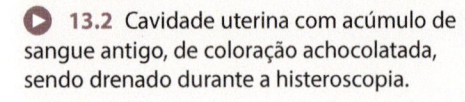

VÍDEOS

▶ **13.1** Cavidade uterina com acúmulo de muco espesso e sangue antigo, de coloração achocolatada.

▶ **13.2** Cavidade uterina com acúmulo de sangue antigo, de coloração achocolatada, sendo drenado durante a histeroscopia.

Acesse pelo QR code

Referências bibliográficas

1. Boujida VH, et al. Five year follow up of endometrial ablation: endometrial coagulation versus endometrial resection. Obstet Gynecol. 2002;99(6):988-92.
2. Crispi CP, et al. Tratado de endoscopia ginecológica: cirurgia minimamente invasiva. 3. ed. Thieme Revinter. 2012;37:543-59.

Malformações Uterinas

Claudio Moura • Licia Gomes • Gisele Ozom

Existem alguns tipos de malformações uterinas que encontramos em associação com alterações müllerianas, pois os ductos de Müller, durante a fase embrionária, são responsáveis pela formação do terço superior da vagina, do colo uterino, do corpo uterino, das trompas e de algumas estruturas urinárias.

É muito difícil precisar a verdadeira incidência das malformações, mas estima-se que seja em torno de 6% quando se considera a população em geral.[1,2] Já no grupo de pacientes inférteis, a incidência é em torno de 14%.[3]

Por se tratar de um atlas de histeroscopia, salientaremos a contribuição que este método fornece para a suspeita diagnóstica e o tratamento das malformação uterinas.

Existem algumas classificações de malformações, mas a mais utilizada atualmente é a da European Society for Gynaecological Endoscopy (ESGE) e da European Society of Human Reproduction and Embryology (ESHRE), ilustrada na Figura 14.1.[4]

Para o diagnóstico correto de qualquer malformação uterina, é essencial ter um entendimento do contorno interno e externo do útero. Portanto, a histeroscopia isoladamente não consegue fazê-lo, pela impossibilidade de avaliar o contorno externo uterino. Deve-se utilizar as técnicas: ultrassonografia 2D ou 3D, histerossalpingografia, ressonância magnética e histeroscopia associada à laparoscopia.[4,5]

Entre as alterações de malformação, descreveremos as mais relevantes a seguir.

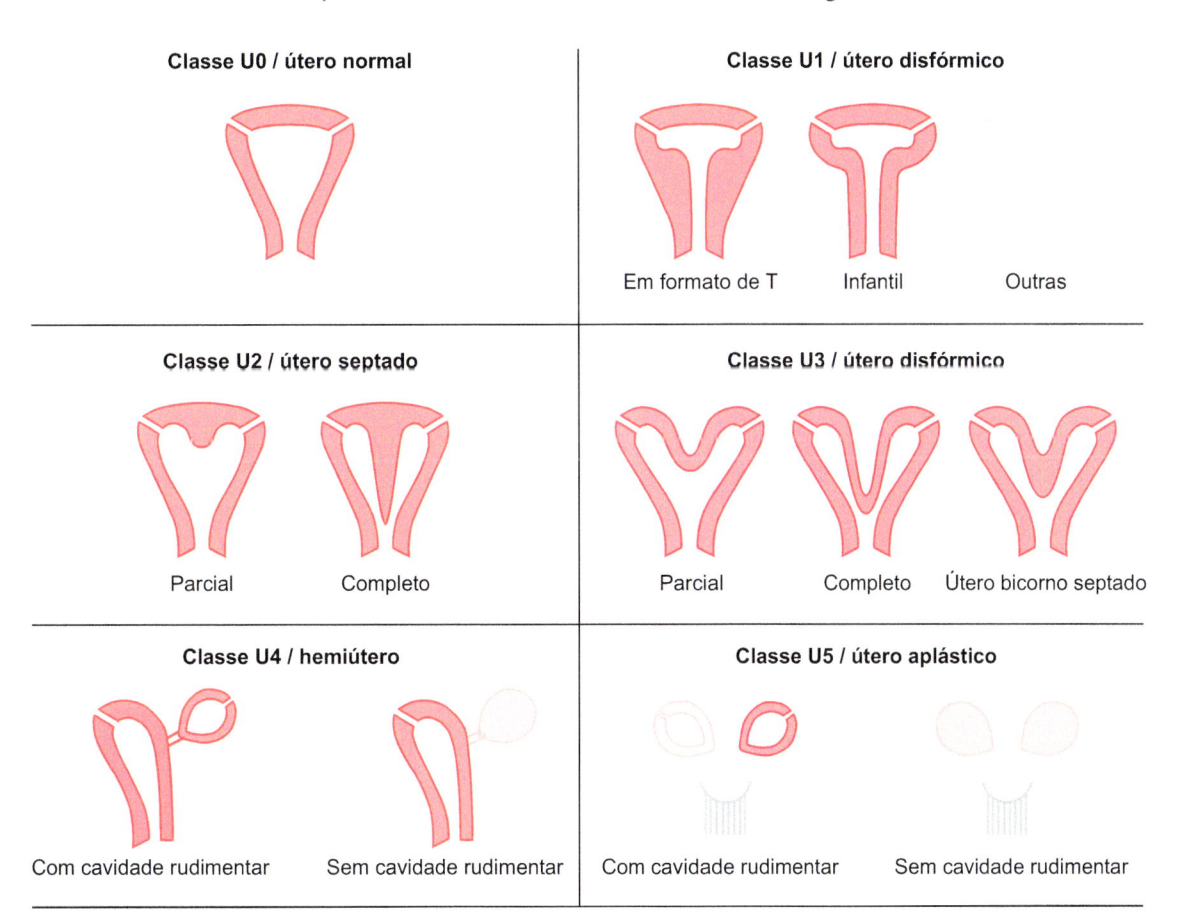

FIGURA 14.1 Classificação da European Society for Gynaecological Endoscopy (ESGE) e da European Society of Human Reproduction and Embryology (ESHRE).

No útero unicórnio, esse tipo de malformação ocorre por falha na fusão do ducto de Müller, com a descida apenas de um dos ductos, seja o esquerdo ou o direito. Este se apresenta com uma cavidade tubular, com espaço intracavitário reduzido, lembrando a forma de uma banana, cuja extremidade mais afilada contém o óstio tubário. O endométrio é compatível com o ciclo menstrual, e o canal cervical é normal em sua estrutura e trofismo.

As imagens apresentadas a seguir ilustram outras malformações uterinas.

Seção A: Útero Arqueado

Claudio Moura • Licia Gomes • Gisele Ozom

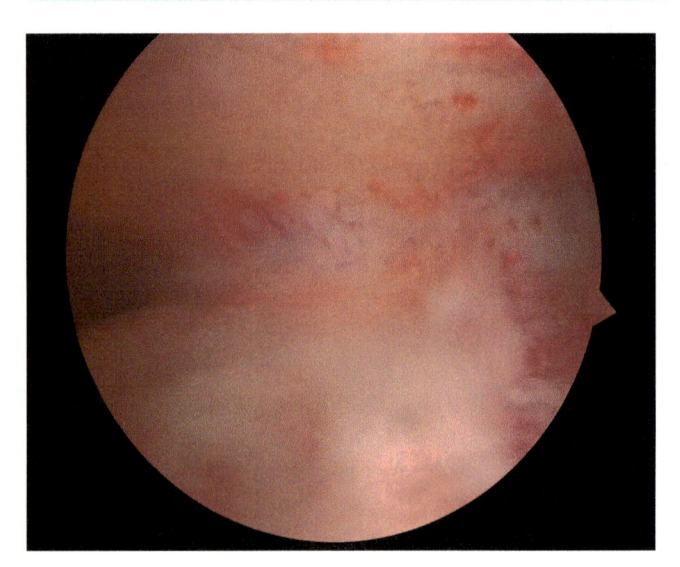

FIGURA 14.2 Observa-se a acentuada angulação do fundo uterino, diagnóstico confirmado pela ressonância magnética da pelve.

Seção B: Útero Bicorno

Claudio Moura • Licia Gomes • Gisele Ozom

Esse tipo de malformação ocorre por falha na fusão, devido à fusão incompleta dos ductos de Müller. Internamente, muito se assemelha com o útero septado, onde visualizamos uma trave dividindo-o em duas hemicavidades. O que os diferencia é a forma da superfície externa do útero, que no bicorno se apresenta em forma côncava. Portanto, a diferenciação entre o útero septado e bicorno não ocorrerá por da histeroscopia, mas, sim, por exame que avalie a parte externa do útero. Pode ser completo, do fundo à cérvice, ou parcial, dividindo parte da cavidade uterina.

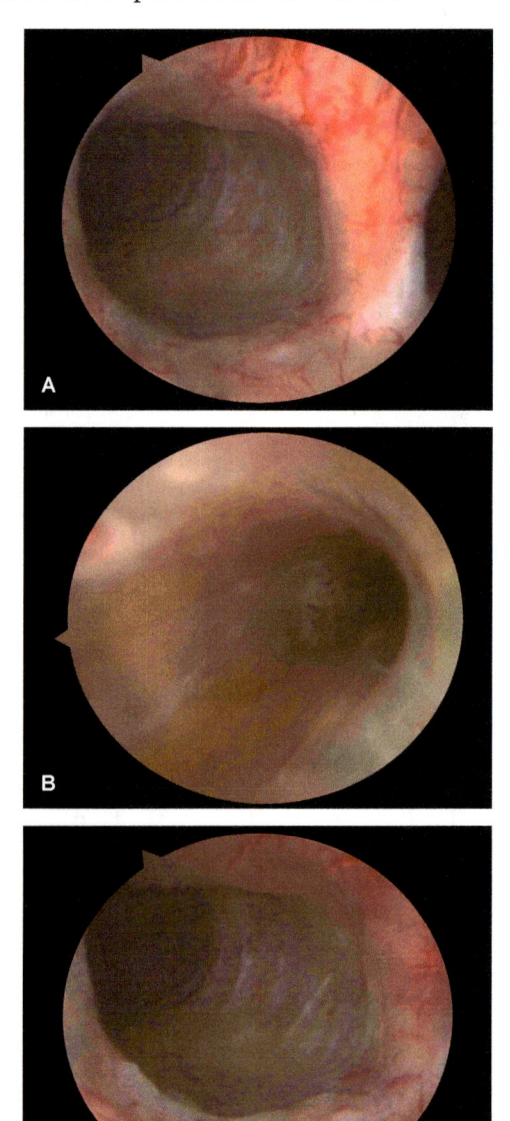

FIGURA 14.3 Caso 1. **A.** Início da parede divisória das duas hemicavidades. **B.** Hemicavidade esquerda, com menor distensibilidade que a direita. **C.** Hemicavidade direita, com a visão da parede divisória quase sem endométrio, evidenciando arcabouço conjuntivo.

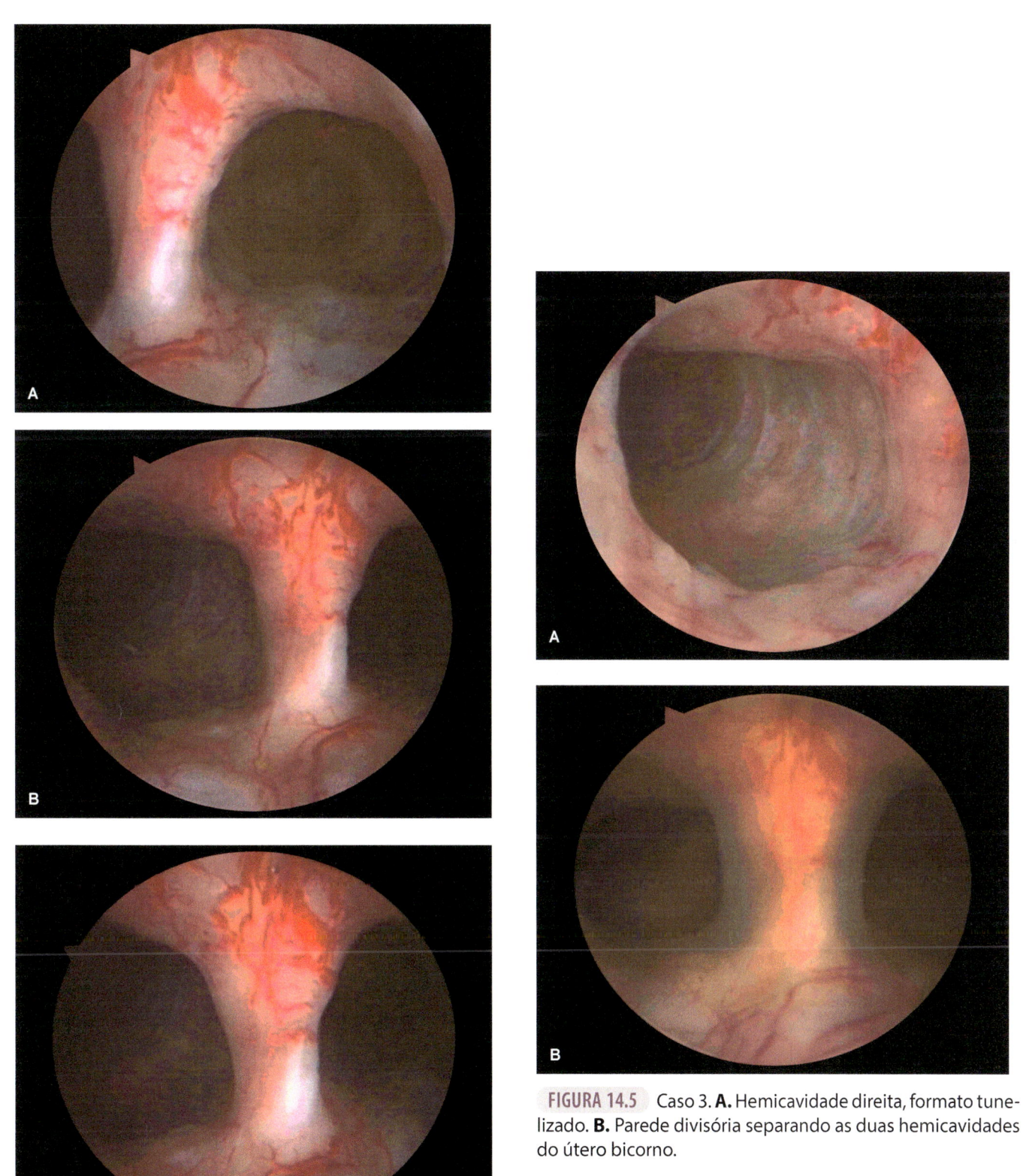

FIGURA 14.5 Caso 3. **A.** Hemicavidade direita, formato tunelizado. **B.** Parede divisória separando as duas hemicavidades do útero bicorno.

FIGURA 14.4 Caso 2. **A.** Visão da hemicavidade esquerda, com o orifício tubário ao fundo, centralizado. **B.** Visão da hemicavidade direita, parcialmente à esquerda. **C.** Visão das duas hemicavidades.

Seção C: Útero Didelfo

Claudio Moura • Licia Gomes • Gisele Ozom

Esse tipo de malformação uterina também ocorre por falha na fusão dos ductos de Müller, que se encontram completamente separados. Habitualmente, apresenta-se com dois colos uterinos e duas cavidades distintas, semelhantes ao útero unicórnio. O endométrio reveste de maneira habitual.

VÍDEO

▶ **14.1** Útero didelfo, cavidade esquerda.

Acesse pelo QR code

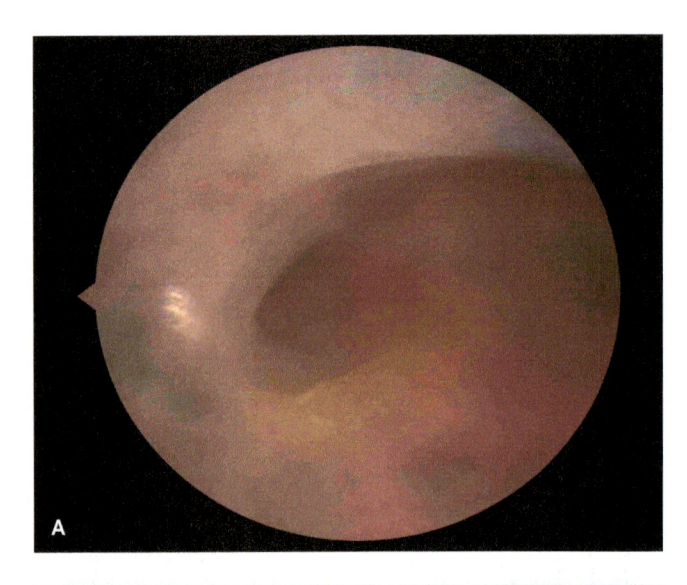

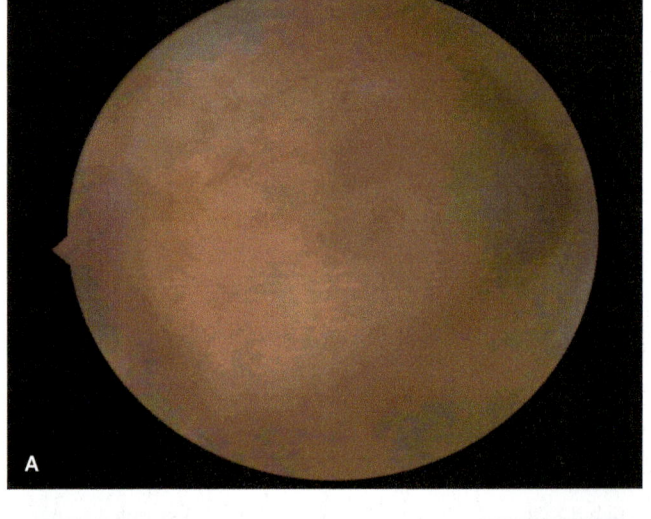

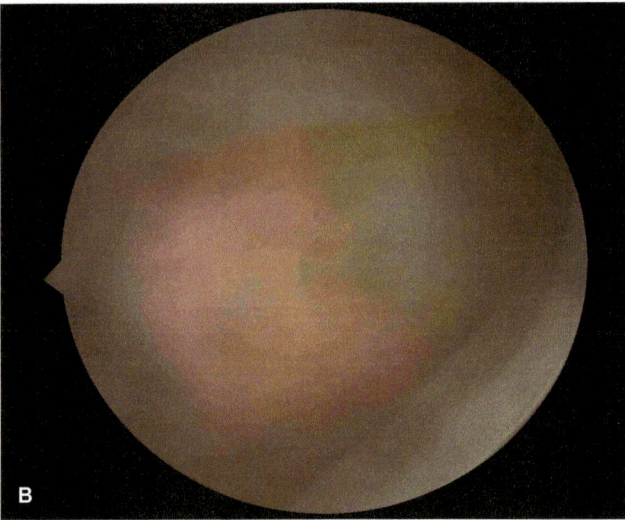

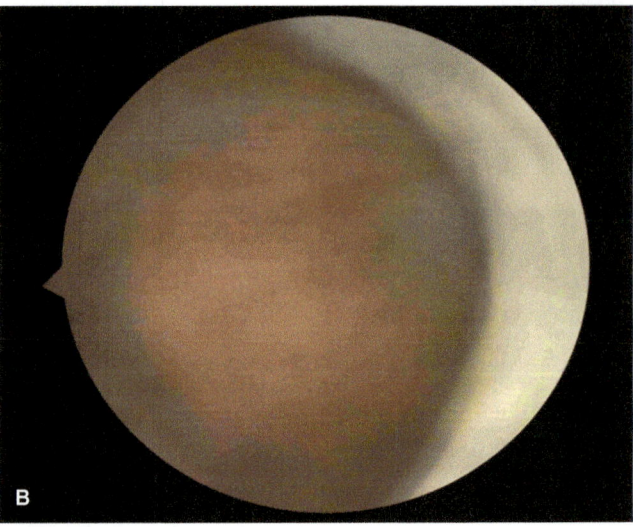

FIGURA 14.6 Caso 1. **A.** Hemicavidade direita de útero didelfo. Observe todas as paredes revestidas de endométrio. **B.** Hemicavidade esquerda do útero didelfo.

FIGURA 14.7 Caso 2. **A.** Hemicavidade esquerda do útero didelfo. **B.** Hemicavidade esquerda.

Seção D: Útero Septado

Claudio Moura • Licia Gomes • Gisele Ozom

Esse tipo de malformação mülleriana ocorre por falha na reabsorção do septo medial, após a fusão dos dois ductos de Müller. A superfície externa do útero é de aspecto similar ao de um útero normal, isto é, convexo.

É a alteração que tem mais relevância para a histeroscopia, devido à possibilidade de o tratamento permitir que a cavidade uterina adquira um aspecto normal para futura gestação. O procedimento cirúrgico pode ser realizado com tesoura, ponteira bipolar, alça de Collins ou *laser*.[4,5]

O útero é dividido por um septo parcial ou total. Este é visualizado como uma trave; não é recoberto por endométrio e não sangra quando é seccionado, pois o septo é avascular.

O septo é completo (total) quando ocupa toda a extensão da cavidade, subdividindo-se em duas hemicavidades.

Quando o septo só ocupa parte da extensão da cavidade uterina, é dito com incompleto (parcial).

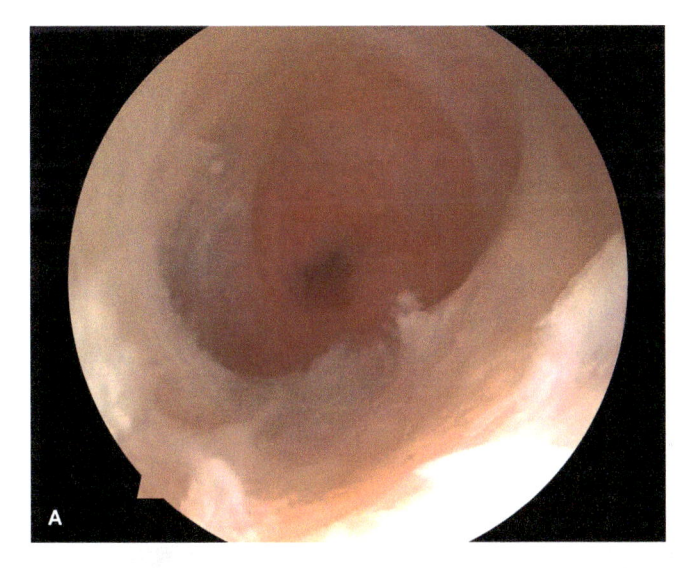

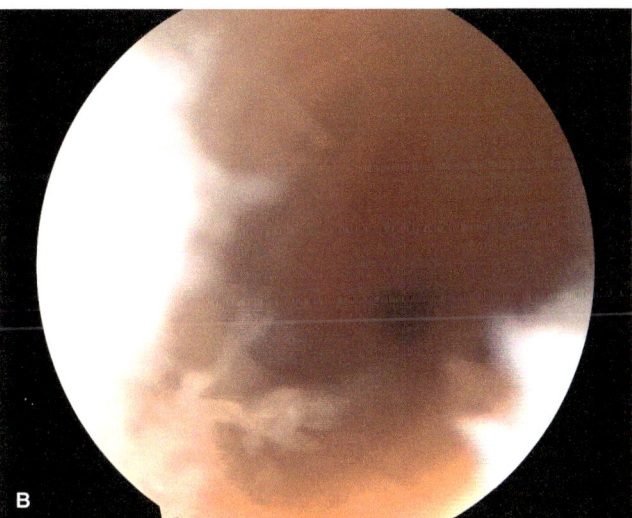

FIGURA 14.8 Caso 1. **A.** Hemicavidade direita de útero septado. **B.** Hemicavidade esquerda do útero septado.

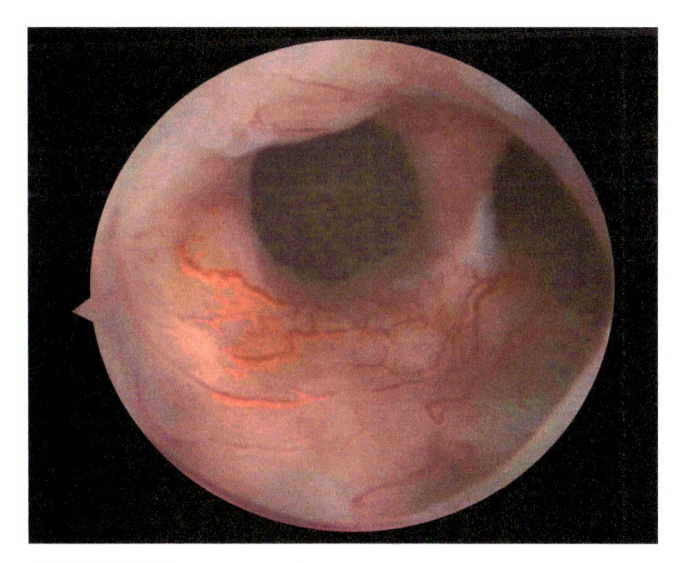

FIGURA 14.9 Caso 2. Visão na região ístmica, com o septo uterino em terço superior da cavidade uterina.

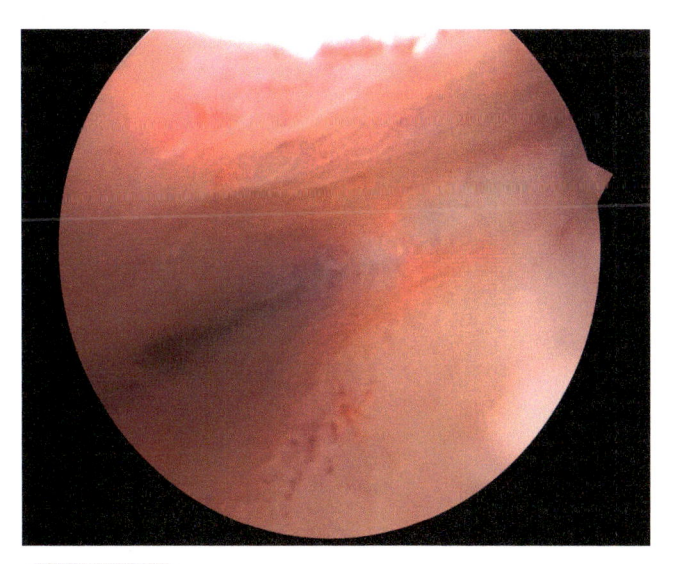

FIGURA 14.10 Caso 3. Septo uterino espesso em fundo uterino, aumentando a angulação deste.

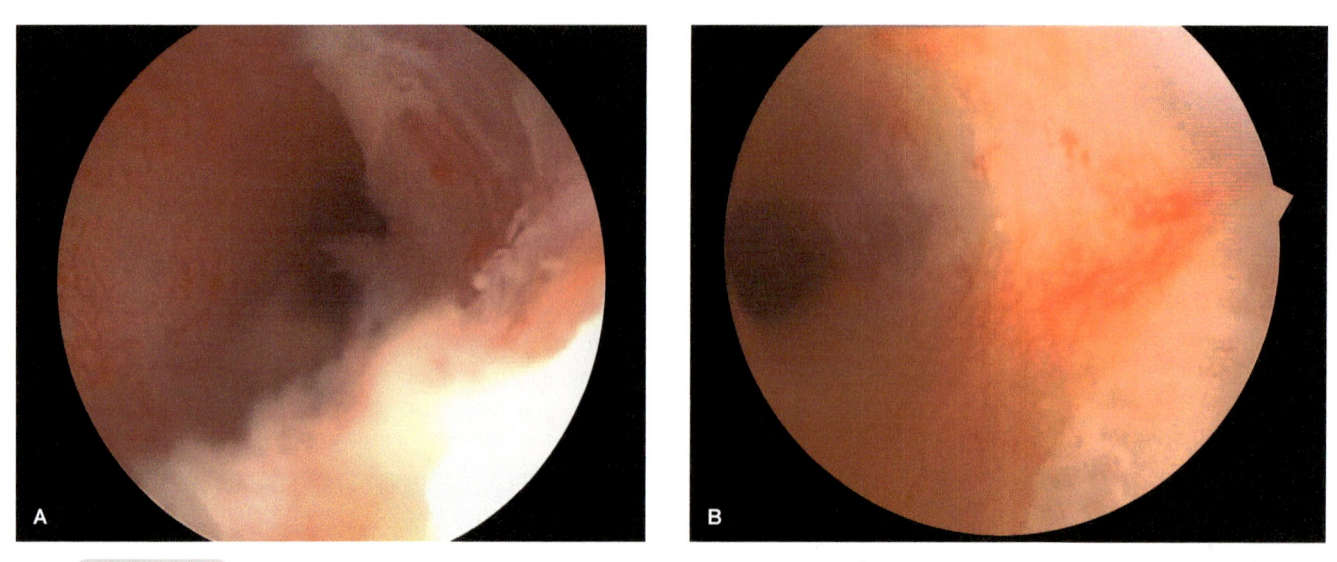

FIGURA 14.11 Caso 4. **A.** Região cornual esquerda do útero septado. **B.** Útero septado, região cornual direita.

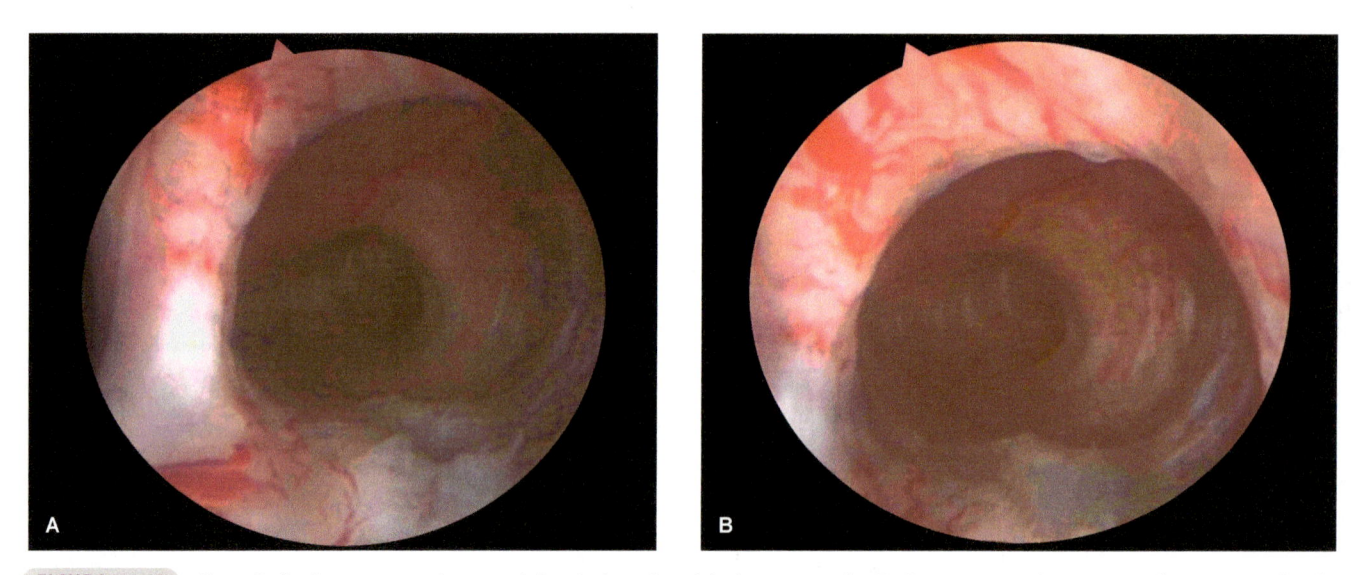

FIGURA 14.12 Caso 5. **A.** Septo completo e visão da hemicavidade esquerda. **B.** Septo completo em toda a extensão da cavidade uterina.

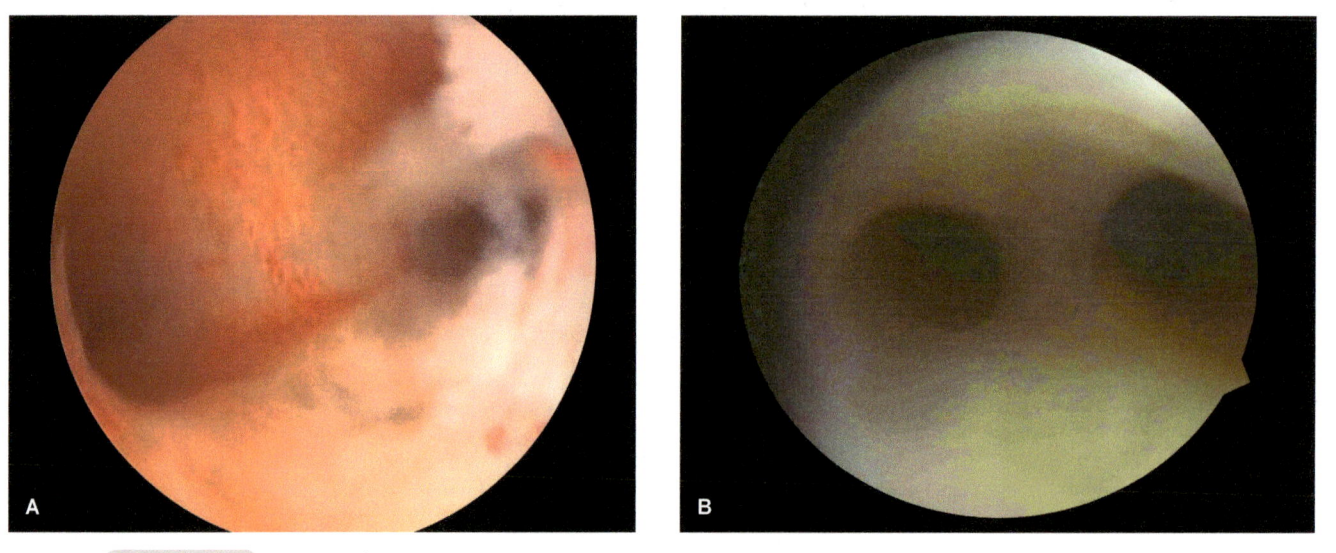

FIGURA 14.13 Caso 6. Útero septado (**A** e **B**). Septo apenas em terço superior da cavidade uterina (**A**).

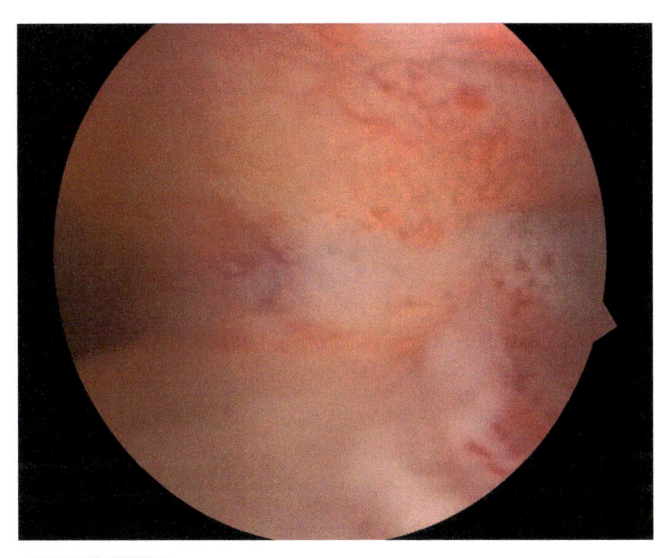

FIGURA 14.14 Caso 7. Septo uterino parcial, em terço superior. Diagnóstico diferencial feito pela ressonância magnética da pelve.

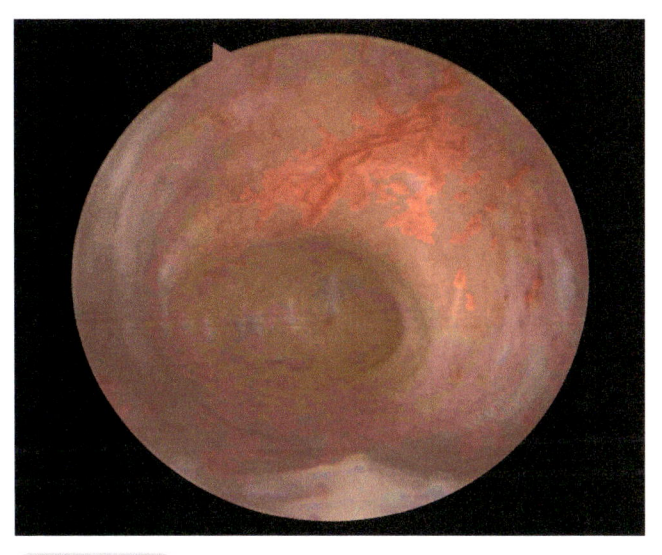

FIGURA 14.15 Caso 8. Hemicavidade direita de útero septado.

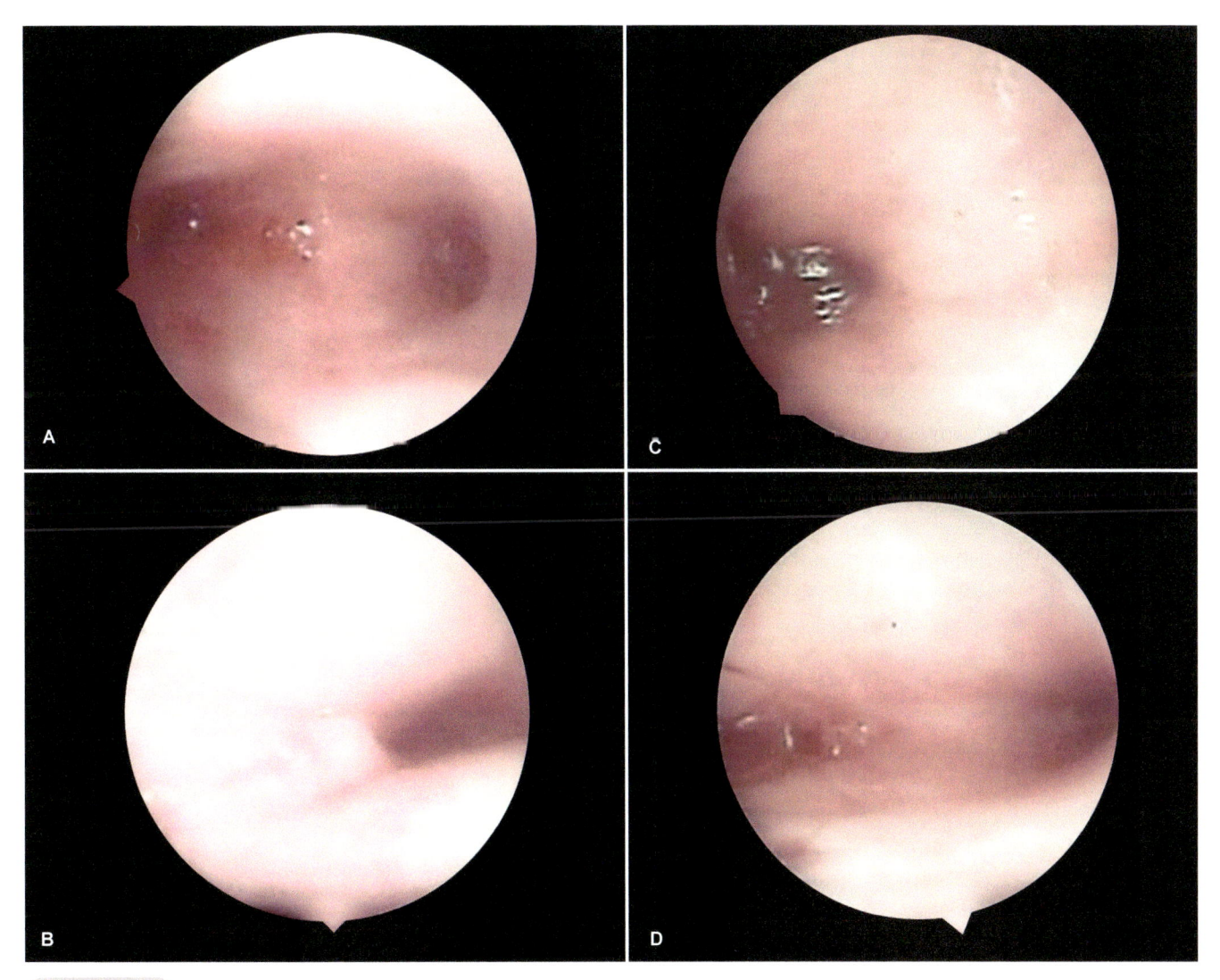

FIGURA 14.16 **A.** Visão do septo formando a bifurcação. **B.** Cavidade direita. **C.** Cavidade esquerda. **D.** Panorâmica da cavidade.

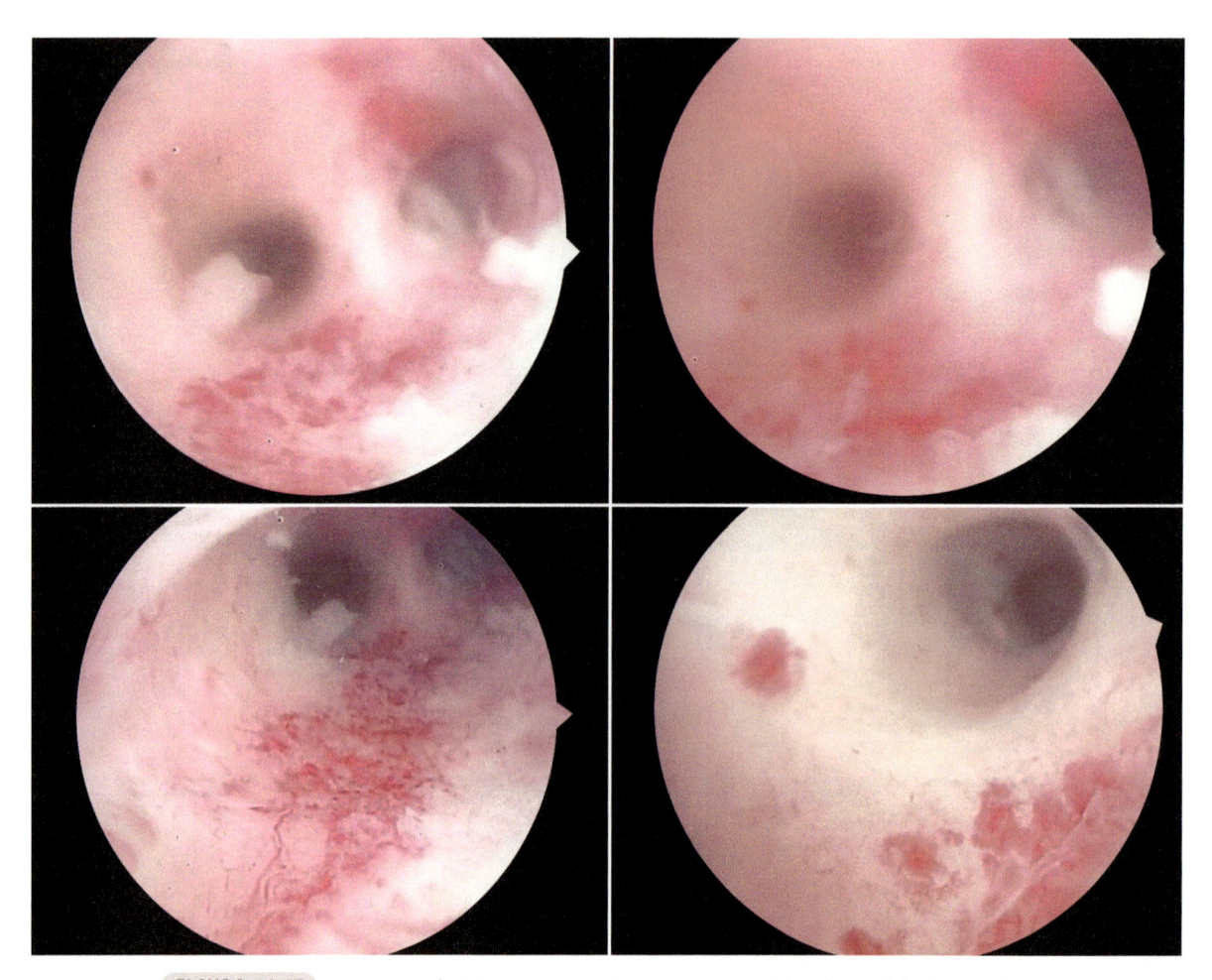

FIGURA 14.17   Imagens de útero com septo em terço médio da cavidade uterina.

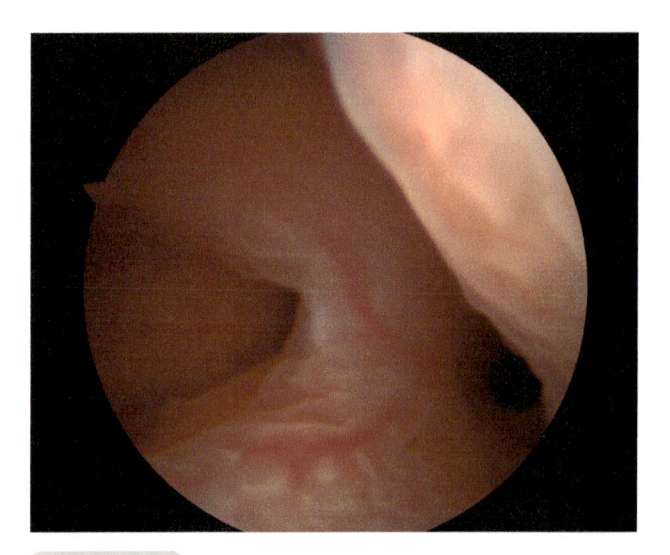

FIGURA 14.18   Septo uterino dividindo a cavidade uterina em duas.

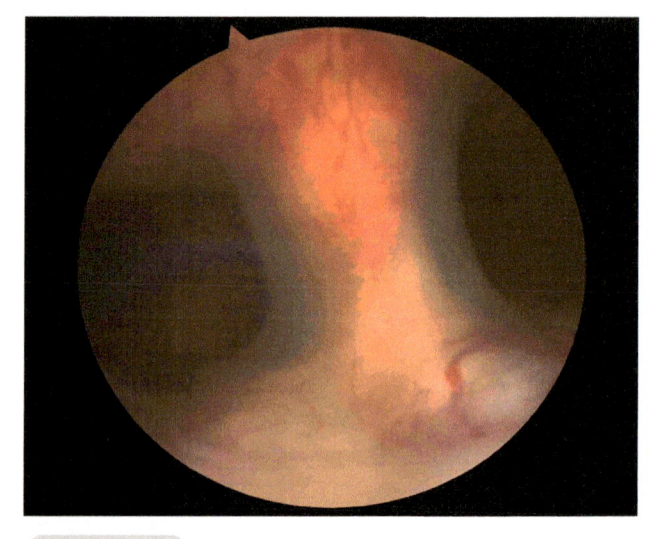

FIGURA 14.19   Septo uterino completo, desde a região íst-mica até o fundo uterino.

VÍDEO

▶ **14.2** Útero com septo parcial em terço superior, com uma angulação entre as regiões cornuais e fundo uterino.

Acesse pelo QR code

Seção E: Vagina e Colo Malformados

Claudio Moura • Licia Gomes • Gisele Ozom

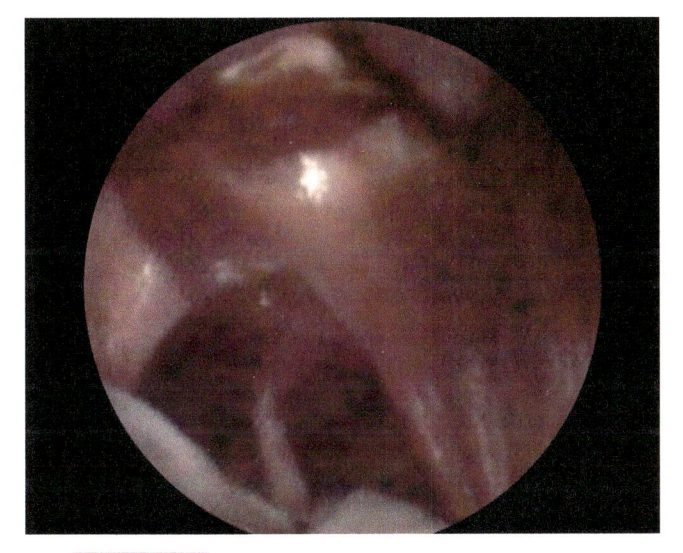

FIGURA 14.20 Duas vaginas e dois colos uterinos.

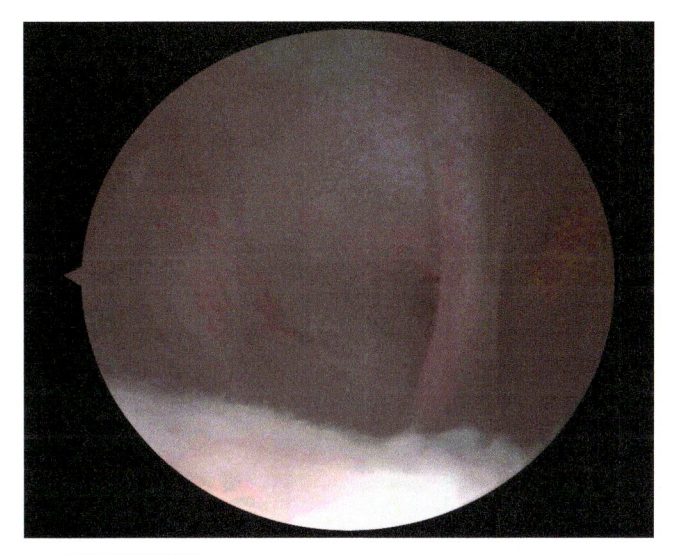

FIGURA 14.21 Septo vaginal e dois colos uterinos.

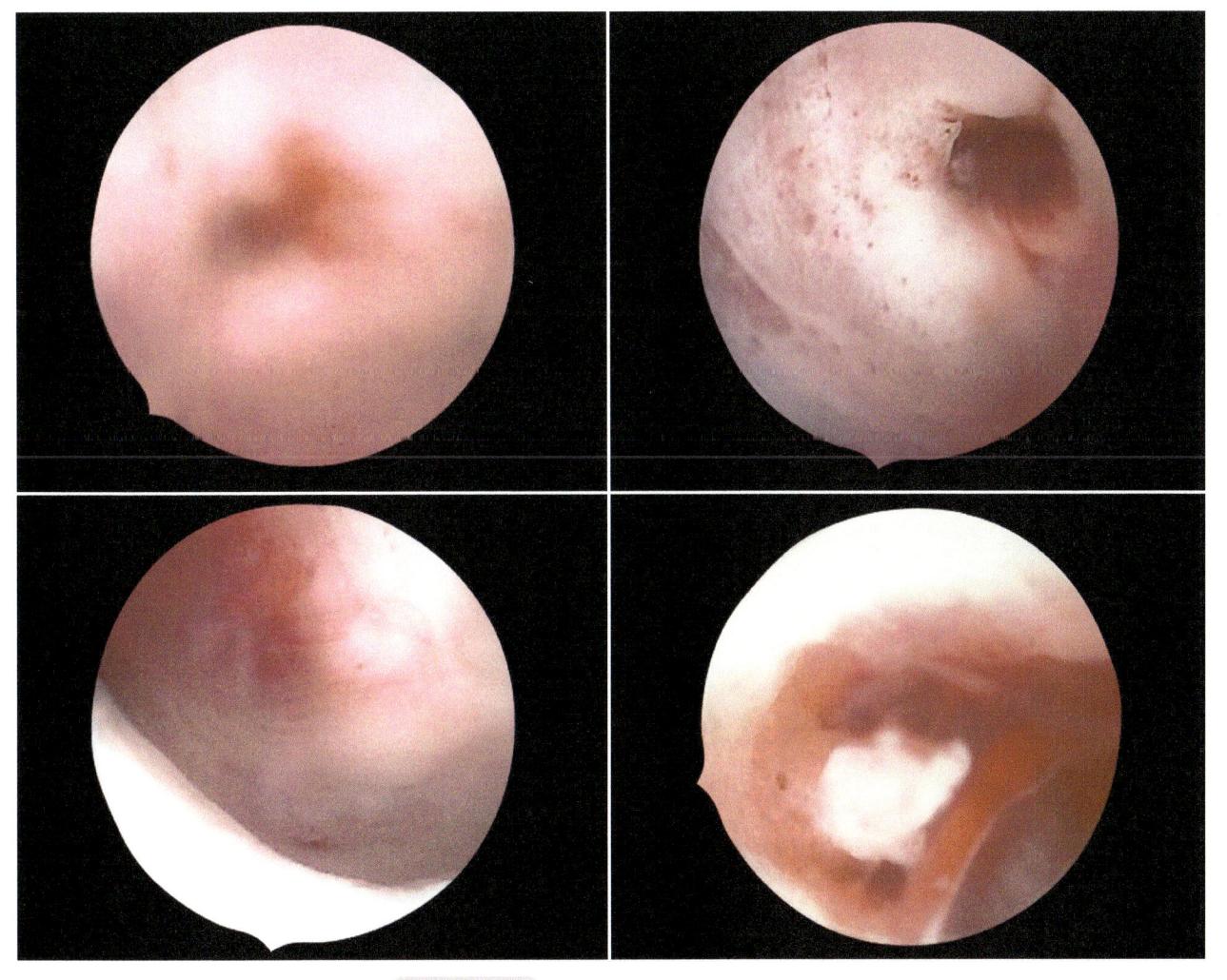

FIGURA 14.22 Colos 1 e 2 e septo vaginal.

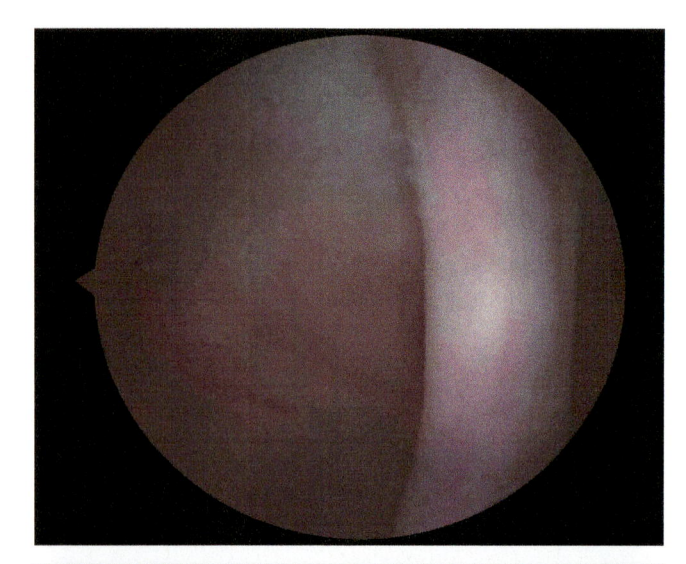

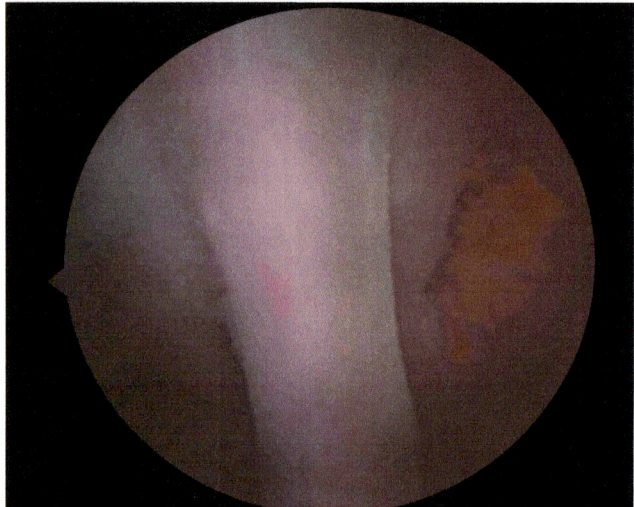

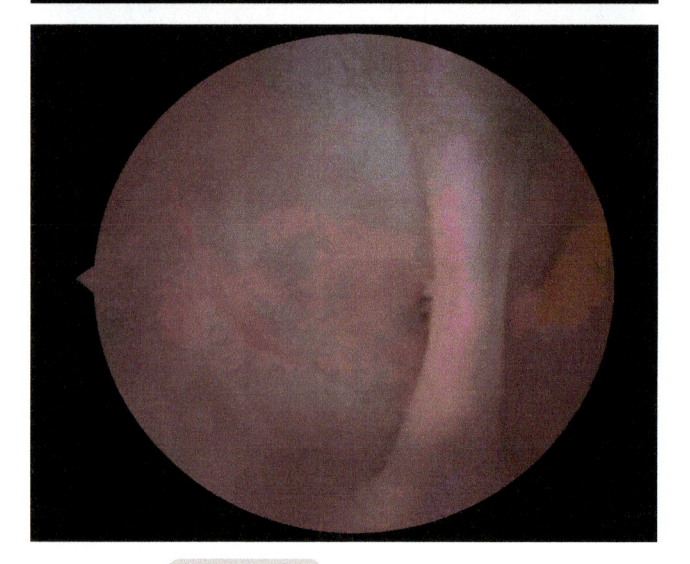

FIGURA 14.23 Septo vaginal.

Referências bibliográficas

1. Crispi CP, et al. Tratado de endoscopia ginecológica: cirurgia minimamente invasiva. 3. ed. Thieme Revinter. 2012;50:711-22.
2. Saravelos SH, et al. Prevalenceand diagnosis of congenital uterine anomalies in women with reproductive failure: a critical appraisal. Hum Reprod Update. 2008;14(5):415-29.
3. Sobrero A, et al. Tubal insuflation and histerosalpingography. Obstet Gynecol. 1961;18:91.
4. Moscovitz T, Alonso L, Tcherniakovsky M. Tratado de histeroscopia: uma viagem pelas lentes do mundo. [São Paulo]: DiLivros. 2021;16:195-210.
5. Lasmar R, Portugal B. Técnica & arte. Thieme Revinter. 2021;22:233-45.

Metaplasia Óssea

Licia Gomes • Claudio Moura • Rafael Camardella Carneiro

A metaplasia óssea, por definição, seria a diferenciação do tecido endometrial de tecido ósseo, ou seja, osteogênese. No entanto, podemos encontrar fragmentos ósseos em forma de lâminas ou ossículos. Ambas as condições, metaplasia óssea e retenção de fragmentos ósseos, têm sua etiologia e patogênese controversas, mas a associação com história prévia de abortamento é frequente (em mais de 80% dos casos).[1] A idade mais frequente é entre 20 e 40 anos.[2]

O quadro clínico pode apresentar:[3,4]

- Secreção vaginal
- Escapes menstruais
- Sangramento uterino anormal
- Dispareunia
- Dor pélvica
- Infertilidade conjugal.

O aspecto histeroscópico de metaplasia óssea ou de fragmentos ósseos é de placas esponjosas, habitualmente finas e espiculadas, superfície áspera que pode lembrar corais e que costuma ser frágil e quebradiça na tentativa de remoção com a pinça histeroscópica. Por vezes, encontramos foco de endometrite na parede contralateral. Podem ser encontrados fragmentos de ossos fetais bem definidos ou amorfos. O tratamento oferecido deve ser preferencialmente por meio da remoção com pinça histeroscópica, realizada em ambiente ambulatorial ou no centro cirúrgico, conforme avaliação do histeroscopista. Porém, quando a placa óssea é profunda, há necessidade de utilização do ressectoscópio. A taxa de recidiva é igualmente frequente, e a prevenção de sinéquia é necessária, por meio de nova histeroscopia de controle entre 30 e 60 dias do procedimento.[1]

As fotos apresentadas a seguir ilustram metaplasia óssea.

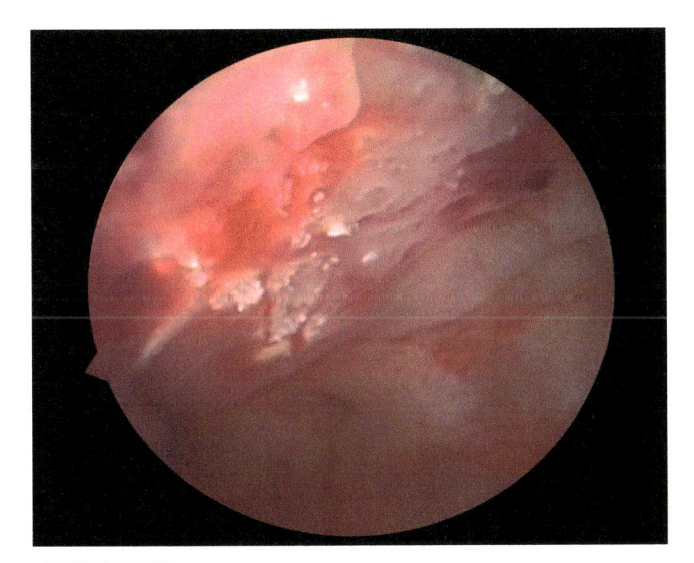

FIGURA 15.1 Metaplasia óssea. Pequenas áreas brancas sobrelevadas, lisas, de limites nítidos e com calcificações.

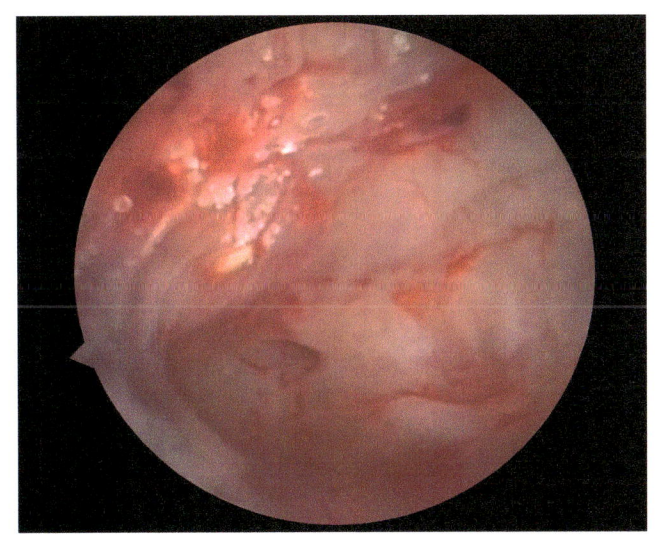

FIGURA 15.2 Metaplasia óssea. Placas finas com bordas denteadas, semelhantes a um banco de coral.

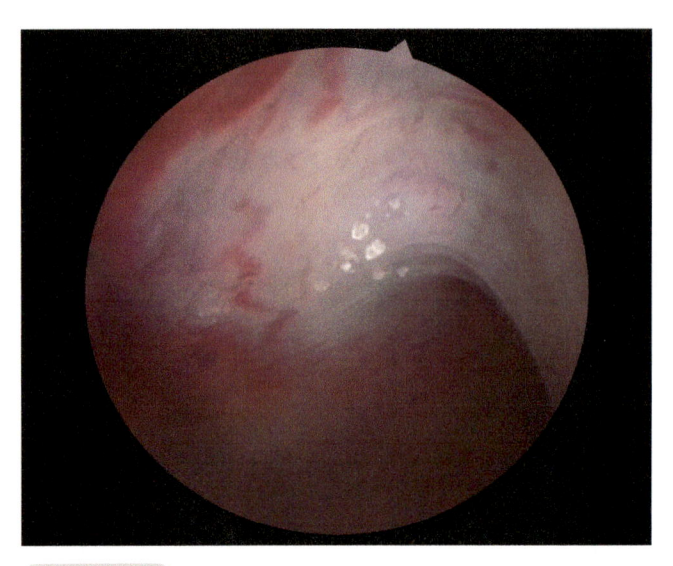

FIGURA 15.3 Metaplasia óssea. Pontilhado esbranquiçado com calcificações.

VÍDEOS

▶ **15.1** Cavidade uterina com diversos pontos de calcificações na parede anterior.

▶ **15.2** Metaplasia óssea. Pontos de calcificações em parede corporal posterior e um pequeno pólipo endometrial na região cornual esquerda.

Acesse pelo QR code

Referências bibliográficas

1. Crispi CP, et al. Tratado de endoscopia ginecológica: cirurgia minimamente invasiva. 3. ed. Thieme Revinter. 2012;45:647-57.
2. Shimizu M, et al. Endometrial ossification in a postmenopausal women. J. Clinic Pathol. 1997;50:171-2.
3. Basu M, et al. Bony fragments in the uterus: an association with secondary subfertility. Ultrasound Obstet Gynecol. 2003;22:402-6.
4. Srofenyoh K, et al. Intrauterine retained fetal bones in a cause of secondary infertility. Ghana Med J. 2006;40(3):105-9.

CAPÍTULO 16

Hipertrofias *versus* Hiperplasias de Endométrio

Claudia Lunard • Licia Gomes

A hipertrofia é um termo utilizado para descrever o aumento do tamanho ou do volume de um tecido ou órgão, consequente ao aumento do tamanho das células que o compõem.

A histeroscopia denominou de "hipertrofia endometrial" uma condição multicausal, cuja característica básica é a existência de aumento na espessura do endométrio em uma ou em ambas as paredes, em comparação à espessura esperada para o mesmo ciclo biológico em que o exame foi realizado, excluindo outras alterações como pólipos endometriais. A nomeação a seguir foi adotada para evitar usar a nomenclatura histopatológica. Ao fim do capítulo, uma nova classificação é apresentada com base na uniformização morfológica visando identificar as lesões precursoras e o câncer do endométrio.

No tocante à extensão do aumento da espessura endometrial, a hipertrofia pode ocorrer em apenas uma região/área da cavidade uterina, considerada hipertrofia focal; ou ocupar toda a extensão da cavidade ou de uma parede, então descrita como hipertrofia difusa.

Quando a hipertrofia endometrial é tão pronunciada e forma dobras ou sulcos/projeções endometriais que assumem um aspecto similar ao dos pólipos, é chamada "hipertrofia polipoide" ou "pseudopolipoide".

Pode-se observar a existência de áreas císticas endometriais no endométrio hipertrófico que caracteriza a hipertrofia cística, podendo ocorrer ou não o aumento do número de glândulas ou do tecido que as separa (estroma).

A hipertrofia cística fica caracterizada pela presença de áreas císticas múltiplas ou cavitações (áreas de falha endometrial), via de regra com aumento vascular circunjacente às áreas cavitadas/císticas, além do frequente aspecto polipoide. De forma concomitante, ocorre mudança da cor habitual do endométrio, que assume uma coloração mais pálida, indicando maior proliferação glandular.

A hipertrofia atípica será a descrição diagnóstica se o aspecto histeroscópico for semelhante ao da hipertrofia cística, mas com a presença de aumento vascular e vascularização atípica (vasos de calibre aumentado, com *stops* e tipo espirais). É possível ocorrer, ainda, aumento do calibre dos vasos superficiais e coexistência de áreas císticas e/ou degeneradas, caracterizadas por áreas amareladas, com perda da continuidade endometrial, com aspecto amolecido e macilento, sugestivo de áreas de necrose concomitante.

A expressão histopatológica das imagens histeroscópicas é mandatória diante das alterações descritas e indica a biópsia endometrial dirigida à área de maior expressão da alteração morfológica, cabendo, como conclusão do laudo, sinalizar a descrição do achado ao clínico. Assim, pode-se encontrar, como resultado da análise anatomopatológica, o endométrio secretor, o endométrio com aumento de estroma e glândulas normais (disfuncional), endométrio iatrogênico (sob o estímulo medicamentoso), hiperplasias sem atipia, hiperplasias atípicas (ou neoplasia intraepitelial endometrial) ou câncer endometrial.

Assim, o termo hipertrofia tem sido utilizado na descrição dos aspectos morfológicos macroscópicos encontrados durante a histeroscopia, sucedidos dos termos atípica, cística ou polipoide na conclusão do exame na descrição do laudo, cabendo à microscopia o diagnóstico diferencial da alteração, como endométrio normal, disfuncional, hiperplasia com ou sem atipias e o adenocarcinoma de endométrio.

A hiperplasia do endométrio é uma das alterações possíveis diante de uma imagem de hipertrofia. Como patologia uterina, representa um espectro de alterações morfológicas caracterizadas predominantemente por um aumento na proporção glândula-estroma endometrial quando comparado ao endométrio proliferativo normal. Os principais sintomas são o sangramento uterino anormal em mulheres na pré e na pós menopausa.

Os fatores de risco são ciclos anovulatórios (fisiologicamente no climatério), síndrome de ovários policísticos, exposição crônica ao estrogênio na menarca precoce com menopausa tardia e na obesidade. Portanto, estão intimamente relacionados aos fatores de risco para adenocarcinoma endometrioide do endométrio. Outros fatores de risco incluem os genéticos, como as síndromes de Lynch e de Cowde.[1]

A Organização Mundial de Saúde (OMS) adotou, em 2014, a classificação vigente que reconhece dois tipos de hiperplasia com base na presença de atipia citológica nuclear:

- Hiperplasia endometrial sem atipia, também conhecida como "hiperplasia endometrial benigna"
- Hiperplasia endometrial atípica/neoplasia intraepitelial endometrial.

Essa distinção reside na presença ou ausência de atipia nuclear, fato particularmente importante porque o manejo das duas condições é distinto.[2]

A hiperplasia endometrial sem atipia constitui uma lesão sem alterações genéticas somáticas significativas, causadas por exposição extensiva ao estrogênio que não é contrabalançada pelos efeitos protetores dos progestágenos. Se os níveis fisiológicos de progesterona forem retomados ou se as progesteronas terapêuticas forem usadas, as alterações hiperplásicas regridirão e o endométrio tornar-se-á saudável novamente, na maioria dos casos. Raramente progride para o adenocarcinoma do endométrio.[1]

O significado clínico da hiperplasia reside no risco associado de progressão para câncer de endométrio tipo endometrioide em até 29 vezes. Isto é, as formas atípicas de hiperplasia endometrial são consideradas lesões pré-malignas, fato ratificado em recentes revisões sistemáticas e metanálises.[3,4]

Embora o advento da biópsia endometrial em consultório com ou sem histeroscopia tenha modificado radicalmente a abordagem, a falta de concordância sobre a acurácia diagnóstica permanece relevante. Por outro lado, um número significativo de mulheres com hiperplasia endometrial atípica/ neoplasia intraepitelial endometrial ou câncer de endométrio está em idade reprodutiva; sendo assim, uma abordagem diagnóstica e terapêutica que preserve a fertilidade deve ser considerada.[2]

Portanto, é imperioso discernir as hiperplasias. Os sistemas de classificação histopatológica tradicionais exibem graus amplos e variados de reprodutibilidade diagnóstica; como consequência, o manejo padronizado do paciente pode ser um desafio. Essa questão é importante ao avaliar o risco concomitante ou futuro do câncer de endométrio em mulheres com hiperplasia atípica. De fato, pode ser difícil distinguir histopatologicamente a hiperplasia atípica e o câncer de endométrio. Essas dificuldades diagnósticas podem levar a subdiagnóstico em quase um terço dos espécimes[5], uma sobreposição significativa. Tem-se tentado o diagnóstico auxiliado por inteligência artificial (IA) supervisionada para detectar imagens histológicas endometriais com base em aprendizado de máquina e aprendizado profundo. Esse método tem sido promissor por ser capaz de ajudar os patologistas a diagnosticar lesões endometriais na prática clínica e melhorar a precisão e a eficiência do rastreamento de lesões precursoras do câncer de endométrio, com desempenho superior ao grupo-controle humano. Dessa maneira, a reprodutibilidade diagnóstica e a precisão podem ser alcançadas, oportunizando manejo e cuidado seguros.[6]

A histeroscopia ambulatorial é uma ferramenta importante com possibilidade de obtenção de amostra endometrial altamente potente, precisa e ratificada por revisão sistemática. Ela tem sensibilidade de 78% e especificidade de 96% no diagnóstico de neoplasia intraepitelial endometrial. Desse modo, a técnica é o padrão ouro para o diagnóstico de alterações neoplásicas do endométrio, oportunizando uma visualização clara da cavidade uterina e a identificação de lesões focais, que podem ser biopsiadas e/ou completamente removidas sob visualização direta.[2]

Ante o exposto em epígrafe, ampliar a sensibilidade do método e garantir a sua acurácia significa, também, reduzir vieses de interpretação e impulsionar a busca por padronizar os aspectos diagnósticos da histeroscopia. Assim, Ianieri et al.,[7] com base nas aparências macroscópicas do endométrio ampliadas pelo instrumental histeroscópico, propuseram um sistema de pontuação a partir de oito componentes: um modelo de análise multivariada ordinal, cuja frequência foi estudada em validar os diagnósticos de endométrio normal, hiperplasia sem atipia ou de baixo risco de câncer, hiperplasia atípica ou com alto risco de câncer (neoplasia intraepitelial endometrial) e o câncer de endométrio. Foram analisadas imagens de vasos atípicos, espessamento endometrial generalizado e irregular, orifícios glandulares dilatados, desintegração de neoplasia endometrial, múltiplos pólipos endometriais, aspecto irregular do pólipo, crescimento de aspectos cerebroides e arborescentes e coloração endometrial irregular (Tabela 16.1).

Para os critérios elencados, foi atribuída uma pontuação que demonstrou sensibilidade e especificidade, respectivamente: 77,1 e 80% para o endométrio normal; 48,7 e 82,5% para hiperplasia sem atipias; no diagnóstico de hiperplasia atípica, a imagem no sistema de pontuação alcançou 63,3 e 90,4%, respectivamente; para as imagens de câncer, a sensibilidade e a especificidade foram de 95,4 e 98,2%. Os valores preditivos negativos chamaram a atenção e foram 80% para o endométrio normal, 73,5% para hiperplasia sem atipias, 97% para aquelas com atipias (neoplasia intraepitelial endometrial) e 99,5% para o adenocarcinoma.

Diante da certeza de que, até o momento, a histeroscopia ambulatorial é uma excelente arma de informação descritiva, é fundamental ter a terminologia padronizada. Com base nessas premissas, as categorias morfológicas utilizadas por Ianieri et al.[7] foram agrupadas no propósito de compor 5 categorias terminológicas descritas por Moskowitz et al.[8], sumarizadas (Tabela 16.2):

1. Cavidade Uterina Normal (NUC).
2. Neoplasia Endometrial de Baixo Risco (LoREN).
3. Neoplasia Endometrial de Alto Risco (HiREN).
4. Câncer de Endométrio (CE).
5. Neoplasia Endometrial Atípica de Significado Indeterminado (AENUS).

VÍDEOS

▶ **16.1** Imagem escura devido a sangue acumulado, endométrio espessado pseudopolipoide, lembrando dunas, devido ao seu crescimento em espaço intracavitário.

▶ **16.2** Pólipo endocervical e hipertrofia poliposa em cavidade uterina.

Acesse pelo QR code

TABELA 16.1 Resultado dos estudos de Ianieri et al.,[7] culminando na proposição de sistema de pontuação de terminologia histeroscópica padronizada de acordo com o histopatológico final.

	Categorias Diagnósticas e Pontuação				
Variáveis	Endométrio normal (n [%])	Hiperplasia endometrial (n [%])	Hiperplasia endometrial atípica (neoplasia intraepitelial endometrial) (n [%])	Câncer de endométrio (n [%])	Pontuação
Vasos atípicos	0 (0)	21 (13,1)	18 (60)	43 (97,7)	7
Espessamento endometrial generalizado e irregular	38 (18,9)	51 (31,9)	18 (60)	32 (72,7)	2
Orifícios glandulares dilatados	16(8)	30 (18,8)	7 (23,3)	2 (4,5)	2
Desintegração de neoplasia endometrial (necrose? fibrina?)	0 (0)	0 (0)	2 (6,7)	26 (59,1)	6
Múltiplos pólipos endometriais	20 (10)	38 (23,8)	12 (40)	14 (31,8)	2
Pólipo com aspecto irregular	18 (9)	56 (35)	18 (60)	16(36,4)	3
Endométrio com crescimento de aspectos cerebroides e arborescentes	0 (0)	0 (0)	2 (6,7)	33(75)	14
Endométrio de coloração irregular	24(11,9)	59 (36,9)	21(70)	38(86,4)	4
Número de pacientes avaliadas	201	160	30	44	

Critérios descritivos macroscópicos. A pontuação varia de 0-40. Pontuação > 2: Hiperplasia sem atipia; > 7: Hiperplasia atípica; > 16: Câncer de endométrio.

TABELA 16.2 Categorização morfológica histeroscópica a partir da terminologia padronizada por Ianieri et al.[7] e descrita por Moscowitz et al.[8]

Variáveis	NUC	LoREN	HiREN	CE	AENUS
Superfície endometrial	Clara, bem definida	Polipoide, amolecida e de cor rosada	Irregular, cavitações endometriais, áreas císticas e com aspecto polipoide irregular, em geral múltiplo	Endométrio com crescimento de aspectos cerebroides e arborescentes	Endométrio polipoide com áreas de mudança brusca de aspecto não observados nos outros tipos, mas anormal
Regularidade e integridade	Presente	Irregular, com aspecto polipoide ou pseudopolipoide	Desintegração de superfície endometrial (necrose? fibrina?)	Desintegração de superfície endometrial (necrose? fibrina?)	Desintegração de superfície endometrial, áreas endometriais enrijecidas ao toque, pseudopolipoides ou não
Cor (quando realizada 1ª fase do ciclo)	Dentro do esperado, em geral rosada	Rosada	Endométrio de coloração irregular com tendência ao aspecto branco (varia de branco a cinza)	Irregular, branca, nacarada ou acinzentada, com áreas de necrose em fio de doce	Variável em áreas branco-acinzentadas e amareladas
Orifícios glandulares	Visíveis, com aspecto bem definido e claro, com disposição regular e equidistantes na superfície	Aumentado com distribuição irregular em número e vários formatos, dificuldade de identificar óstios	Ausentes	Ausentes	Ausentes
Vasos	Normais	Aumentados	Anormais, com tipo saca-rolha, com *stops*	Anormais, com tipo saca-rolha, com *stops*, sem revestimento endometrial (nus), fazendo pontes entre áreas polipoides de endométrio e com aspecto glomerular	Anormais, atípicos

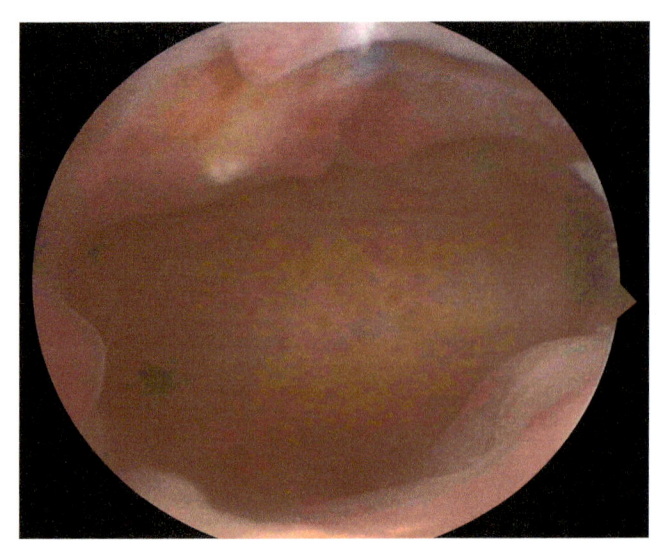

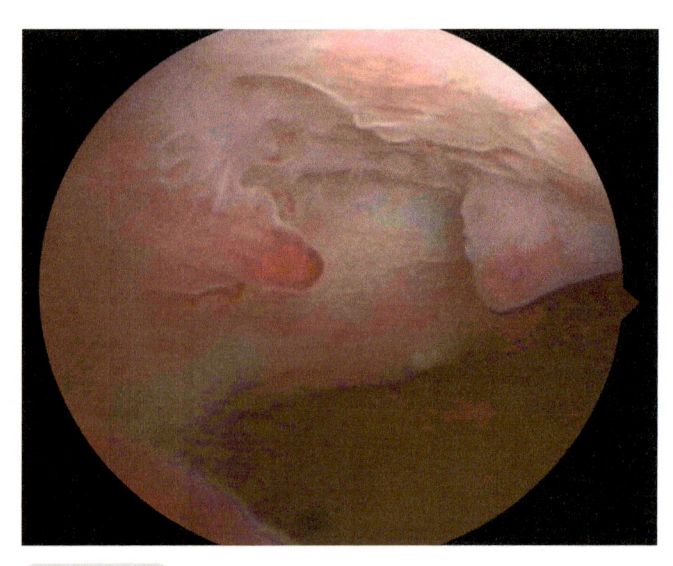

FIGURA 16.1 Cavidade uterina com o endométrio com relevo irregular, com áreas mais espessadas, sem evidência de vascularização superficial.

FIGURA 16.2 Endométrio espessado, relevo irregular, sem individualizar pontilhado glandular ou vascularização superficial.

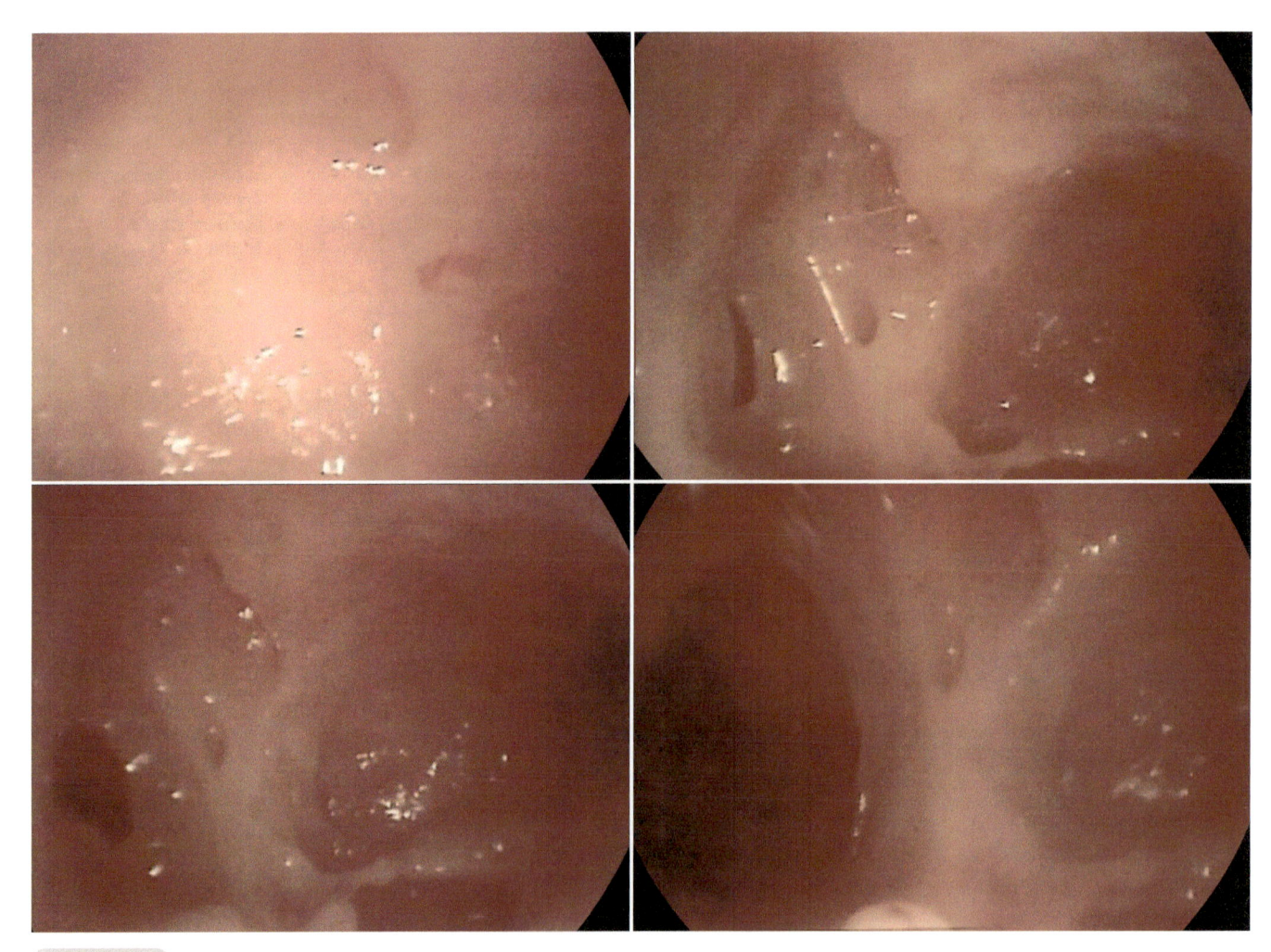

FIGURA 16.3 Hipertrofia endometrial complexa, com sinéquias formando sublojas, sem aumento da vascularização superficial (confirmado pelo histopatológico).

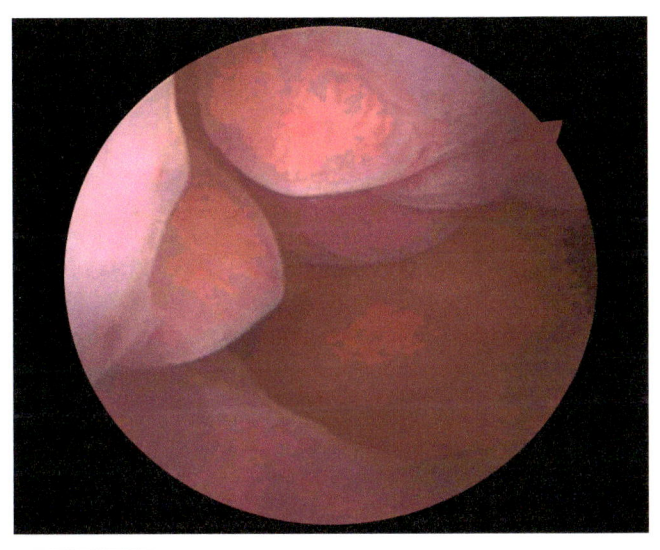

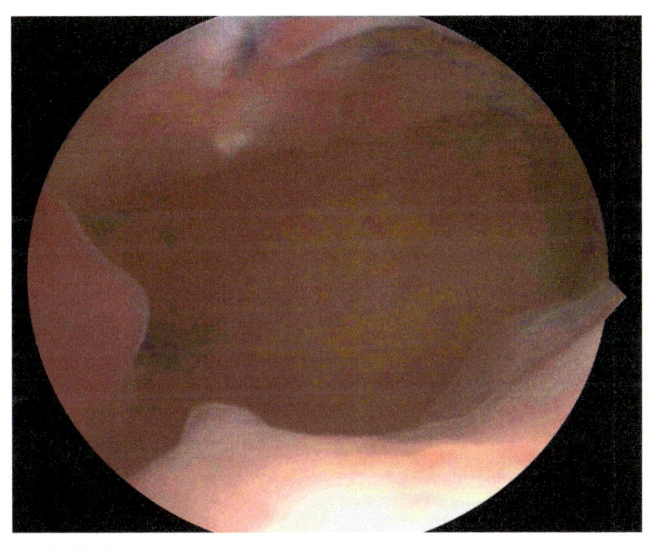

FIGURA 16.4 Hipertrofia endometrial. Endométrio com superfície irregular, ocupando a luz da cavidade uterina, com lesões pseudopolipoides.

FIGURA 16.5 Hipertrofia endometrial. Endométrio com a superfície irregular, com abaulamentos e retrações, sugerindo lesões pseudopolipoides sem atipia vascular.

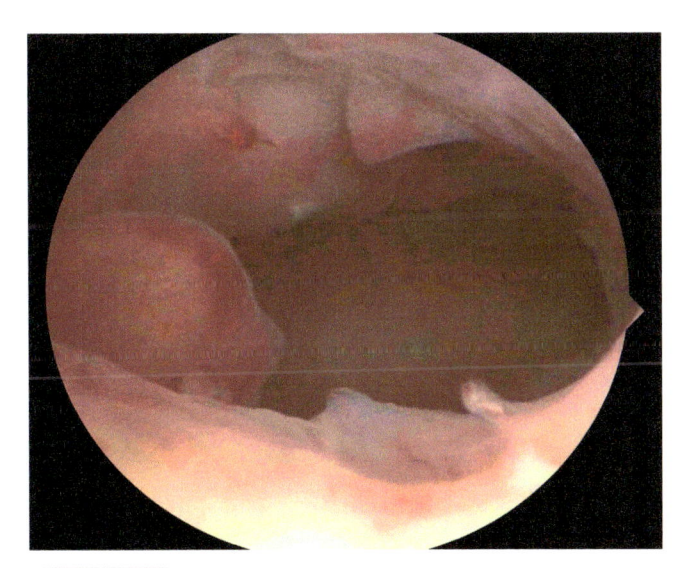

FIGURA 16.6 Hipertrofia endometrial, endométrio com a superfície irregular pseudopolipoide, com alguma hiperemia focal, mas sem atipias vasculares.

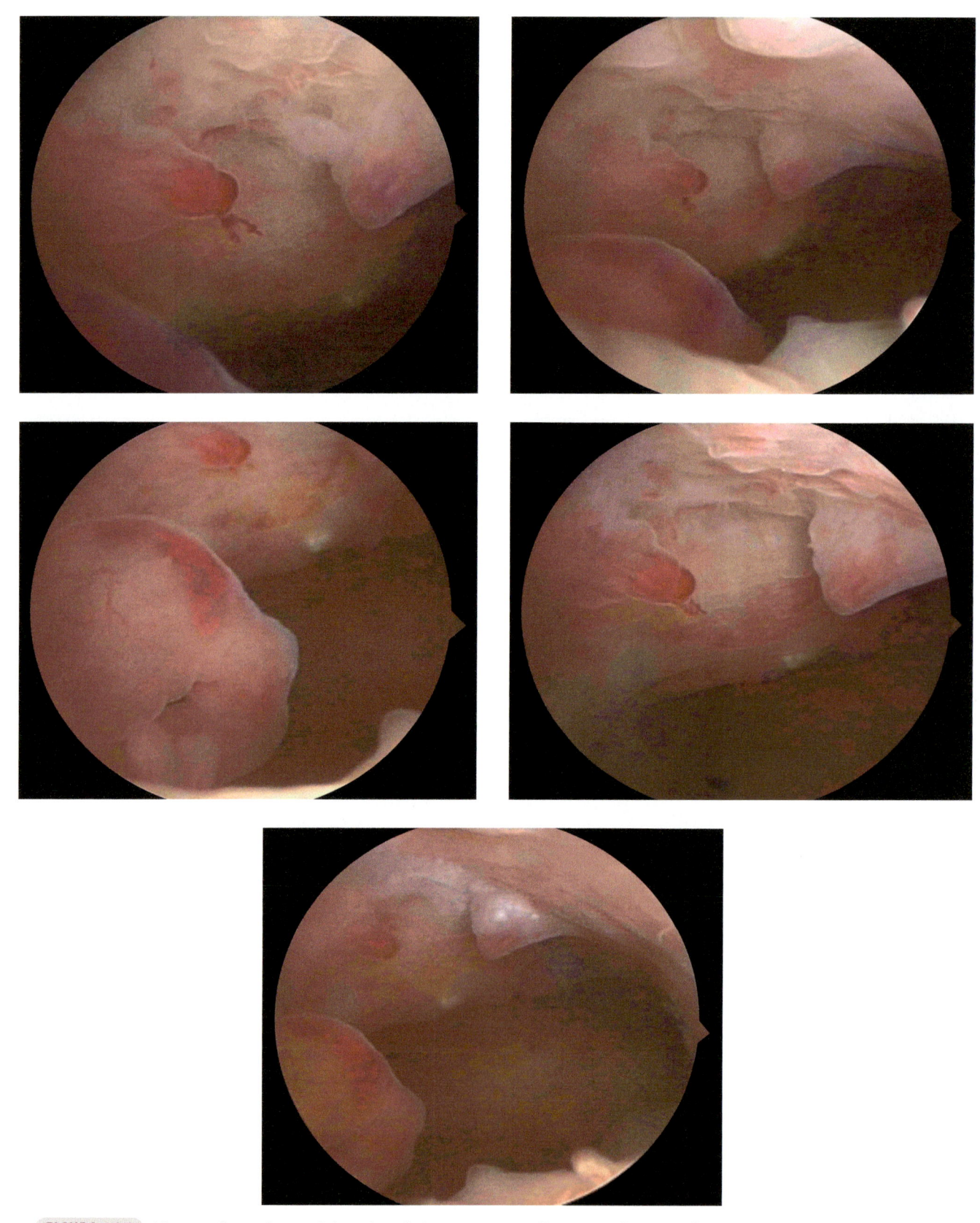

FIGURA 16.7 Hipertrofia endometrial, endométrio com a superfície irregular, pseudopolipoide sem atipia vascular.

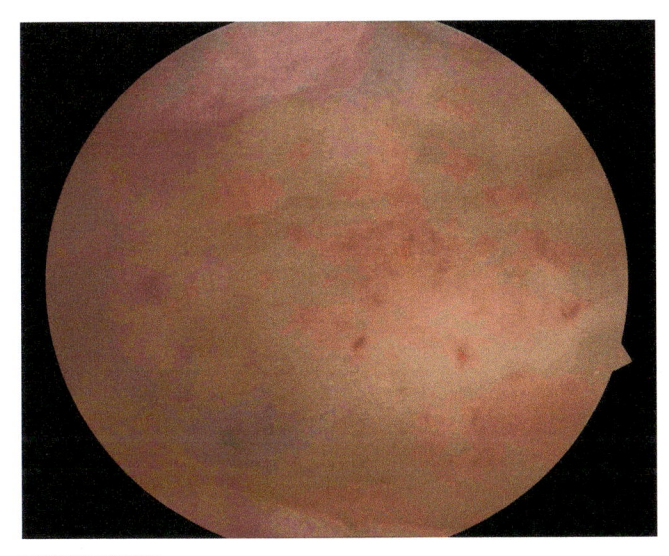

FIGURA 16.8 Hipertrofia endometrial sem atipias. Diversas formações pseudopolipoides.

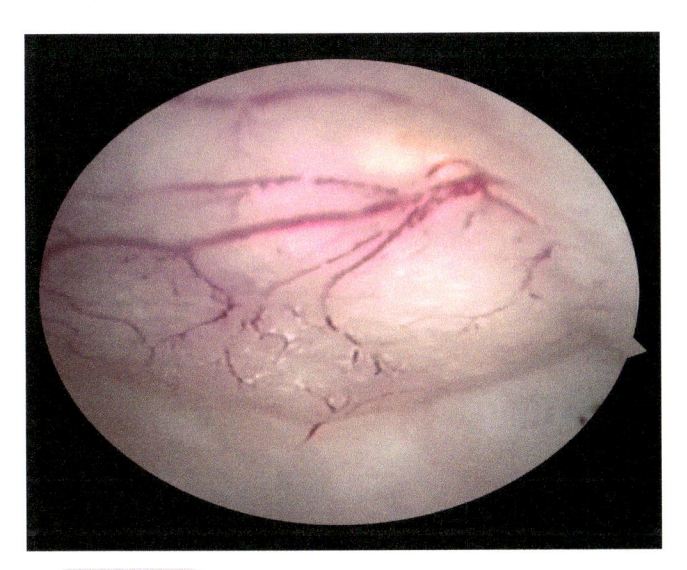

FIGURA 16.9 Lesão polipoide com atipia vascular.

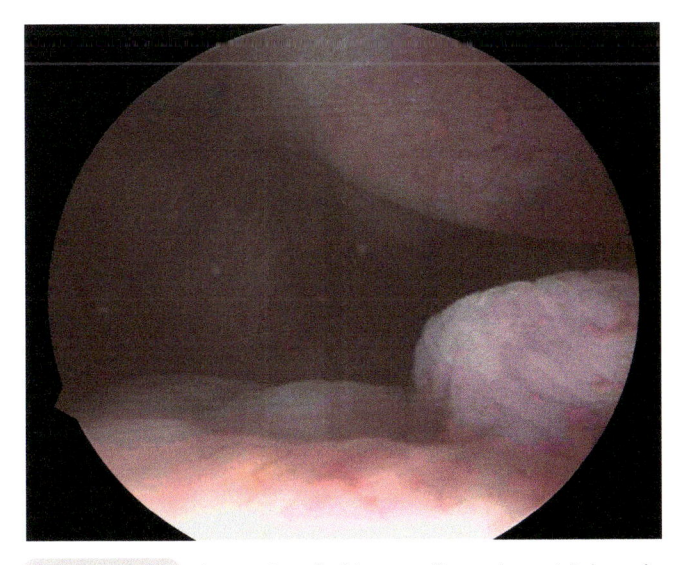

FIGURA 16.10 Sugestivo de hipertrofia endometrial, endométrio com abaulamentos e lesões pseudopoliposas, com pouca vascularização superficial.

Referências bibliográficas

1. Nees LK, Heublein S, Steinmacher S, Juhasz-Böss I, Brucker S, Tempfer CB, et al. Endometrial hyperplasia as a risk factor of endometrial cancer. Arch Gynecol Obstet. 2022 Aug;306(2):407-21.
2. Vitale SG, Riemma G, Carugno J, Chiofalo B, Vilos GA, Cianci S, et al. Hysteroscopy in the management of endometrial hyperplasia and cancer in reproductive aged women: new developments and current perspectives. Transl Cancer Res. 2020 Dec;9(12):7767-77. doi: 10.21037/tcr-20-2092. PMID: 35117379; PMCID: PMC8799018.
3. Zhao F, Dong D, Du H, Guo Y, Su X, Wang Z, et al. Diagnosis of endometrium hyperplasia and screening of endometrial intraepithelial neoplasia in histopathological images using a global-to-local multi-scale convolutional neural network. Comput Methods Programs Biomed. 2022 Jun;221:106906. doi: 10.1016/j.cmpb.2022.106906. Epub 2022 May 24. PMID: 35671602.
4. Doherty MT, Sanni OB, Coleman HG, Cardwell CR, McCluggage WG, Quinn D, et al. Concurrent and future risk of endometrial cancer in women with endometrial hyperplasia: A systematic review and meta-analysis. PLoS One. 2020; Apr 28;15(4):e0232231. doi: 10.1371/journal.pone.0232231. PMID: 32343732; PMCID: PMC7188276.
5. Trimble CL, Kauderer J, Zaino R, Silverberg S, Lim PC, Burk JJ 2nd, Alberts D, et al. Concurrent endometrial carcinoma in women with a biopsy diagnosis of atypical endometrial hyperplasia: a Gynecologic Oncology Group study. Cancer. 2006; 106(4):812–9.
6. Litta P, Merlin F, Saccardi C, Pozzan C, Sacco G, Fracas M, et al. Role of hysteroscopy with endometrial biopsy to rule out endometrial cancer in postmenopausal women with abnormal uterine bleeding. Maturitas. 2005 Feb 14;50(2):117-23 p. doi: 10.1016/j.maturitas.2004.05.003. PMID: 15653009.
7. Ianieri MM, Staniscia T, Pontrelli G, Di Spiezio Sardo A, Manzi FS, Recchi M, et al. A New Hysteroscopic Risk Scoring System for Diagnosing Endometrial Hyperplasia and Adenocarcinoma. J Minim Invasive Gynecol. 2016 Jul-Aug;23(5):712-8. doi: 10.1016/j.jmig.2016.02.017. Epub 2016 Mar 3. PMID: 26940400.
8. Moscovitz T, Alonso L, Tcherniakovsky M. Tratado de histeroscopia: uma viagem pelas lentes do mundo. [São Paulo]: DiLivros. 2021;16:297-313.

Bibliografia

ACOG committee opinion no. 557: Management of acute abnormal uterine bleeding in nonpregnant reproductive-aged women. Obstet Gynecol. 2013 Apr;121(4):891-6. doi: 10.1097/01.AOG.0000428646.67925.9a. PMID: 23635706.

Bourdel N, Chauvet P, Tognazza E, Pereira B, Botchorishvili R, Canis M. Sampling in atypical endometrial hyperplasia: which method results in the lowest underestimation of endometrial cancer? A systematic review and meta-analysis. J Minim Invasive Gynecol. 2016 Jul-Aug;23(5):692-701. doi: 10.1016/j.jmig.2016.03.017. Epub 2016 Apr 4. PMID: 27058769.

Clarke MA, Long BJ, Sherman ME, Lemens MA, Podratz KC, Hopkins MR, Ahlberg LJ, Mc Guire LJ, Laughlin-Tommaso SK, Bakkum-Gamez JN, Wentzensen N. Risk assessment of endometrial cancer and endometrial intraepithelial neoplasia in women with abnormal bleeding and implications for clinical management algorithms. Am J Obstet Gynecol. 2020 Oct;223(4):549.e1-549.e13. doi: 10.1016/j.ajog.2020.03.032. Epub 2020 Apr 5. PMID: 32268124; PMCID: PMC7529796.

Clark TJ, Voit D, Gupta JK, Hyde C, Song F, Khan KS. Accuracy of hysteroscopy in the diagnosis of endometrial cancer and hyperplasia: a systematic quantitative review. JAMA. 2002;288(13):1610-21.

Cramer SF, Heller DS. A review and reconsideration of nonneoplastic myometrial pathology. Int J Surg Pathol. 2018 Apr;26(2):104-19. doi: 10.1177/1066896917748194. Epub 2017 Dec 18. PMID: 29254394.

Crisp CP. Tratado de videoendoscopia ginecológica. 3. ed. Atheneu; 2011. 1003-19.

Crosbie EJ, Kitson SJ, McAlpine JN, Mukhopadhyay A, Powell ME, Singh N. Endometrial cancer. Lancet. 2022 Apr 9;399(10333):1412-28. doi: 10.1016/S0140-6736(22)00323-3. PMID: 35397864.

Deneris A. PALM-COEIN Nomenclature for abnormal uterine bleeding. J Midwifery Womens Health. 2016 May;61(3):376-9. doi: 10.1111/jmwh.12440. Epub 2016 Mar 11. PMID: 26969858.

Dijkhuizen FP, Mol BW, Brölmann HA, Heintz AP. The accuracy of endometrial sampling in the diagnosis of patients with endometrial carcinoma and hyperplasia: a meta-analysis. Cancer. 2000 Oct 15;89(8):1765-72. PMID: 11042572.

Dueholm M, Hjorth IM, Secher P, Jørgensen A, Ørtoft G. Structured Hysteroscopic Evaluation of Endometrium in Women With Postmenopausal Bleeding. J Minim Invasive Gynecol. 2015 Nov-Dec;22(7):1215-24. doi: 10.1016/j.jmig.2015.06.018. Epub 2015 Jun 30. PMID: 26140830.

Gkrozou F, Dimakopoulos G, Vrekoussis T, Lavasidis L, Koutlas A, Navrozoglou I, Stefos T, Paschopoulos M. Hysteroscopy in women with abnormal uterine bleeding: a meta-analysis on four major endometrial pathologies. Arch Gynecol Obstet. 2015 Jun;291(6):1347-54. doi: 10.1007/s00404-014-3585-x. Epub 2014 Dec 19. PMID: 25524536.

Harika B, Subbaiah M, Maurya DK. Diagnostic accuracy of hysteroscopic scoring system in predicting endometrial malignancy and atypical endometrial hyperplasia. J Midlife Health. 2021 Jul-Sep;12(3):206-10. doi: 10.4103/jmh.jmh_246_20. Epub 2021 Oct 16. PMID: 34759702; PMCID: PMC8569455.

Hefler-Frischmuth K, Hirtl-Goergl E, Unterrichter V, Lafleur J, Brunnmayr-Petkin G, Moinfar F, Hefler L. One-stop clinical assessment of risk for endometrial hyperplasia (OSCAR-Endo): a fast-track protocol for evaluating endometrial pathologies. Arch Gynecol Obstet. 2017 Apr;295(4):959-64. doi: 10.1007/s00404-017-4326-8. Epub 2017 Mar 6. PMID: 28265757.

Kender EN, Basaran D, Salman C. Comparison of endometrial cancer risk in patients with endometrial precancerous lesions: WHO 1994 vs EIN classification. J Obstet Gynaecol. 2022 May;42(4):692-5. doi: 10.1080/01443615.2021.1943338. Epub 2021 Aug 20. PMID: 34415826.

Kolhe S. Management of abnormal uterine bleeding – focus on ambulatory hysteroscopy. Int J Womens Health. 2018 Mar 22;10:127-36. doi: 10.2147/IJWH.S98579. PMID: 29606892; PMCID: PMC5868607.

Lasmar R, Portugal B. Técnica & arte. Thieme Revinter, 2021.

Lécuru F, Le Frère BMA, Bats AS, Tulpin L, Metzger U, Olschwang S, Laurent-Puig P. Performance of office hysteroscopy and endometrial biopsy for detecting endometrial disease in women at risk of human non-polyposis colon cancer: a prospective study. Int J Gynecol Cancer. 2008 Nov-Dec;18(6):1326-31. doi: 10.1111/j.1525-1438.2007.01183.x. Epub 2008 Jan 23. PMID: 18217965.

Li JXL, Chan F, Johansson CYM. Can a higher endometrial thickness threshold exclude endometrial cancer and atypical hyperplasia in asymptomatic postmenopausal women? A systematic review. Aust N Z J Obstet Gynaecol. 2022 Apr;62(2):190-7. doi: 10.1111/ajo.13472. Epub 2022 Jan 7. PMID: 34994399.

Loyola A. Manual e atlas de histeroscopia e microcolposcopia. 1998;79-86.

Marnach ML, Laughlin-Tommaso SK. Evaluation and management of abnormal uterine bleeding. Mayo Clin Proc. 2019 Feb;94(2):326-35. doi: 10.1016/j.mayocp.2018.12.012. PMID: 30711128.

Mendoza RHC, Ortíz HC. Hipertrofia difusa del miometrio. Causa de sangrado uterino anormal. Estudio clinicopatológico de cuatro casos y análisis de la literatura [Diffuse myometrial hypertrophy. Cause of abnormal uterine bleeding. Clinico-pathological study of 4 cases and review of the literature]. Ginecol Obstet Mex. 1999 Aug;67:370-3. Spanish. PMID: 10504789.

Munro MG. Practical aspects of the two FIGO systems for management of abnormal uterine bleeding in the reproductive years. Best Pract Res Clin Obstet Gynaecol. 2017 Apr;40:3-22. doi: 10.1016/j.bpobgyn.2016.09.011. Epub 2016 Oct 1. PMID: 27836285.

Oaknin A, Bosse TJ, Creutzberg CL, Giornelli G, Harter P, Joly F, Lorusso D, Marth C, Makker V, Mirza MR, Ledermann JA, Colombo N. ESMO guidelines committee. Electronic address: clinicalguidelines@esmo.org. Endometrial cancer: ESMO clinical practice guideline for diagnosis, treatment and follow-up. Ann Oncol. 2022 Sep;33(9):860-77. doi: 10.1016/j.annonc.2022.05.009. Epub 2022 Jun 8. PMID: 35690222.

Ring KL, Mills AM, Modesitt SC. Endometrial hyperplasia. Obstet Gynecol. 2022 Dec 1;140(6):1061-75. doi: 10.1097/AOG.0000000000004989. Epub 2022 Nov 2. PMID: 36357974.

Sanderson PA, Critchley HO, Williams AR, Arends MJ, Saunders PT. New concepts for an old problem: the diagnosis of endometrial hyperplasia. Hum Reprod Update. 2017 Mar 1;23(2):232-54. doi: 10.1093/humupd/dmw042. PMID: 27920066; PMCID: PMC5850217.

Tinelli A, Pacheco LA, Haimovich S. Hysteroscopy, Ed.Springer, 2018. ISBN 3319575597, ISBN 9783319575599

van Hanegem N, Prins MM, Bongers MY, Opmeer BC, Sahota DS, Mol BW, Timmermans A. The accuracy of endometrial sampling in women with postmenopausal bleeding: a systematic review and meta-analysis. Eur J Obstet Gynecol Reprod Biol. 2016 Feb;197:147-55. doi: 10.1016/j.ejogrb.2015.12.008. Epub 2015 Dec 19. PMID: 26748390.

Yao Y, Lv W, Xie X, Cheng X. The value of hysteroscopy and transvaginal ultrasonography in the diagnosis of endometrial hyperplasia: a systematic review and meta-analysis. Transl Cancer Res. 2019 Aug;8(4):1179-87. doi: 10.21037/tcr.2019.06.33. PMID: 35116860; PMCID: PMC8799259.

Neoplasias do Corpo Uterino

Claudia Lunard • Licia Gomes

O câncer de endométrio é a quarta neoplasia maligna mais comum em mulheres, com aproximadamente 382 mil novos casos diagnosticados a cada ano em todo o mundo. Segundo estimativa de 2018,[1] ocorre majoritariamente entre mulheres de 65 a 75 anos de idade. A mortalidade é baixa, com uma média 1,9% ao ano, mas vem aumentando e tem sido atribuída principalmente ao aumento da prevalência de obesidade. Geralmente, no momento do diagnóstico, cerca de 80% das condições malignas estão confinadas ao útero, que apresentam sangramento pós-menopausa, o sinal mais frequente, o que leva à detecção precoce.

Com relação aos fatores de risco, a exposição prolongada a estrogênio é o principal fator, que está presente nas situações de nuliparidade, menarca precoce e menopausa tardia, na terapia de reposição hormonal, sobretudo sem oposição do progestogênio como na síndrome de ovário policístico e no uso de tamoxifeno. A condição de obesidade é a principal responsável representante como fator de risco independente e que corrobora para o aumento do estrogênio sem oposição – estrona.[2] Os outros fatores de risco incluem história familiar de câncer de endométrio, câncer de ovário ou câncer de mama e pacientes com câncer colorretal sem polipose ou síndrome de Lynch.[3] Além disso, são fatores de risco a hipertensão e hiperinsulinemia/diabetes melito tipo 2.

O câncer do corpo do útero geralmente surge no revestimento epitelial da cavidade uterina, o endométrio. O miométrio é, em geral, sede da primeira extensão local dessa neoplasia maligna. A extensão metastática é regional por frequência, estando a vagina e os ovários como os mais frequentemente envolvidos, seguidos dos pulmões. Os cânceres que surgem no estroma e nos tecidos musculares do miométrio não são aqui considerados, porque não são objeto de avaliação contumaz da histeroscopia.[1]

Segundo a Classificação de Tumores da OMS de 2020,[4] os tipos histológicos podem ser: carcinoma endometrioide contemplando os seus variantes (escamoso, secretor, viloglandular e ciliar), os adenocarcinomas (mucinoso, seroso e de células claras), neuroendócrinos, tipo indiferenciado e os mistos (que podem conter vários tipos com 10% de cada tipo no mínimo). Além do carcinoma endometrial, a classificação compreende tumores epiteliais e mesenquimais mistos que são os adenomiomas, o adenomioma polipoide atípico, o adenofibroma, o adenossarcoma e o carcinossarcoma, sendo este último muito agressivo.

Os cânceres de endométrio do tipo endometrioides são a maioria dos cânceres de endométrio, comumente encontrados no estágio inicial, frequentemente dependentes de hormônios, cujo curso clínico é mais favorável. Os ditos não endometrioides compreendem os do tipo serosos, mais agressivos, os de células claras e os carcinossarcomas, com maior risco de propagação precoce à distância e apresentação com frequência em estágio mais avançado no momento do diagnóstico.

Portanto, a melhor estratégia é o diagnóstico precoce, estando a histeroscopia no pilar auxiliar para esse diagnóstico, fornecendo a oportunidade da extração de amostra para estudo histopatológico, além de uma análise macroscópica da extensão tumoral na cavidade.

O procedimento histeroscopia com biópsia dirigida é o padrão ouro para a avaliação diagnóstica de doenças intrauterinas, cujos estudos apontam uma sensibilidade e especificidade de 100 e 87,3%, respectivamente, e uma capacidade assertiva na previsão da disseminação cervical acima de 90%.[5] Portanto, é um método eficaz para analisar as características da superfície endometrial e mapear as alterações identificadas como atípicas. Contudo, não se consegue avaliar a profundidade ou o grau de invasão miometrial. Essa técnica, no entanto, verifica se há imagens anormais (atípicas) no endométrio, focais ou limitada a uma pequena área, regional (comprometendo um segmento da cavidade ou uma região como, por exemplo, fundo uterino ou parede anterior); ou difusa, isto é, que compromete ⅔ da cavidade, todas as paredes, ou estende-se do fundo ao istmo ou orifício interno.

As alterações macroscópicas que apontam anormalidade têm uma gama variável de aspectos, sendo os mais comuns: pseudopolipoide, friável, brancacento e micropapilares. Nesse caso, os vasos vão até a superfície livre da cavidade, aspecto que lembra o tecido cerebral ou uma reação deciduoide; a vascularização está superficial e aumentada, mais evidente ou exuberante e com vasos em formatos de saca-rolha ou espirais, tipo glomerulares. Há, também, a visualização do aumento do calibre dos vasos superficiais (vasos atípicos), ou mesmo a observância de vasos "sem revestimento endometrial" fazendo ponte entre as áreas de endométrio atípico. Pode-se encontrar áreas branco-nacaradas e amorfas, perda da continuidade da superfície endometrial, com material filamentar de permeio, necrose de superfície (necrose em "fio de doce"), manchas brancas hiperintensas, características de tecido em necrose e pequenas projeções em franjas (micropapilar ou micropapilomatoso).

A busca por maior precisão do diagnóstico histeroscópico baseado nos critérios morfológicos do endométrio, obtidos por histeroscopia e com pretensão de padronizar esses aspectos, tem sido motivo de vários estudos.[6,7] Dueholm et al. e Ianieri et al. desenvolveram sistemas distintos de pontuação histeroscópica com base nos aspectos das imagens histeroscópicas. Ambos apresentaram boa sensibilidade e especificidade para neoplasia do corpo uterino, procurando a correlação de precisão entre imagem e neoplasia maligna endometrial. Contudo, foram Ianieri et al. que propuseram um sistema de pontuação a partir de uma análise multivariada ordinal, utilizando oito critérios histeroscópicos (Tabela 17.1).

O estudo prospectivo de Harika et al. com 95 mulheres,[8] que sugere o uso de uma pontuação ≥ 9 (em relação ao proposto por Ianieri), encontrou a sensibilidade 100%, especificidade de 67,8%, valor preditivo positivo (VPP) de 22,2% e valor preditivo negativo (VPN) de 100% para o diagnóstico de câncer de endométrio.

Ressalta-se que a precisão diagnóstica para o câncer de endométrio decorre da experiência visual do examinador em identificar ao menos quatro imagens cuja biópsia trará os resultados confirmatórios, pela frequência e características:

1. Lesão polipoide com mudança de cor para branca ou nacarada – devido à alta proliferação e maior densidade tecidual, o endométrio perde a cor rosada e reflete a luz com aspecto brancacento/nacarado.
2. Ausência de óstios glandulares – há alta proliferação celular compactando o tecido, as glândulas "desaparecem", os óstios glandulares não são identificados como no endométrio normal.
3. Endométrio com aspecto cerebroide branco-acinzentado, microvilar e em massa, coexistindo com vasos atípicos em ponte ou glomerulares.
4. Vasos anormais, atípicos, sem revestimento ou com padrão glomerular.

Salienta-se que o diagnóstico diferencial entre hiperplasia com atipias e o adenocarcinoma de endométrio ou outro tipo de neoplasia endometrial é de grande dificuldade por critérios exclusivos de imagem e cabem à microscopia (histopatológico).

TABELA 17.1	Proposta de terminologia com os componentes do sistema de pontuação descritas por Ianieri et al.[7]
Variáveis	**Pontuação**
Vasos atípicos	7
Espessamento endometrial generalizado e irregular	2
Orifícios glandulares dilatados	2
Desintegração de neoplasia endometrial (imagens sugestivas de necrose com fibrina)	6
Múltiplos pólipos endometriais	2
Pólipo com aspecto irregular	3
Endométrio com crescimento de aspectos cerebroides e arborescentes	14
Endométrio de coloração irregular (branco/nacarado)	4

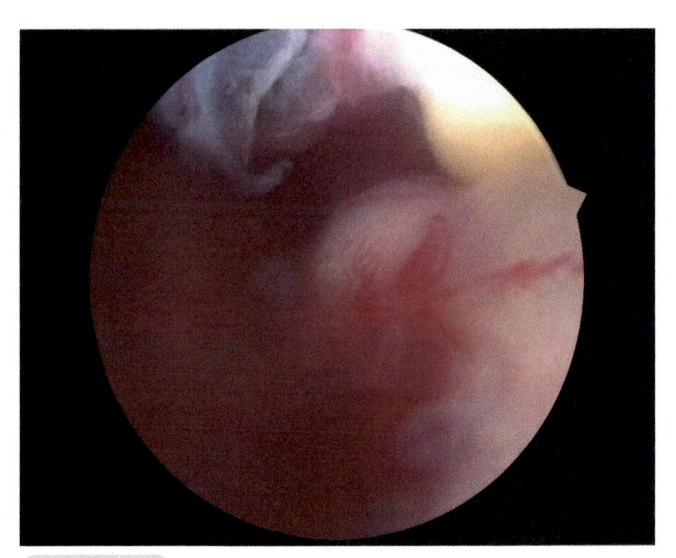

FIGURA 17.1 Cavidade com muco espesso, vasos em ponte, lesões pseudopolipoides e friável.

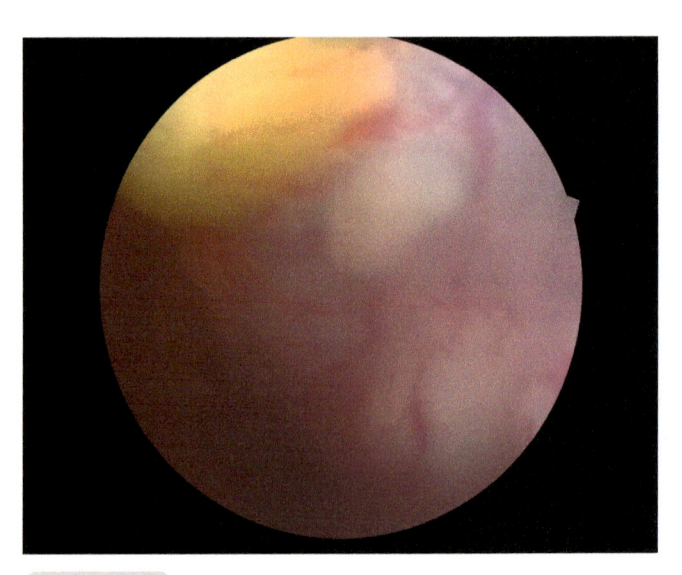

FIGURA 17.2 Cavidade com secreção espessa (visão embaçada) com áreas de necrose e lesões tipo cerebroide.

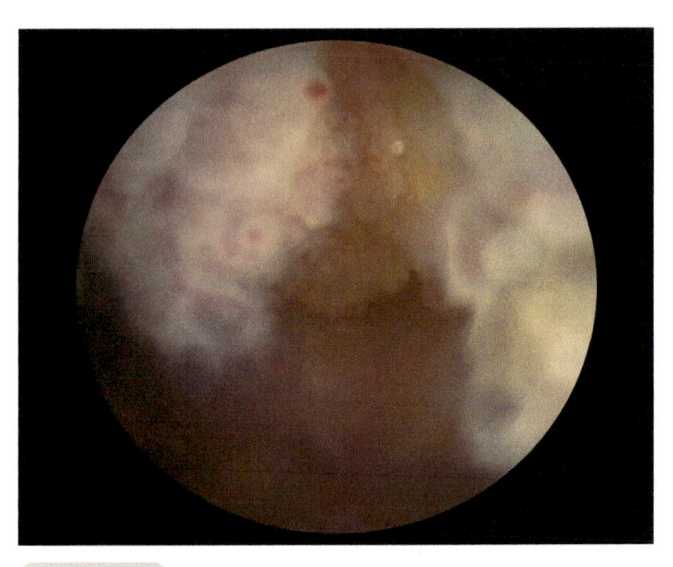

FIGURA 17.3 Coloração esbranquiçada, lembrando tecido cerebral, bastante friável, e muco espesso embaçando a imagem.

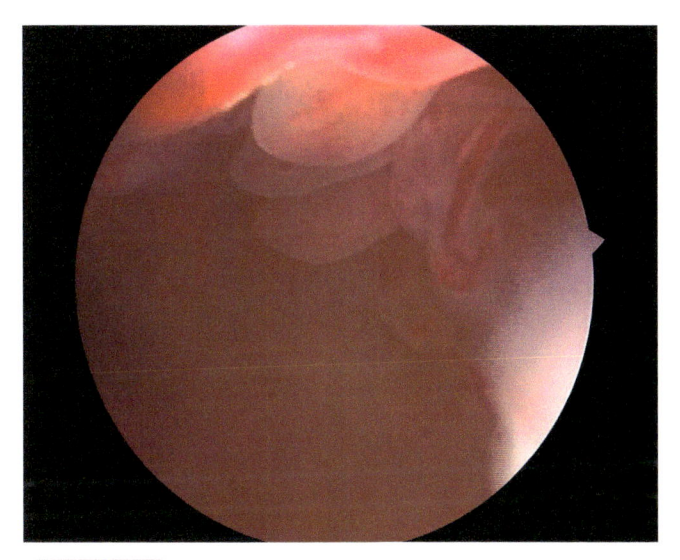

FIGURA 17.4 Endométrio com micropapilas e vascularização superficial em forma de gancho, com tortuosidades.

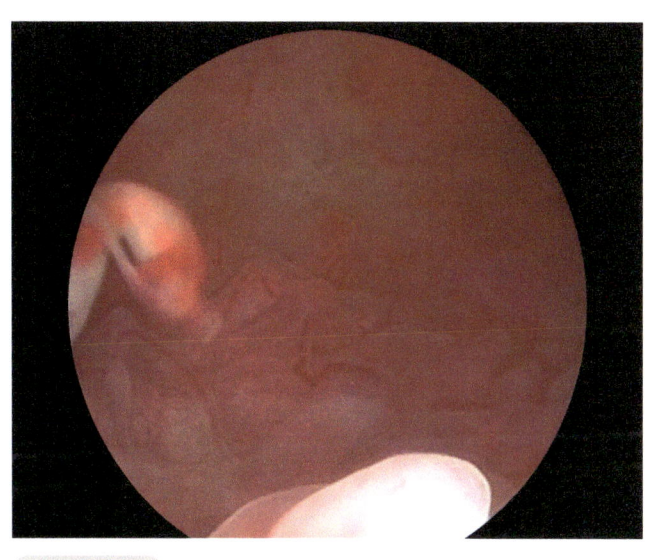

FIGURA 17.7 Endométrio de relevo irregular, com micropapilas e vascularização em espiral.

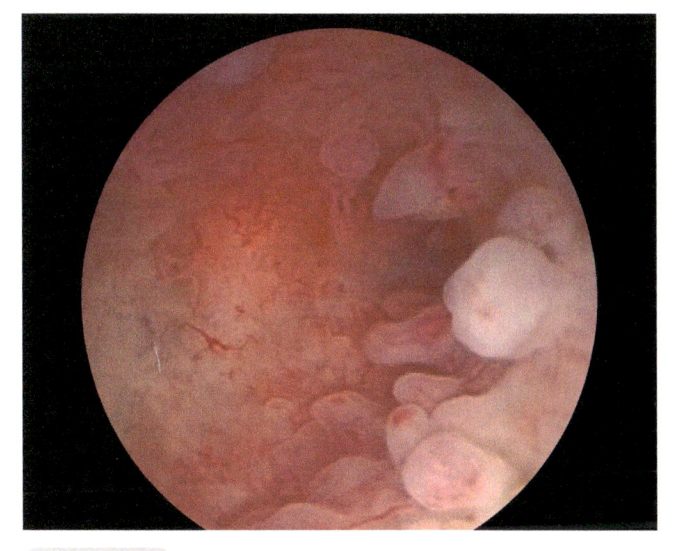

FIGURA 17.5 Endométrio com micropapilas e vascularização superficial aumentada.

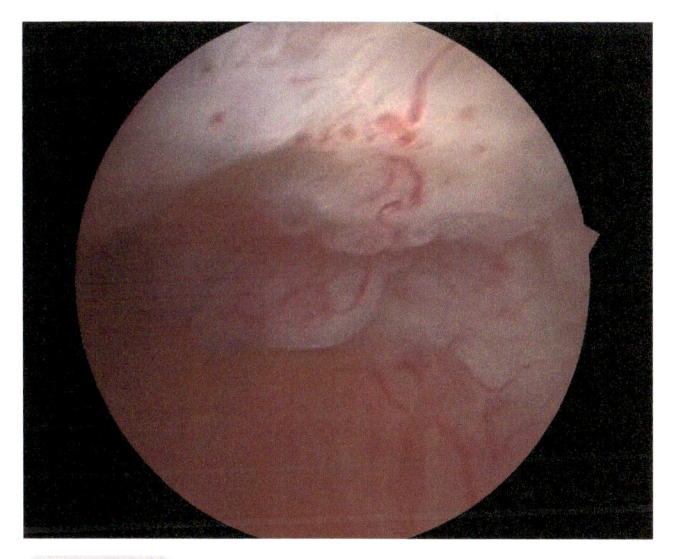

FIGURA 17.8 Endométrio de relevo irregular um tanto cerebroide, com a vascularização superficial atípica.

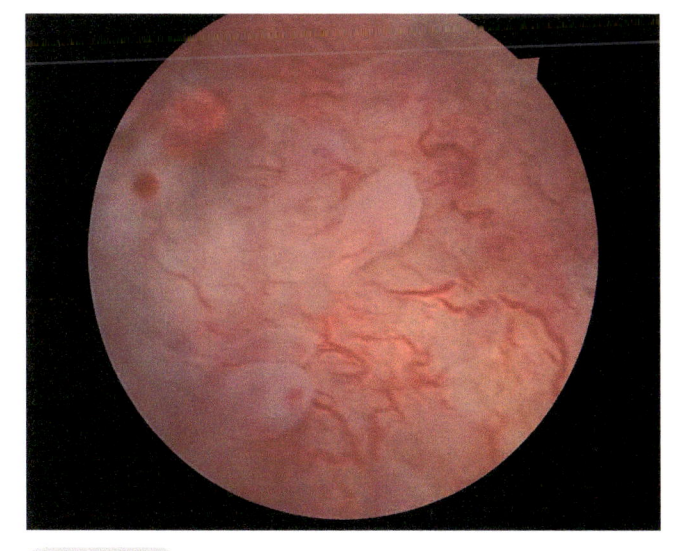

FIGURA 17.6 Endométrio com micropapilas e vascularização superficial tipo saca-rolhas.

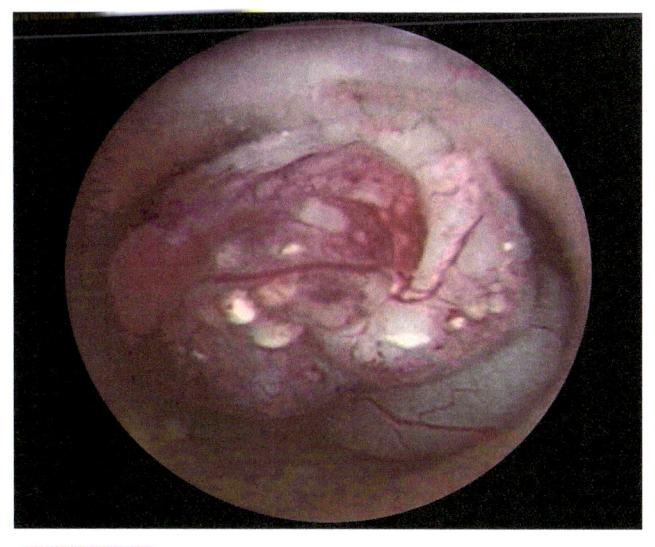

FIGURA 17.9 Formação polipoide friável, aspecto cerebroide, vascularização aumentada tipo serpentina, sugerindo atipia.

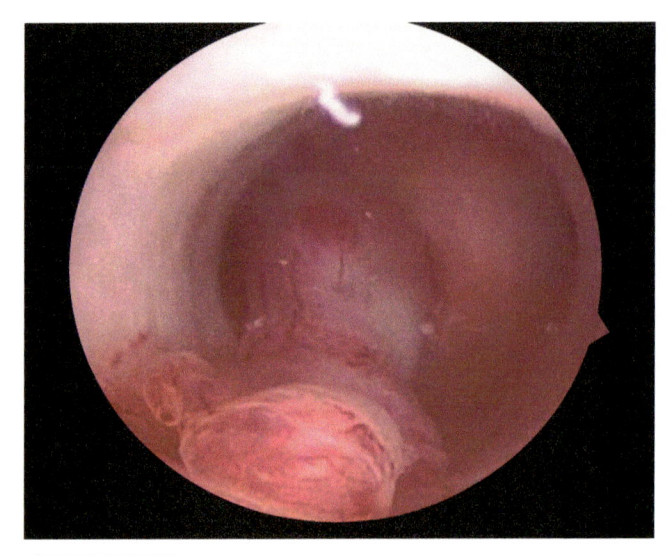

FIGURA 17.10 Formação poliposa e vascularização atípica.

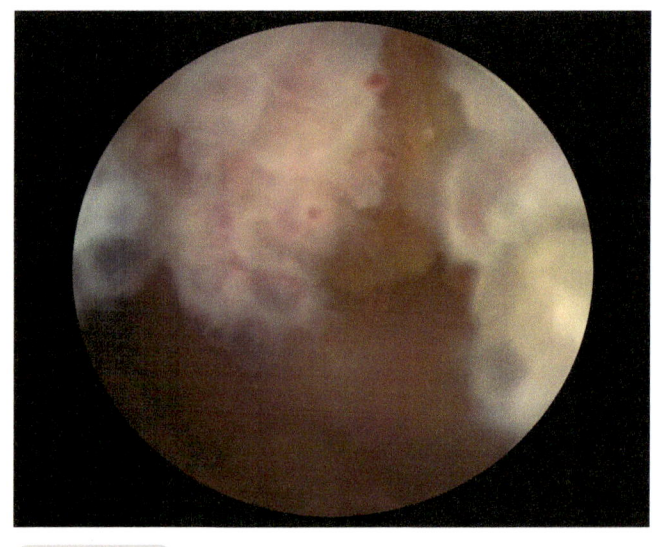

FIGURA 17.13 Massa exofítica, irregular, friável, de aspecto caseoso, com microvesículas.

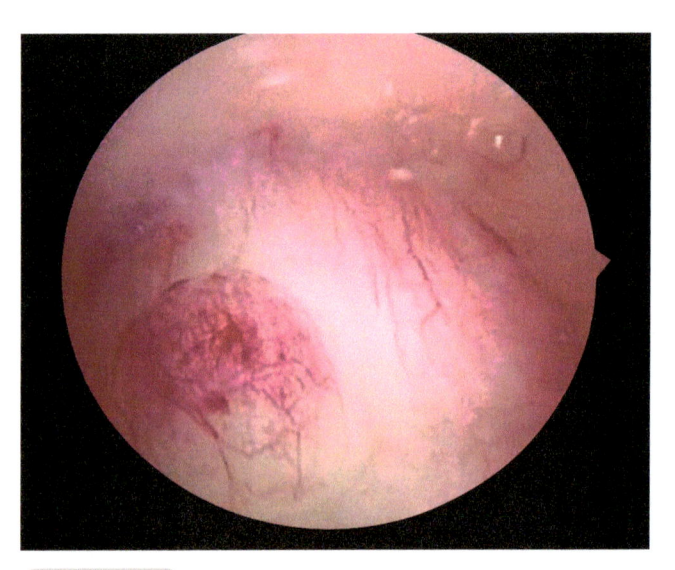

FIGURA 17.11 Formação pseudopolipoide, com vascularização superficial exuberante e atípica, sugerindo malignidade.

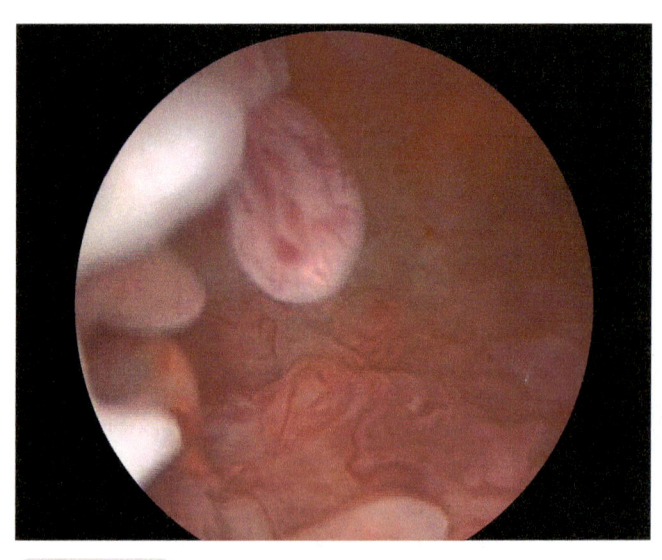

FIGURA 17.14 Micropapilas com vasos tipo interrogação, saca-rolhas ou glomerulares.

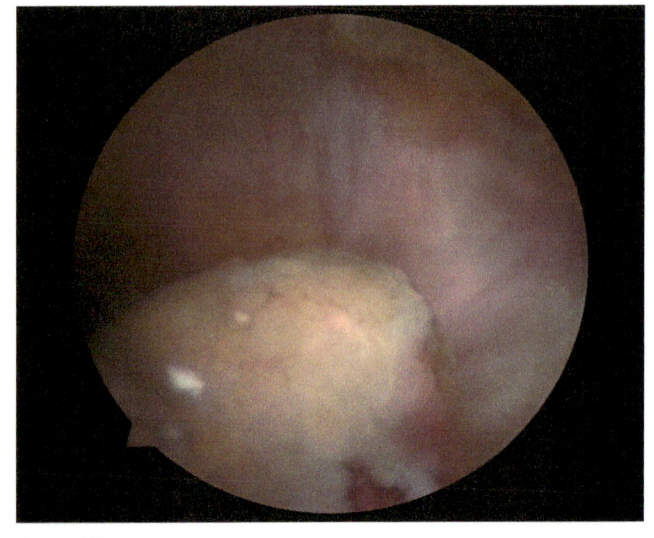

FIGURA 17.12 Formação pseudopolipoide, esbranquiçada, friável.

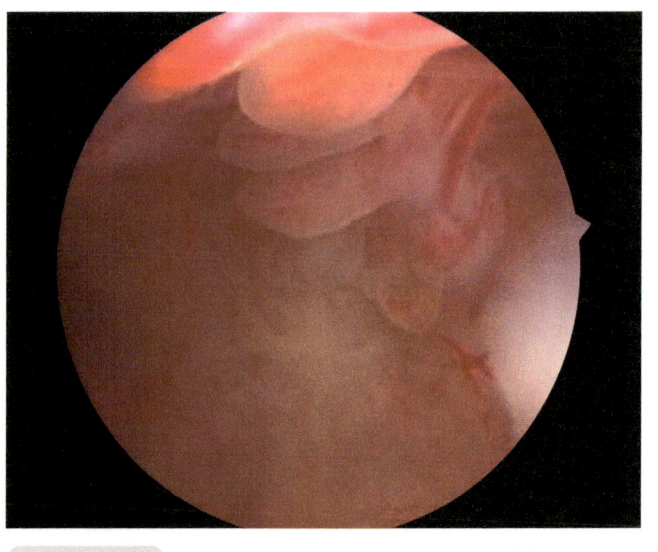

FIGURA 17.15 Micropapilas com vasos de calibre aumentados.

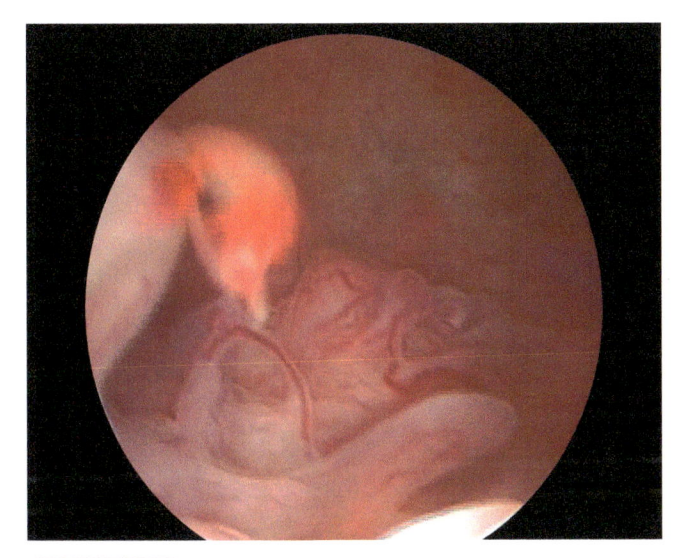

FIGURA 17.16 Neoformações pseudopoliposas, vascularização superficial com vasos em espiral e micropapilas.

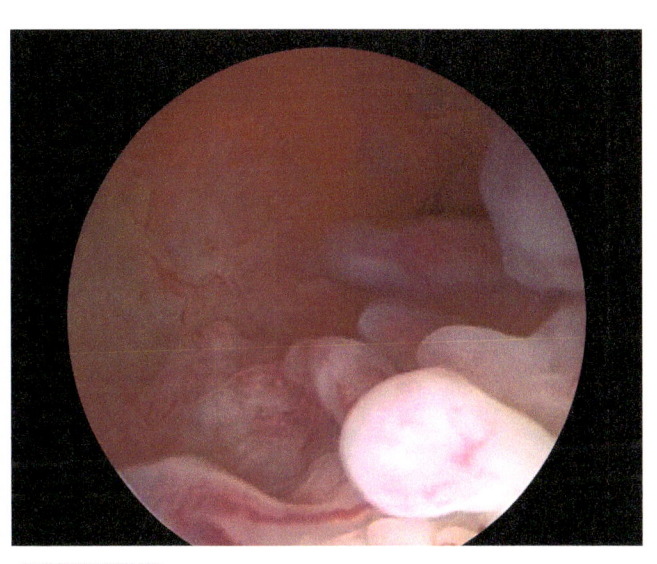

FIGURA 17.19 Superfície pseudopolipoide, com micropapilas e vascularização superficial tipo espiral.

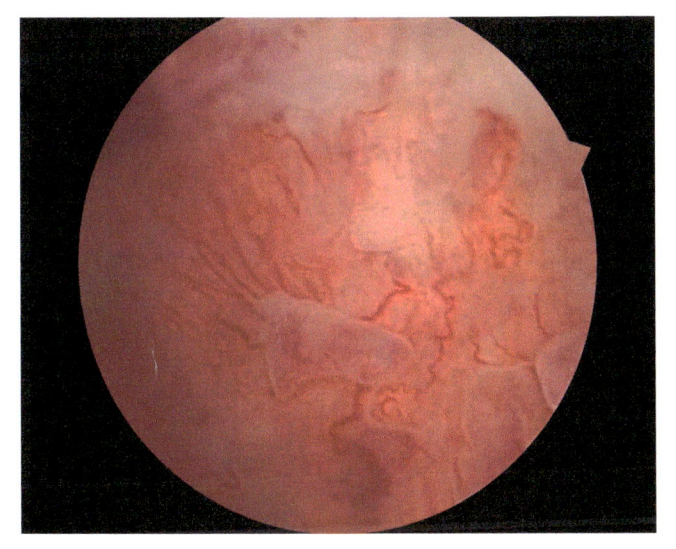

FIGURA 17.17 Visão de vascularização exuberante, tortuosa, em espiral ou tipo saca-rolhas.

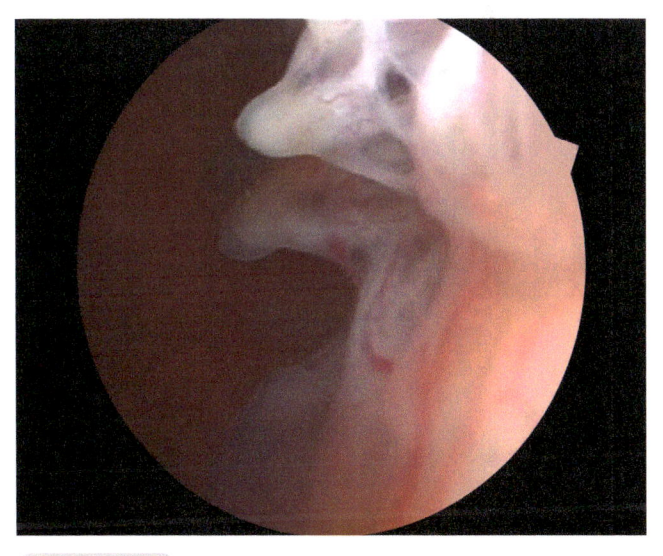

FIGURA 17.20 Visão aproximada de lesão com micropapilas e vascularização visualizada por transparência.

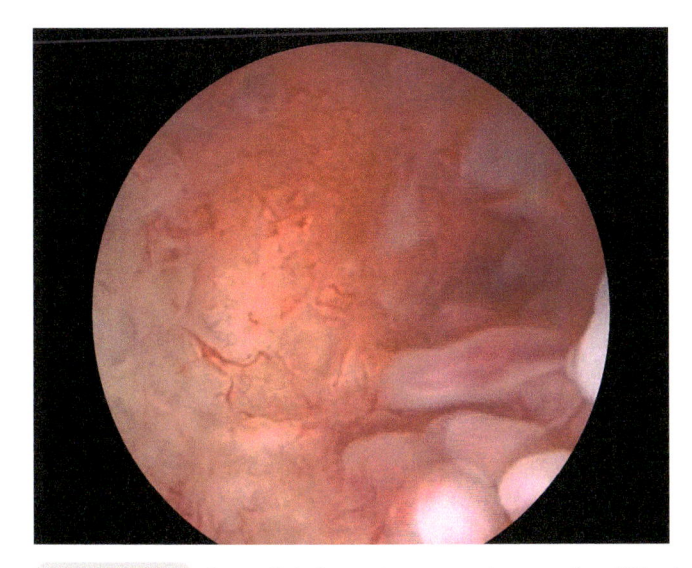

FIGURA 17.18 Superfície irregular, com micropapilas, friável.

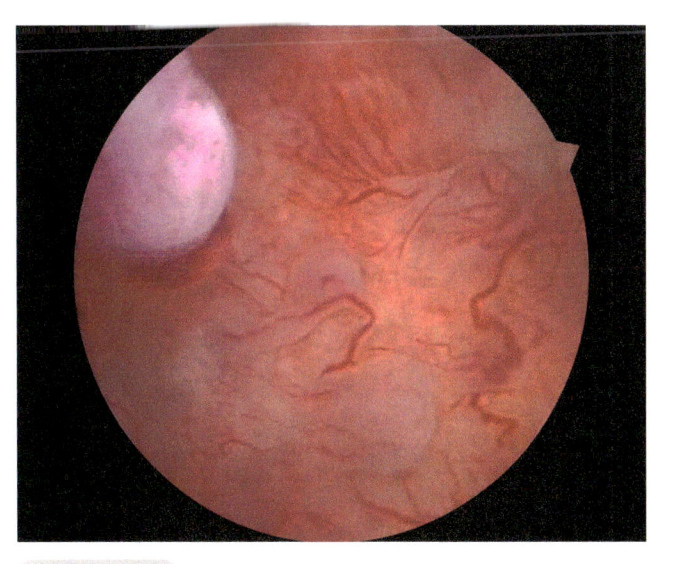

FIGURA 17.21 Visão aproximada do fundo uterino, com vascularização de contornos tortuosos e em saca-rolhas.

VÍDEOS

Acesse pelo QR code

▶ **17.1** Endométrio espessado, pseudopolipoide, com atipias vasculares.

▶ **17.2** Neoformação de contornos irregulares com micropapilas, calcificações e áreas de necrose.

▶ **17.3** Neoplasia endometrial, lesão esbranquiçada, friável, com vasos tortuosos.

▶ **17.4** Neoplasia endometrial, lesão de aspecto amorfo, com diversas atipias vasculares.

▶ **17.5** Neoplasia endometrial em toda a cavidade uterina, lesão amorfa, com vasos atípicos.

▶ **17.6** Vascularização superficial atípica, vasos tortuosos, em vírgula.

Referências bibliográficas

1. Koskas M, Amant F, Mirza MR, Creutzberg CL. Cancer of the corpus uteri: 2021 update. Int J Gynaecol Obstet. 2021 Oct;155 Suppl 1 (Suppl 1):45-60. doi: 10.1002/ijgo.13866. PMID: 34669196; PMCID: PMC9297903.
2. Crosbie EJ, Kitson SJ, McAlpine JN, Mukhopadhyay A, Powell ME, Singh N. Endometrial cancer. Lancet. 2022 Apr 9;399(10333):1412-28. doi: 10.1016/S0140-6736(22)00323-3. PMID: 35397864.
3. Gentry-Maharaj A, Karpinskyj C. Current and future approaches to screening for endometrial cancer. Best Pract Res Clin Obstet Gynaecol. 2020 May;65:79-97. doi: 10.1016/j.bpobgyn.2019.12.006. Epub 2020 Jan 2. PMID: 32205051.
4. Cree IA, White VA, Indave BI, Lokuhetty D. Revising the WHO classification: female genital tract tumours. Histopathology. 2020 Jan;76(1):151-6.
5. Garuti G, De Giorgi O, Sambruni I, Cellani F, Luerti M. Prognostic significance of hysteroscopic imaging in endometrioid endometrial adenocarcinoma. Gynecol Oncol. 2001 Jun;81(3):408-13. doi: 10.1006/gyno.2001.6173. PMID: 11371130.
6. Dueholm M, Hjorth IM, Secher P, Jørgensen A, Ørtoft G. Structured hysteroscopic evaluation of endometrium in women with postmenopausal bleeding. J Minim Invasive Gynecol. 2015 Nov-Dec;22(7):1215-24. doi: 10.1016/j.jmig.2015.06.018. Epub 2015 Jun 30. PMID: 26140830.
7. Ianieri MM, Staniscia T, Pontrelli G, Di Spiezio Sardo A, Manzi FS, Recchi M, Liberati M, Ceccaroni M. A New hysteroscopic risk scoring system for diagnosing endometrial hyperplasia and adenocarcinoma. J Minim Invasive Gynecol. 2016 Jul-Aug;23(5):712-8. doi: 10.1016/j.jmig.2016.02.017. Epub 2016 Mar 3. PMID: 26940400.
8. Harika B, Subbaiah M, Maurya DK. Diagnostic accuracy of hysteroscopic scoring system in predicting endometrial malignancy and atypical endometrial hyperplasia. J Midlife Health. 2021 Jul-Sep;12(3):206-10. doi: 10.4103/jmh.jmh_246_20. Epub 2021 Oct 16. PMID: 34759702; PMCID: PMC8569455.

Bibliografia

Bourdel N, Chauvet P, Tognazza E, Pereira B, Botchorishvili R, Canis M. Sampling in atypical endometrial hyperplasia: which method results in the lowest underestimation of endometrial cancer? A systematic review and meta-analysis. J Minim Invasive Gynecol. 2016 Jul-Aug;23(5):692-701. doi: 10.1016/j.jmig.2016.03.017. Epub 2016 Apr 4. PMID: 27058769.

Clark TJ. Hysteroscopy and ultrasonography in the diagnosis of endometrial cancer. Gynakol Geburtshilfliche Rundsch. 2006;46(1-2):3-12. doi: 10.1159/000089972. PMID: 16452815.

Crisp CP. Tratado de videoendoscopia ginecológica, Atheneu, 3. ed. – 2011; 1003-19.

Lasmar RB, Lasmar BP. Histeroscopia técnica e Arte. 2021. Revinter ISBN 978-65-5572-035-8.

Lenci MA, Nascimento VA, Grandini AB, Fahmy WM, Depes DB, Baracat FF, Lopes RG. Premalignant and malignant lesions in endometrial polyps in patients undergoing hysteroscopic polypectomy. Einstein (São Paulo). 2014 Jan-Mar;12(1):16-21. doi: 10.1590/s1679-45082014ao2764. PMID: 24728240; PMCID: PMC4898233.

Litta P, Merlin F, Saccardi C, Pozzan C, Sacco G, Fracas M, Capobianco G, Dessole S. Role of hysteroscopy with endometrial biopsy to rule out endometrial cancer in postmenopausal women with abnormal uterine bleeding. Maturitas. 2005 Feb 14;50(2):117-23. doi: 10.1016/j.maturitas.2004.05.003. PMID: 15653009.

Loyla A, Manual e atlas de histeroscopia e microcolposcopia. 1. ed. 1998. 79-86.

Makker V, MacKay H, Ray-Coquard I, Levine DA, Westin SN, Aoki D, Oaknin A. Endometrial cancer. Nat Rev Dis Primers. 2021 Dec 9;7(1):88. doi: 10.1038/s41572-021-00324-8.PMID: 34887451.

Lu KH, Broaddus RR. Endometrial cancer. N Engl J Med. 2020 Nov 19;383(21):2053-64. doi: 10.1056/NEJMra1514010.PMID: 33207095

Moscovitz T, Alonso L, Tcherniakovsky M.Tratado de histeroscopia: uma viagem pelas lentes do mundo. DiLivros Ed. LTDA. 2021. 297-313. ISBN 978-65-86143-03-04.

Oaknin A, Bosse TJ, Creutzberg CL, Giornelli G, Harter P, Joly F, Lorusso D, Marth C, Makker V, Mirza MR, Ledermann JA, Colombo N. ESMO guidelines committee. Electronic address: clinicalguidelines@esmo.org. Endometrial cancer: ESMO clinical practice guideline for diagnosis, treatment and follow-up. Ann Oncol. 2022 Sep;33(9):860-77. doi: 10.1016/j.annonc.2022.05.009. Epub 2022 Jun 8. PMID: 35690222.

Tinelli A, Pacheco LA, Haimovich S. Hysteroscopy. Ed. Springer, 2018.

Török P, Molnár S, Lampé R, Jakab A. The use of hysteroscopy in endometrial cancer: old questions and novel challenges. Climacteric. 2020 Aug;23(4):330-5. doi: 10.1080/13697137.2020.1732914. PMID: 32648827.

van Hanegem N, Prins MM, Bongers MY, Opmeer BC, Sahota DS, Mol BW, Timmermans A. The accuracy of endometrial sampling in women with postmenopausal bleeding: a systematic review and meta-analysis. Eur J Obstet Gynecol Reprod Biol. 2016 Feb;197:147-55. doi: 10.1016/j.ejogrb.2015.12.008. Epub 2015 Dec 19. PMID: 26748390.

Zhang Y, Wang Z, Zhang J, Wang C, Wang Y, Chen H, Shan L, Huo J, Gu J, Ma X. Deep learning model for classifying endometrial lesions. J Transl Med. 2021 Jan 6;19(1):10. doi: 10.1186/s12967-020-02660-x. PMID: 33407588; PMCID: PMC7788977.

Achados Raros ou Curiosos

Licia Gomes

Este capítulo destina-se a imagens histeroscópicas raras ou curiosas. Mesmo não sendo condições frequentes, podem levar à sintomatologia clínica que indique a realização da histeroscopia.

Entre as alterações, alguns tipos de corpos estranhos podem ser encontrados, como fragmentos ósseos, dispositivos intrauterinos (DIUs) fragmentados ou penetrados no miométrio ou na retração cicatricial de cesariana, atualmente conhecida como "istmocele",[1] "fios de cabelo" ou "fio de sutura".[2]

Na presença de corpo estranho intrauterino, os sintomas mais comuns são: secreção vaginal, sangramento uterino anormal, dispareunia, dor pélvica, dismenorreia e infertilidade.[3]

A melhor maneira de tratamento atual dessas alterações é a remoção por via histeroscópica.

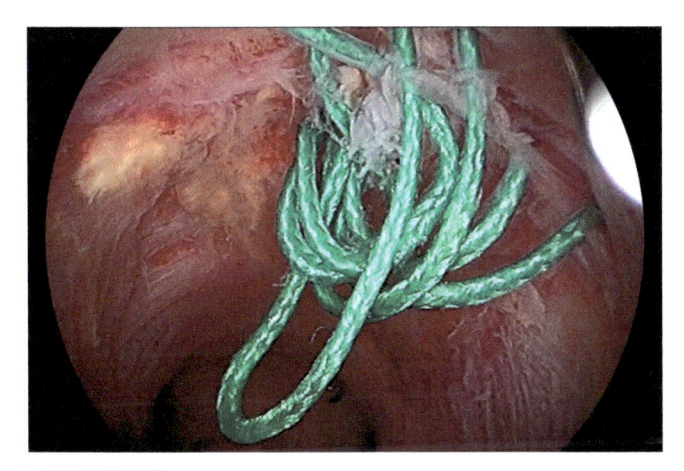

FIGURA 18.1 Cicatriz de cesariana com fio de sutura não absorvível há 30 anos.

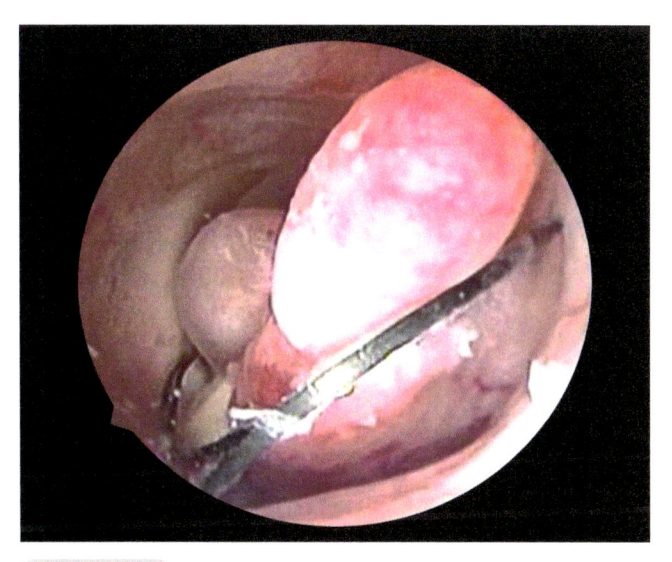

FIGURA 18.3 Canal cervical com um pólipo endocervical envolto no fio do DIU.

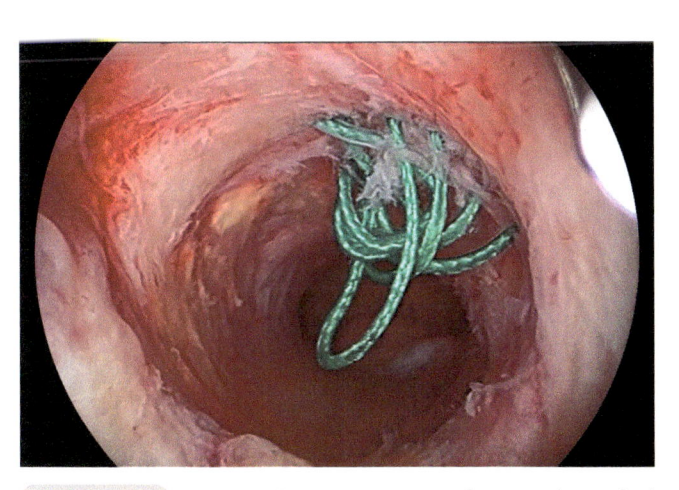

FIGURA 18.2 Cicatriz de cesariana com fio não absorvível há 30 anos, adentrando na cavidade uterina e com um pólipo endometrial em parede corporal posterior (visão panorâmica).

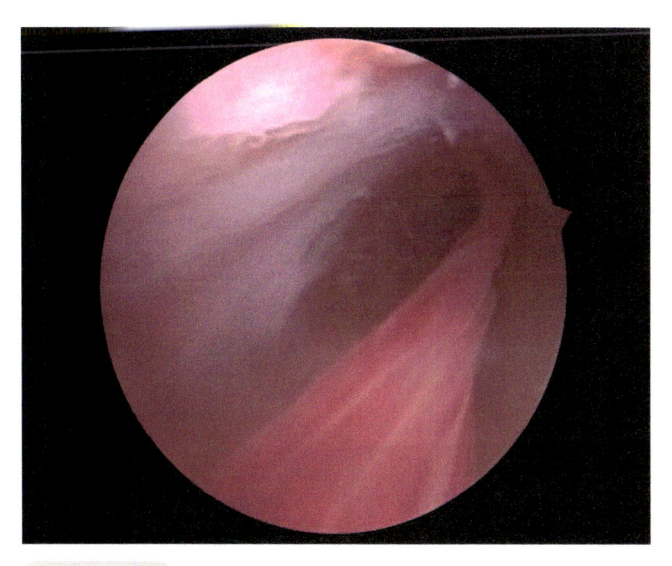

FIGURA 18.4 Canal cervical com um pólipo endocervical com o pedículo torcido.

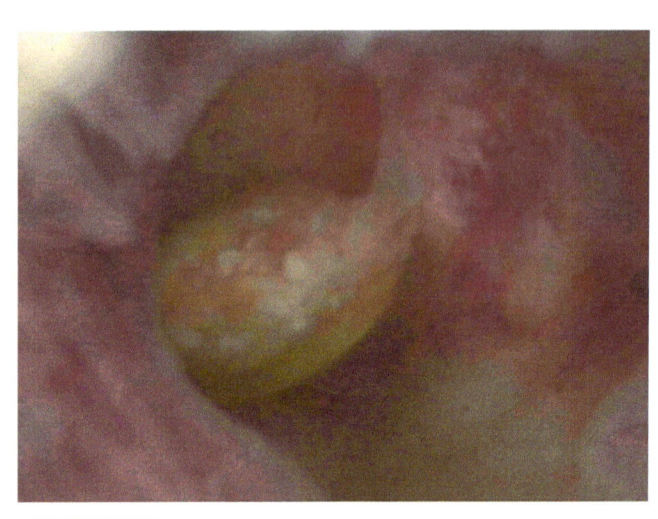

FIGURA 18.5 Cavidade uterina com resíduo de material trofoblástico (ainda com o saco gestacional íntegro).

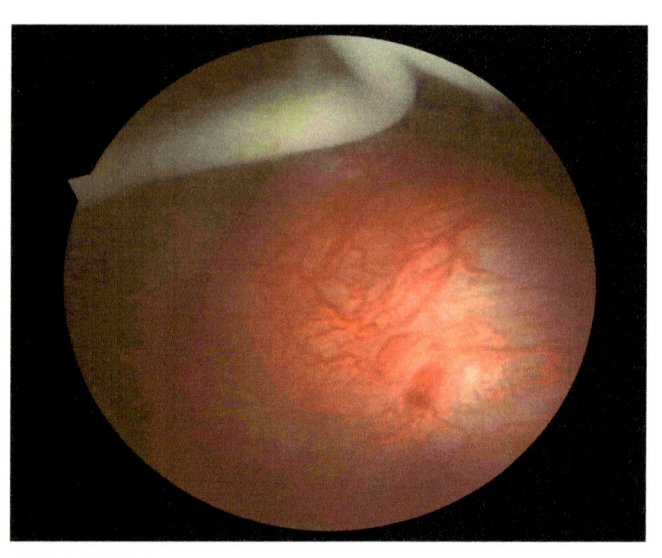

FIGURA 18.6 Cavidade uterina com um endoceptivo e um mioma submucoso dividindo o espaço intracavitário.

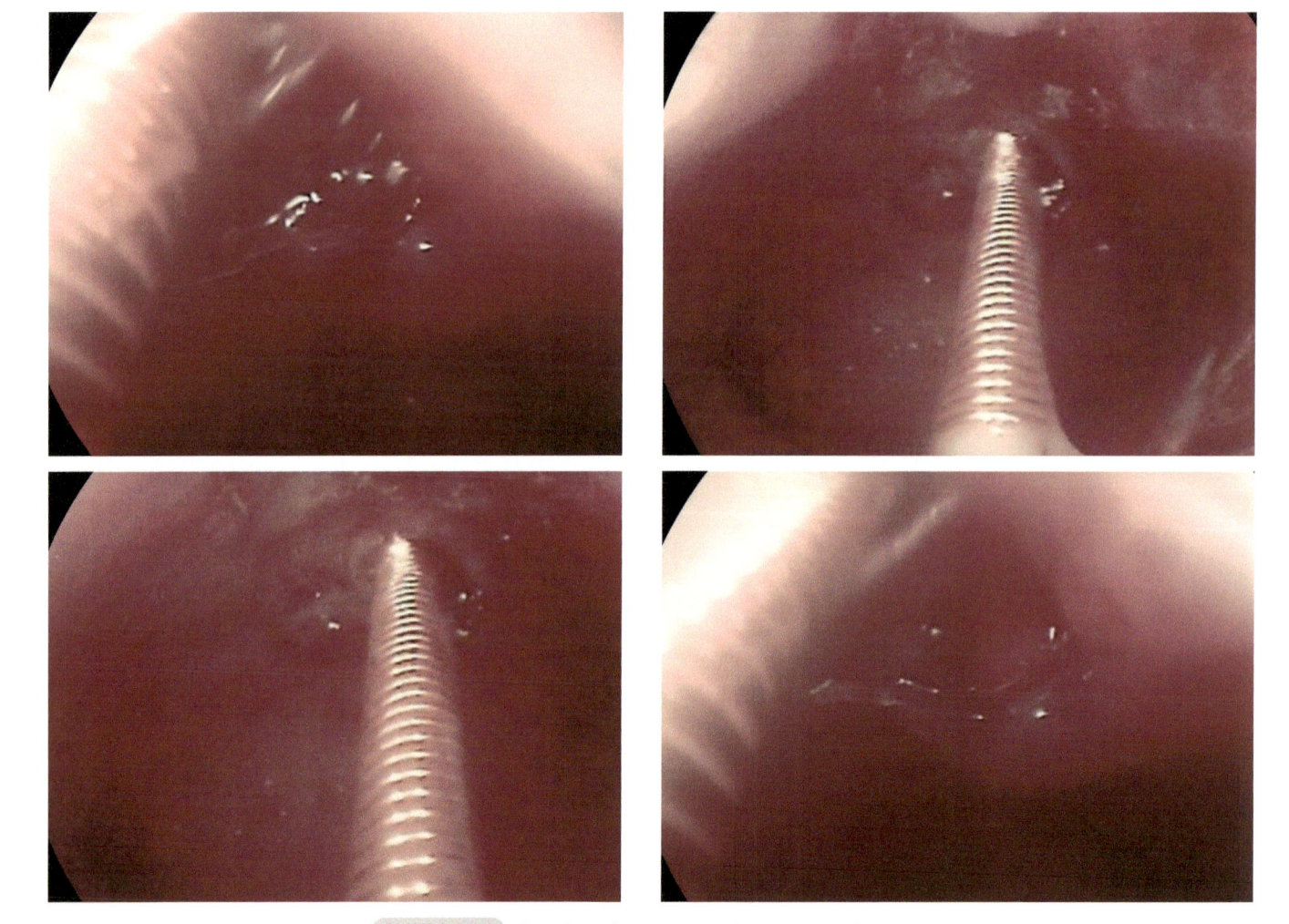

FIGURA 18.7 DIU de cobre penetrado no miométrio.

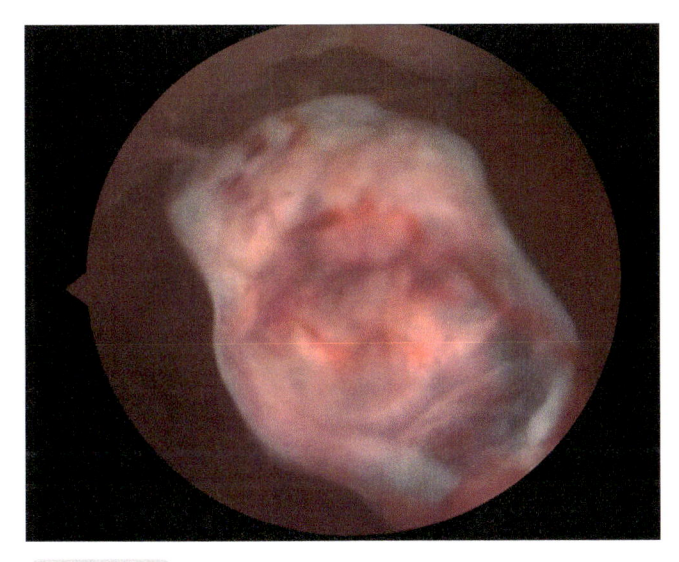

FIGURA 18.8 Pólipo endometrial com áreas de necrose na sua extremidade.

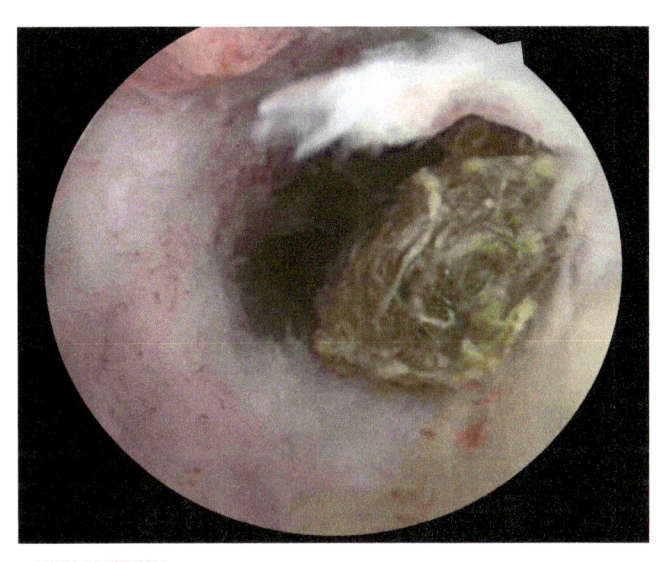

FIGURA 18.10 Fragmento de DIU não hormonal em cavidade uterina.

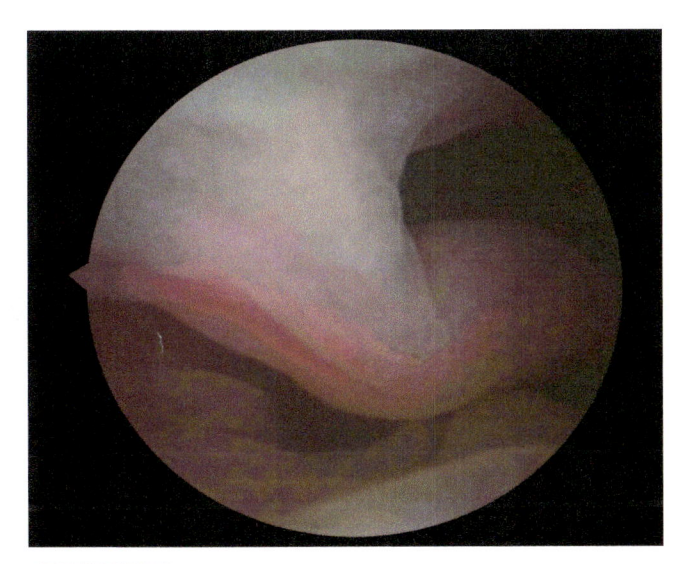

FIGURA 18.9 Pólipo endometrial pediculado que se projetou para a cavidade uterina.

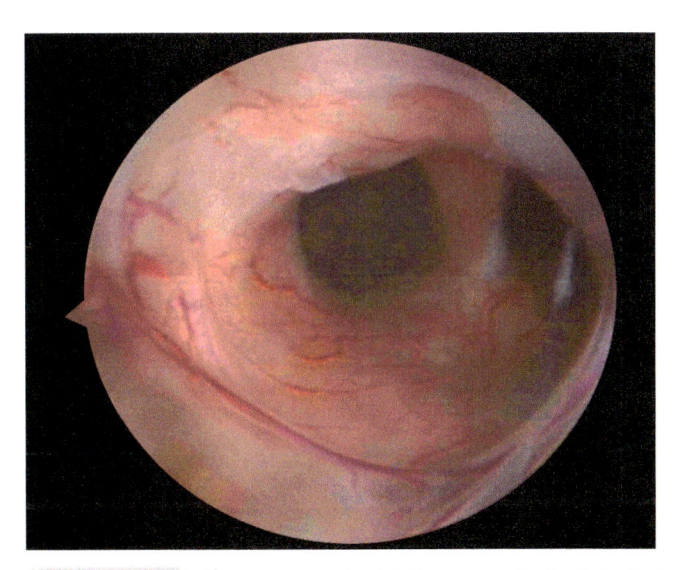

FIGURA 18.11 Útero septado (visão panorâmica), individualizando as duas hemicavidades.

VÍDEO

▶ **18.1** Cavidade uterina com o endométrio sob efeito medicamentoso e um pólipo endometrial enegrecido devido à necrose.

Acesse pelo QR code

Referências bibliográficas

1. Loyola A, Lunardi C, Padrón L, et al. Histeroscopia: valor na propedêutica da hemorragia uterina anormal – análise de 2.103 casos. GO Atual 1994;11-12:41-52.
2. Crispi CP, et al. Tratado de endoscopia ginecológica: cirurgia minimamente invasiva. 3. ed. Thieme Revinter. 2012;45:647-57.
3. Loyola A. Manual e atlas de histeroscopia e micro-histeroscopia. Rio de Janeiro. Revinter, 1998.

Cirurgias Histeroscópicas

Gisele Ozom • Licia Gomes • Claudio Moura • Rafael Camardella Carneiro

Uma das grandes vantagens da histeroscopia é poder agregar, por meio dessa técnica, procedimentos diagnósticos (investigativos) e procedimentos cirúrgicos, ao mesmo tempo (conhecido como "*see and treat*").[1]

Como os procedimentos de histeroscopia ambulatorial são realizados em ambiente ambulatorial sem anestesia, ficamos dependentes da queixa de dor referida pela paciente, da técnica adequada e de mini-instrumentais.[2,3,4] Caso a paciente tolere bem o procedimento ambulatorial e nos deparemos com alguma patologia passível de resolução histeroscópica, podemos tentar realizá-la nesse momento. Para isso, devemos ter um arsenal de instrumentais disponível.[2,3]

No entanto, a grande maioria dos procedimentos cirúrgicos são realizados em outro momento, após a realização da histeroscopia ambulatorial, em ambiente hospitalar, sob anestesia. Dessa maneira, avaliamos e solicitamos o instrumental mais adequado para o caso, seja ele permanente ou descartável.

Na atualidade, há uma diversidade de fornecedores com instrumentais variados, que serão ilustrados a seguir.

Entre as cirurgias histeroscópicas listadas neste capítulo, estão:

- Biópsia dirigida
- Polipectomia
- Miomectomia
- Septoplastia.

No Capítulo 8, *Sinéquia Uterina*, está outro tipo passível de cirurgia histeroscópica, que é a lise de sinéquia.

Seção A: Biópsia Dirigida

Gisele Ozom • Licia Gomes • Claudio Moura •
Rafael Camardella Carneiro

VÍDEOS

▶ **19.1** Biópsia dirigida, inicialmente usando tesoura para corte do endométrio e coleta deste.

Acesse pelo QR code

▶ **19.2** Biópsia dirigida em formação poliposa endometrial séssil.

▶ **19.3** Biópsia dirigida na base do pólipo endometrial pediculado.

▶ **19.4** Exérese de pequeno pólipo endometrial com a pinça de biópsia dirigida.

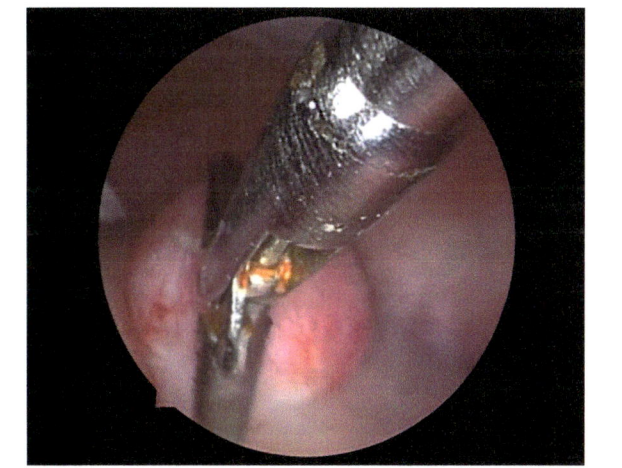
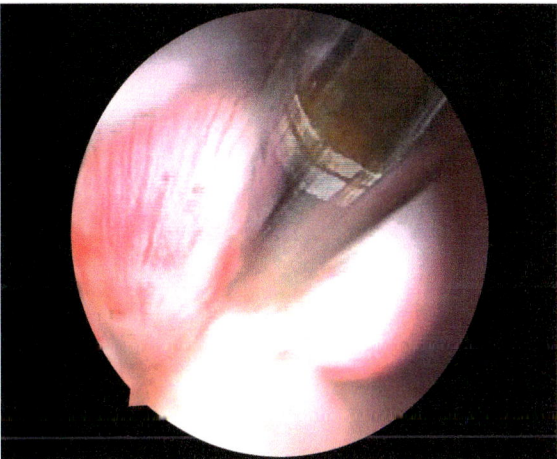
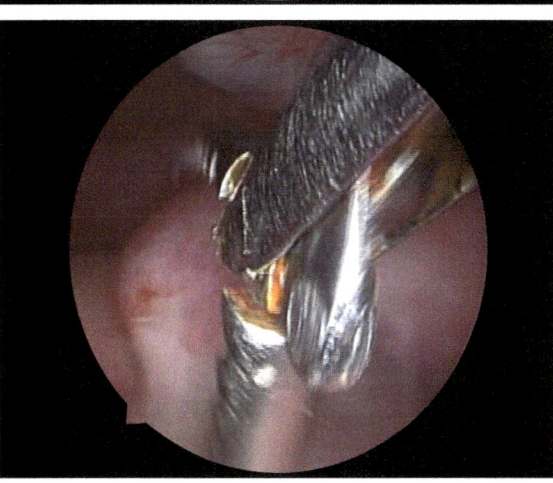

FIGURA 19.1 Biópsia dirigida com pinça em lesão poliposa endometrial.

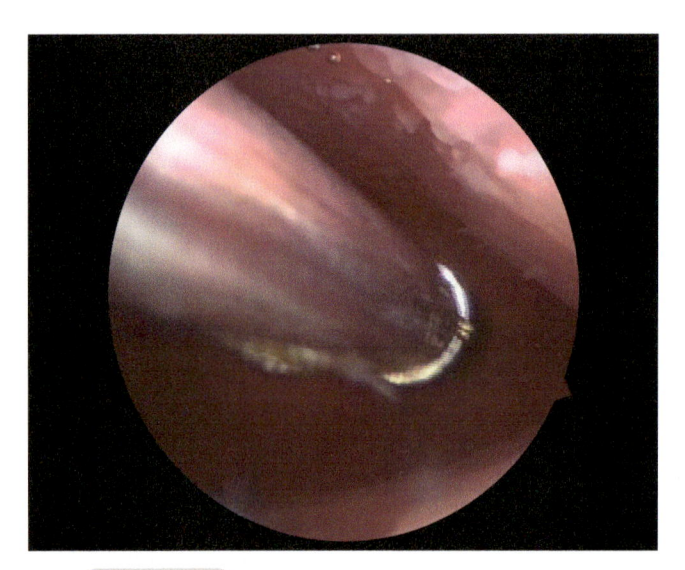

FIGURA 19.2 Biópsia dirigida em endométrio.

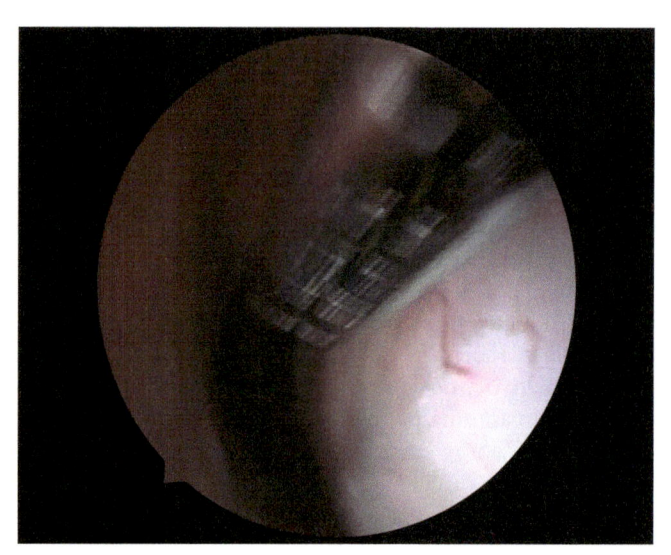

FIGURA 19.3 Biópsia dirigida em pólipo endometrial.

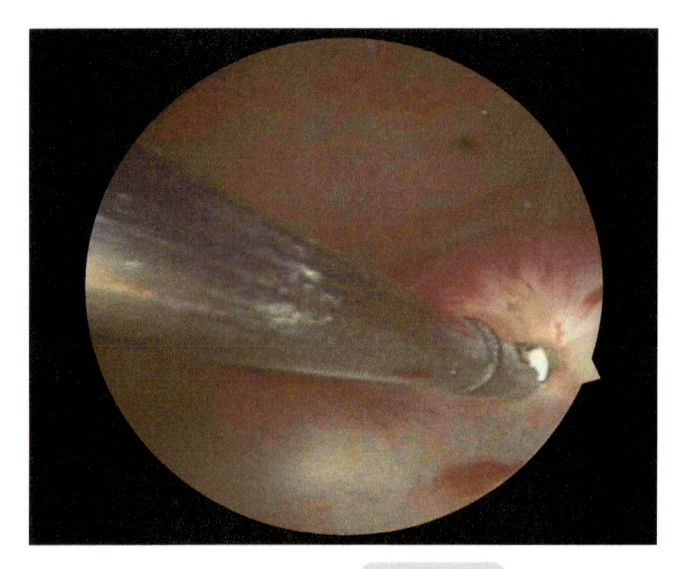

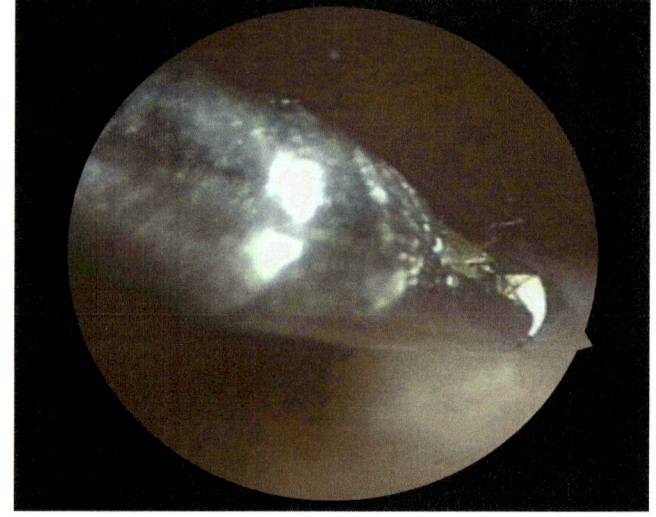

FIGURA 19.4 Biópsia dirigida em mioma submucoso nível 2.

Seção B: Miomectomia

Gisele Ozom • Licia Gomes • Claudio Moura • Rafael Camardella Carneiro

VÍDEOS

▶ **19.5** Miomectomia 1.

▶ **19.6** Miomectomia 2.

▶ **19.7** Miomectomia 3.

Acesse pelo QR code

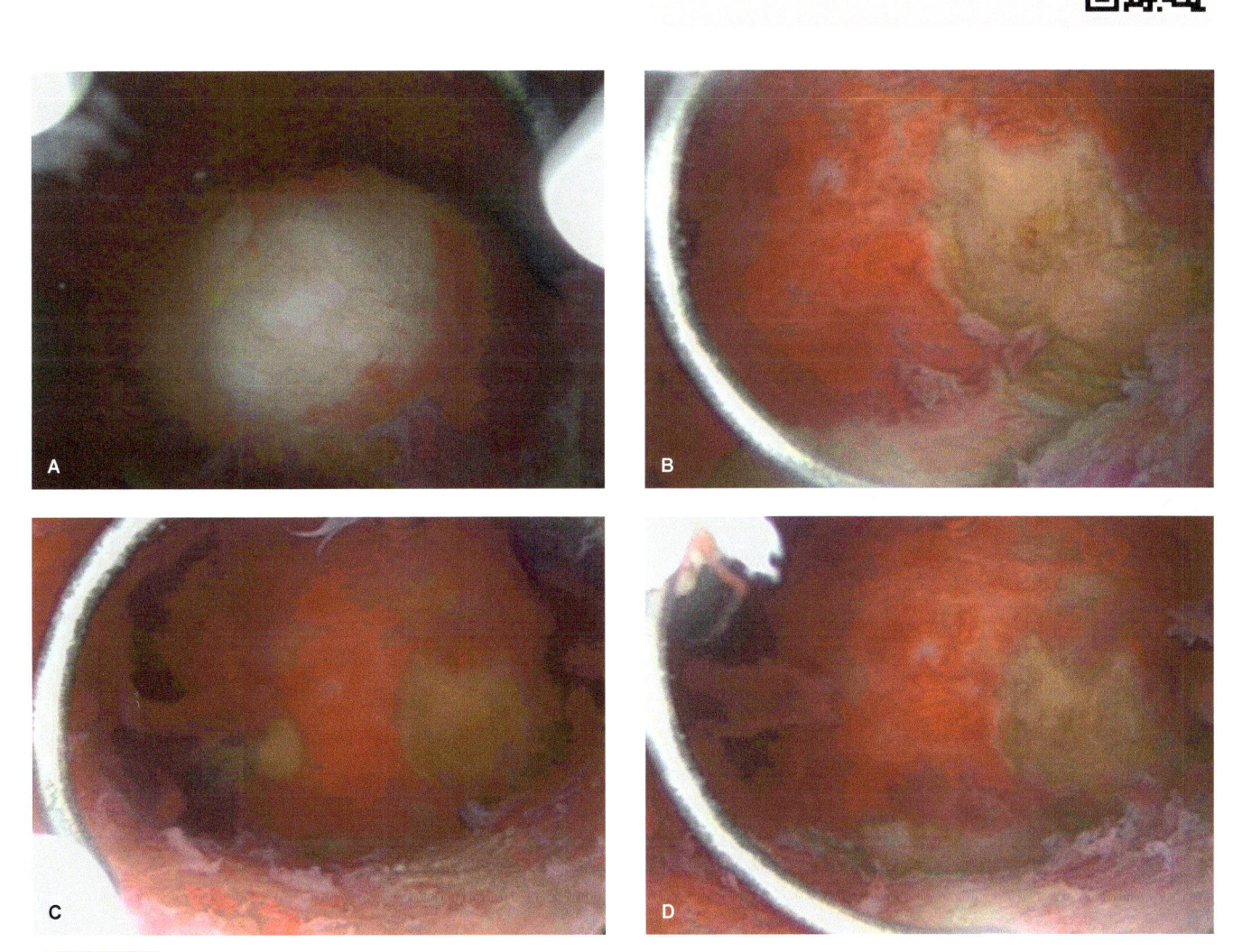

FIGURA 19.5 Caso 1. **A.** Cavidade uterina com mioma submucoso nível 0, início da cirurgia. **B.** Cavidade uterina após a miomectomia na região cornual esquerda. **C** e **D.** Cavidade uterina após a polipectomia.

Seção C: Polipectomia

Gisele Ozom • Licia Gomes • Claudio Moura •
Rafael Camardella Carneiro

VÍDEOS

▶ **19.8** Cavidade uterina com o endoceptivo normoimplantado e um pólipo fibroso em fundo uterino.

▶ **19.9** Polipectomia, lesão polipoide endometrial em parede corporal direita usando energia bipolar.

▶ **19.10** Polipectomia bipolar.

▶ **19.11** Polipectomia com energia bipolar.

▶ **19.12** Polipectomia com pinça em cavidade uterina com endoceptivo.

▶ **19.13** Polipectomia.

Acesse pelo QR code

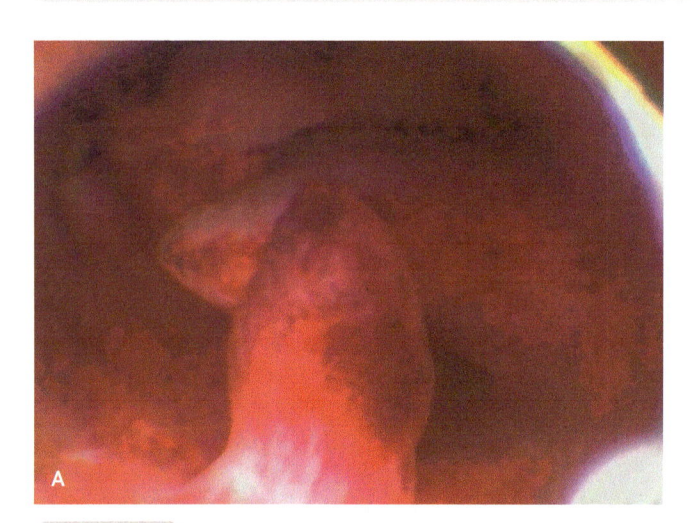

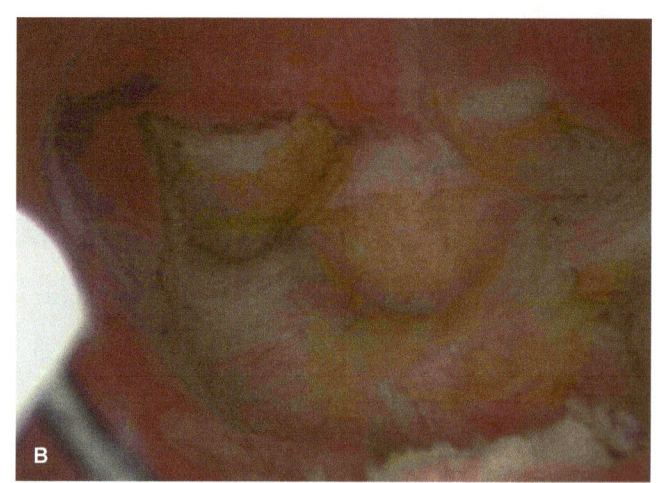

FIGURA 19.6   Caso 1. **A.** Cavidade uterina com formação poliposa endometrial. **B.** Cavidade uterina após a polipectomia.

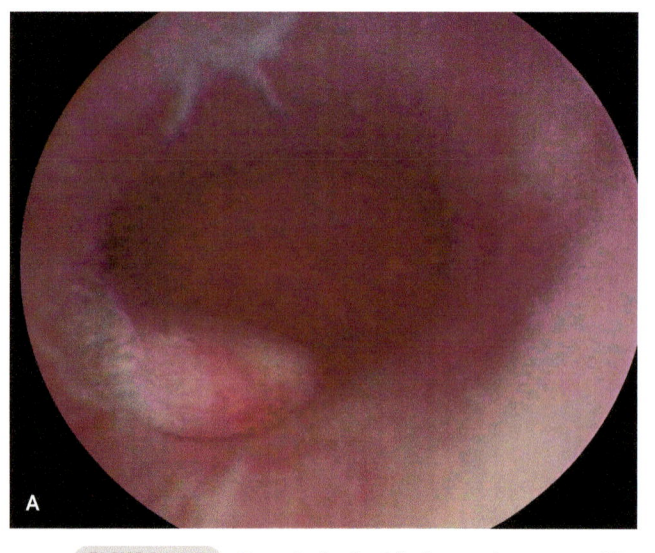

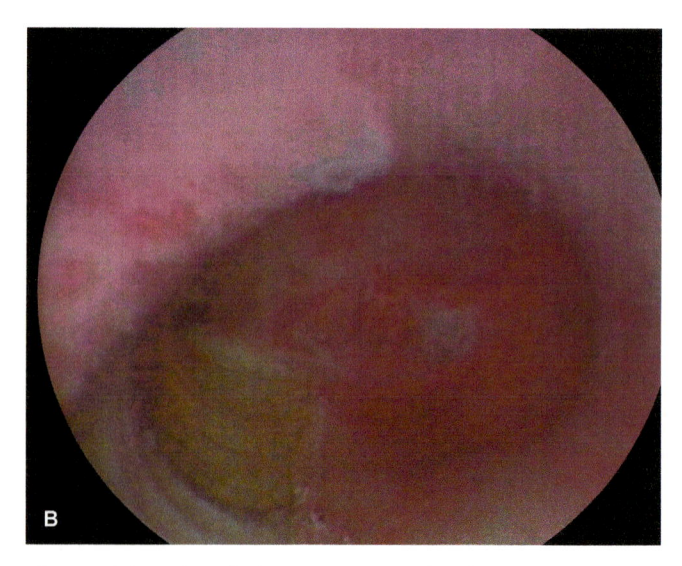

FIGURA 19.7   Caso 2. **A.** Cavidade uterina com pólipo endometrial. **B.** Cavidade uterina após a polipectomia.

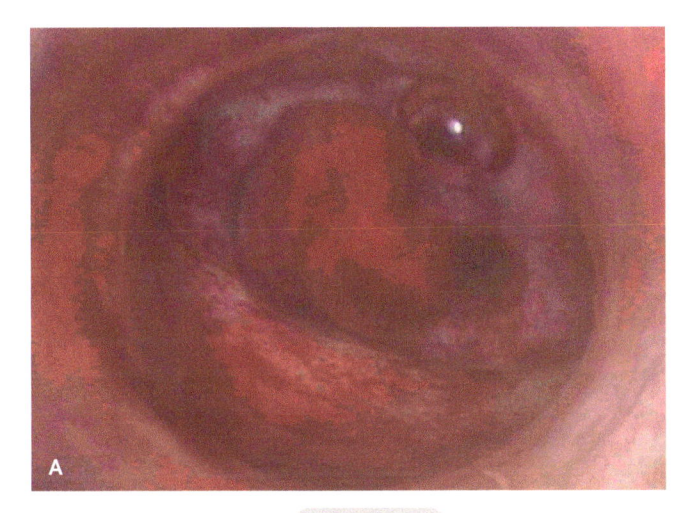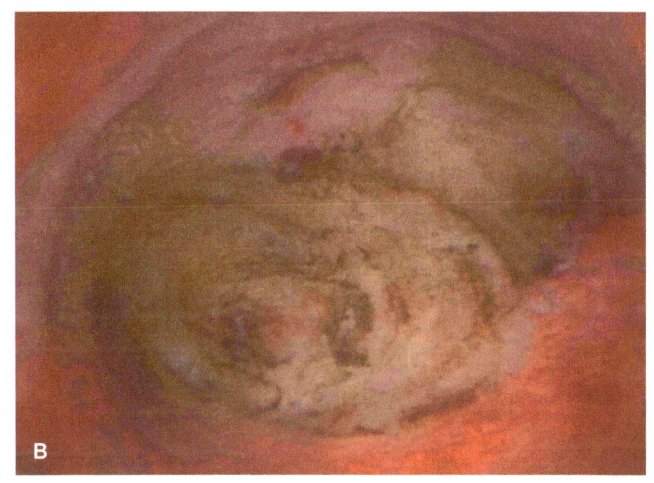

FIGURA 19.8 Caso 3. **A.** Início da polipectomia. **B.** Após a polipectomia.

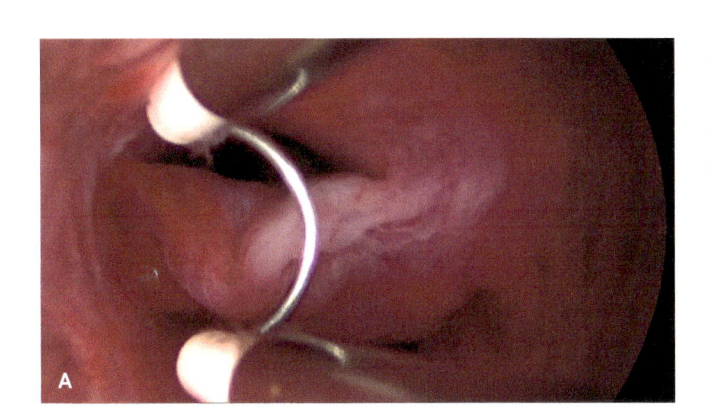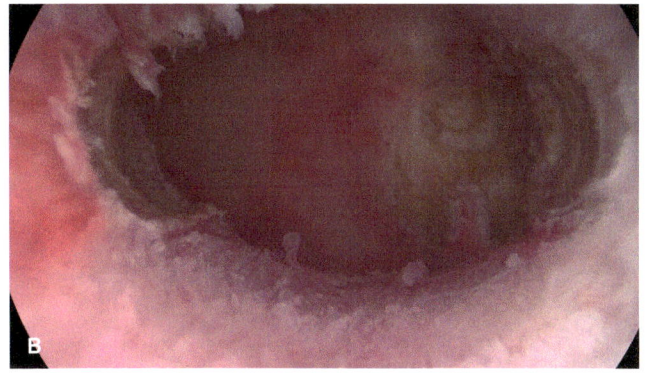

FIGURA 19.9 Caso 4. **A.** Início da polipectomia. **B.** Cavidade uterina após polipectomia.

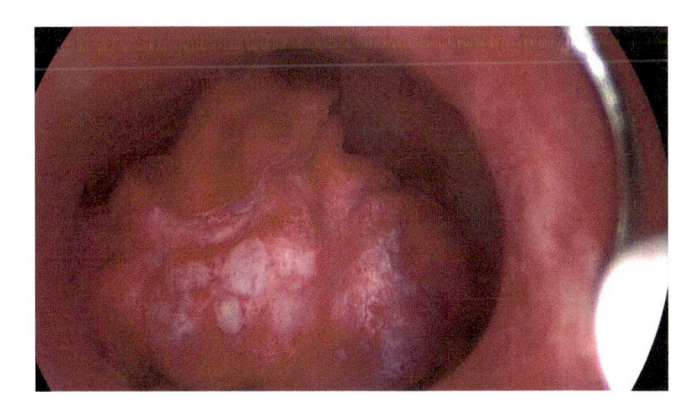

FIGURA 19.10 Caso 5. Início da polipectomia.

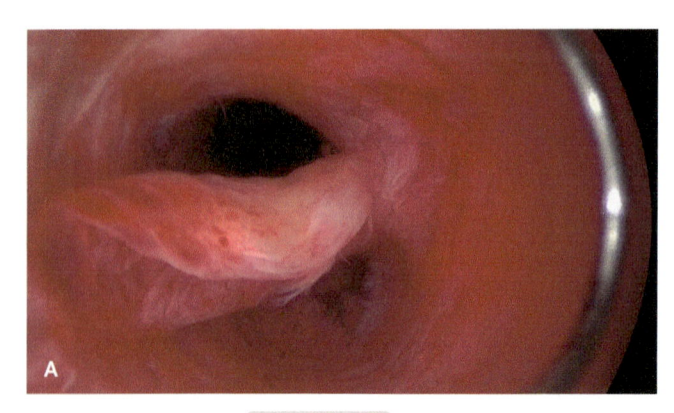
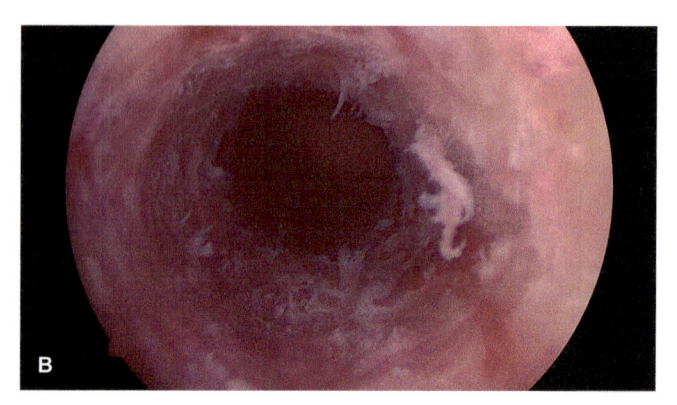

FIGURA 19.11 Caso 6. **A.** Pólipo endocervical, no início. **B.** Após a polipectomia.

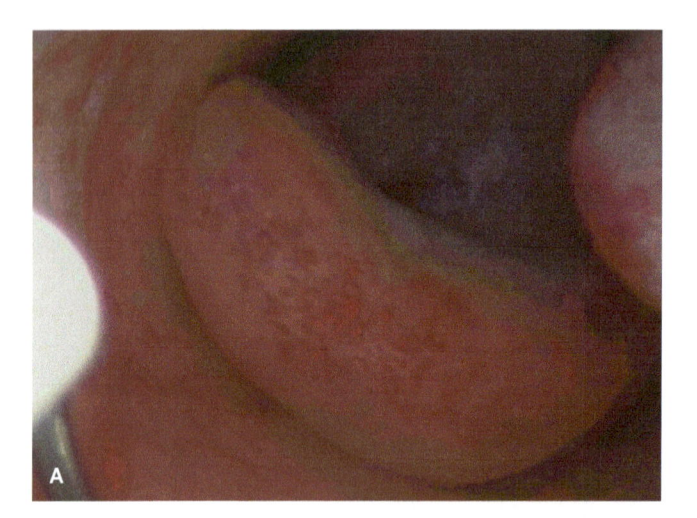
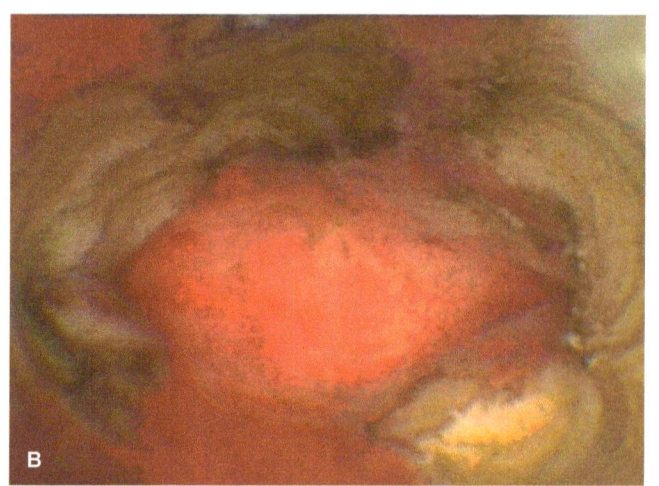
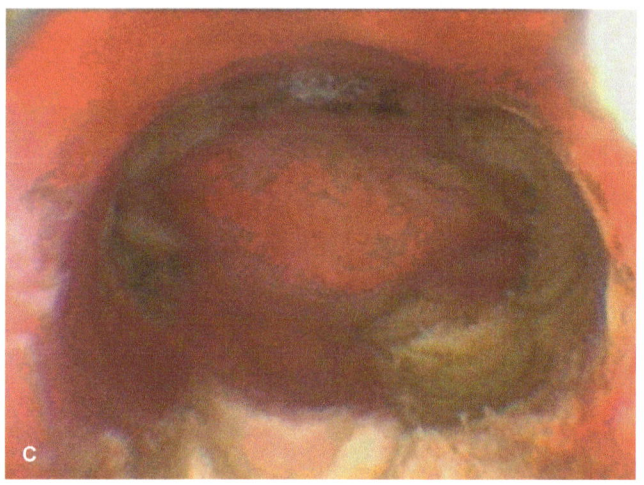

FIGURA 19.12 Caso 7. **A.** Início da cirurgia, pólipo endometrial. **B e C.** Após a polipectomia.

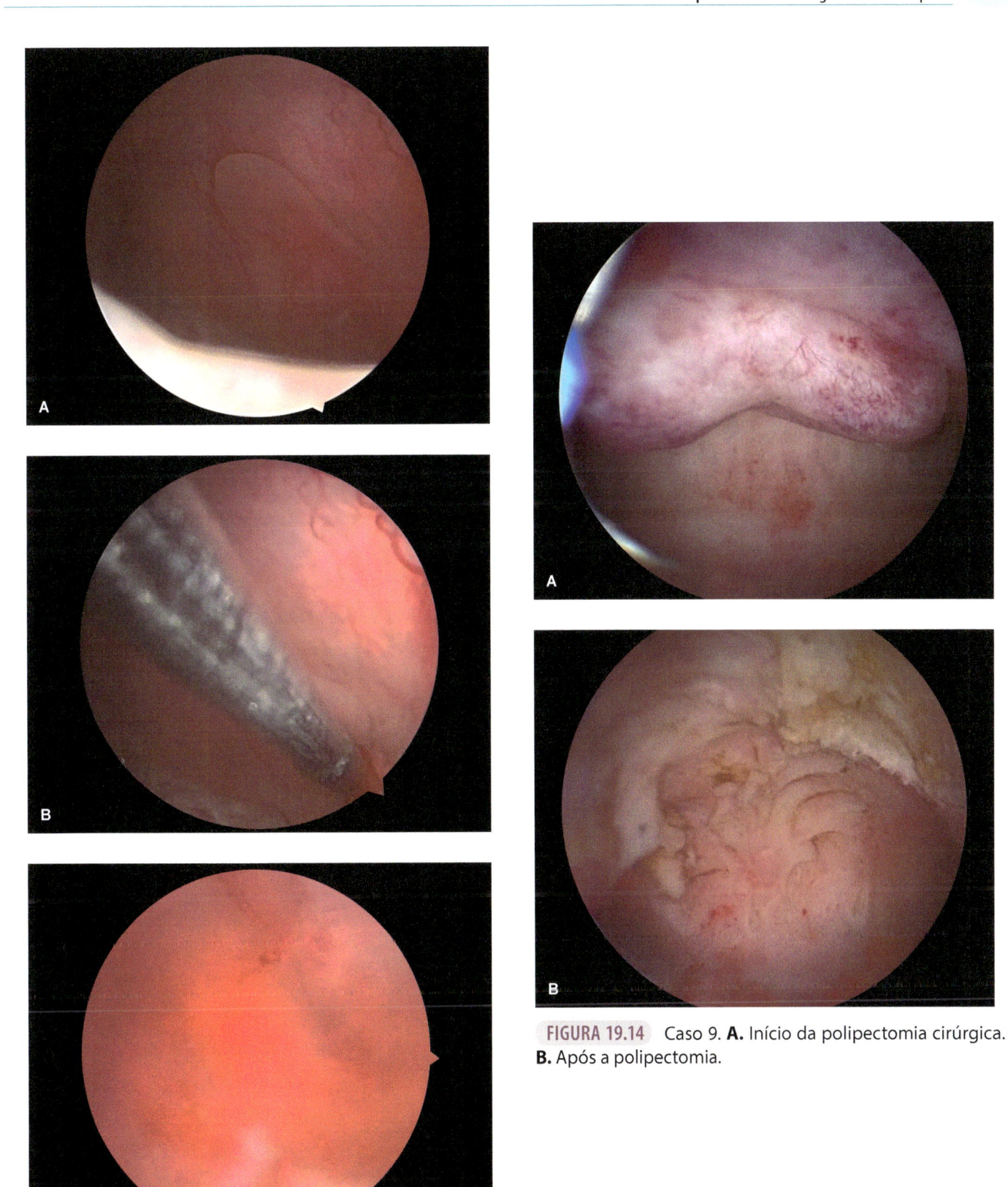

FIGURA 19.14 Caso 9. **A.** Início da polipectomia cirúrgica. **B.** Após a polipectomia.

FIGURA 19.13 Caso 8. **A.** Pólipo endometrial, antes da polipectomia com Bettocchi®. **B.** Início, polipectomia com tesoura em camisa cirúrgica e óptica 2,9 mm. **C.** Após a polipectomia.

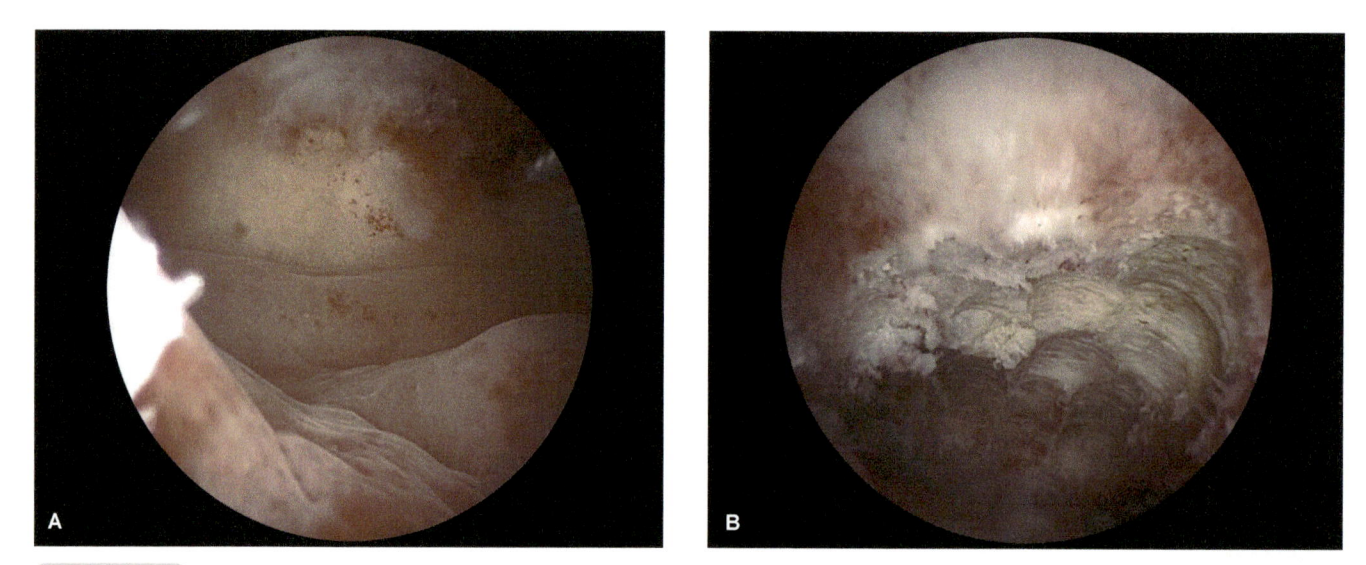

FIGURA 19.15 Caso 10. **A.** Início da cirurgia, formação polipoide séssil em parede anterior em cavidade com o endométrio secretor. **B.** Parede anterior após a polipectomia.

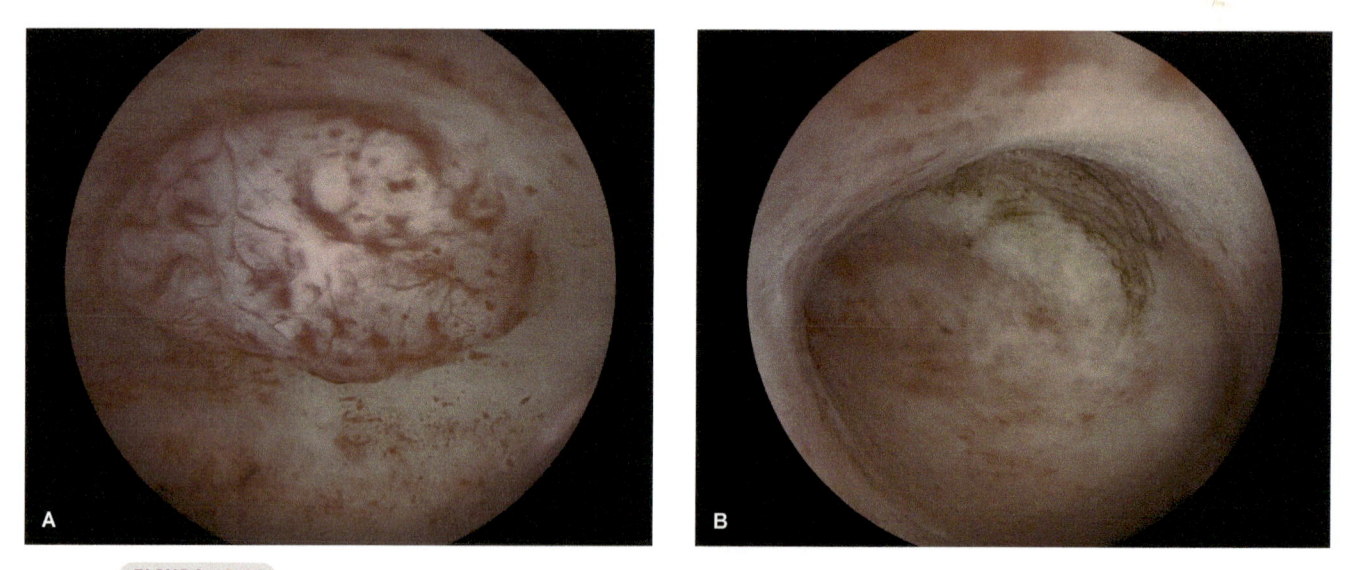

FIGURA 19.16 Caso 11. **A.** Pólipo endometrial fibroso, início da polipectomia. **B.** Final da polipectomia.

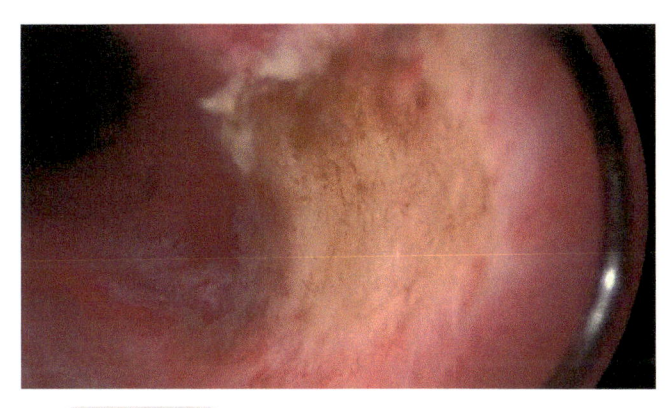

FIGURA 19.17 Canal cervical após polipectomia.

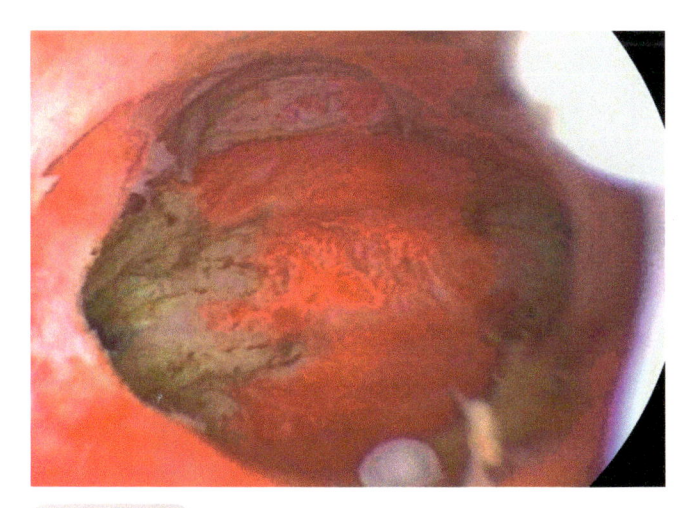

FIGURA 19.18 Cavidade uterina após uma polipectomia de duas lesões poliposas em regiões cornuais direita e esquerda.

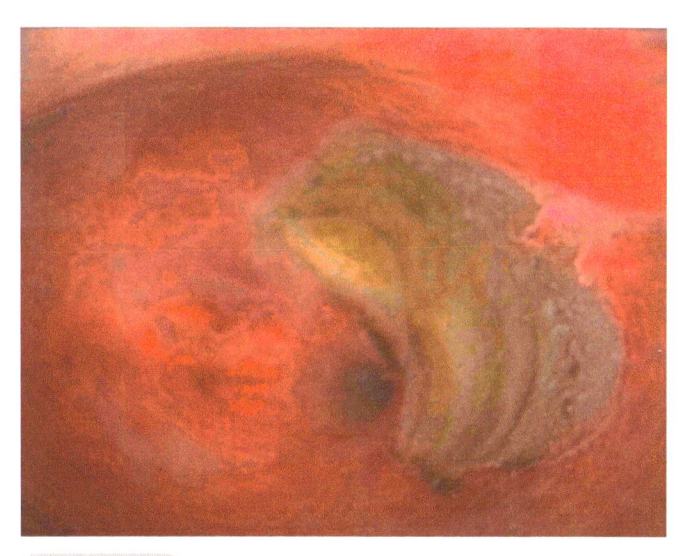

FIGURA 19.20 Região cornual esquerda após uma polipectomia usando ressectoscópio com energia bipolar.

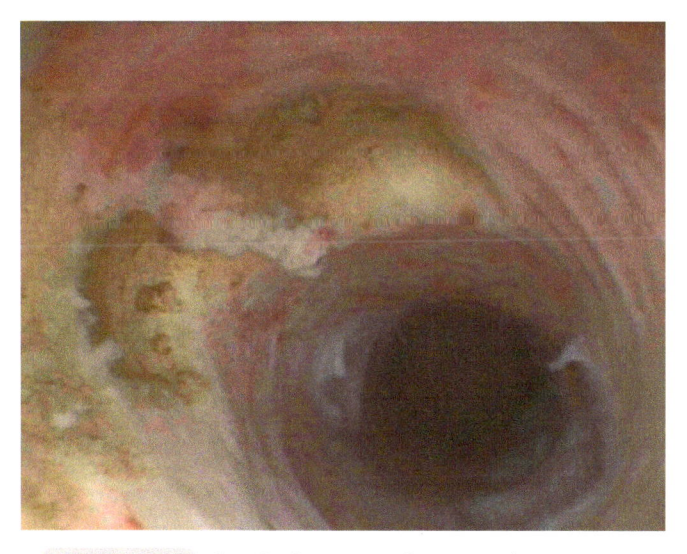

FIGURA 19.21 Região ístmica após uma polipectomia.

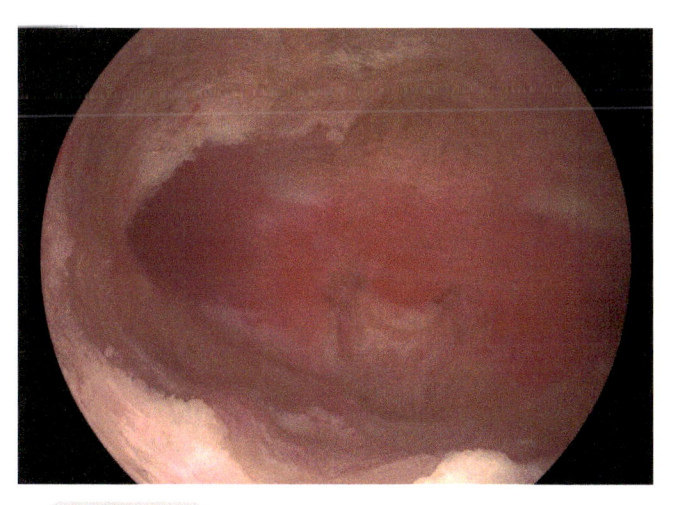

FIGURA 19.19 Polipectomia e ablação endometrial.

Seção D: Septoplastias

Gisele Ozom • Licia Gomes • Claudio Moura • Rafael Camardella Carneiro

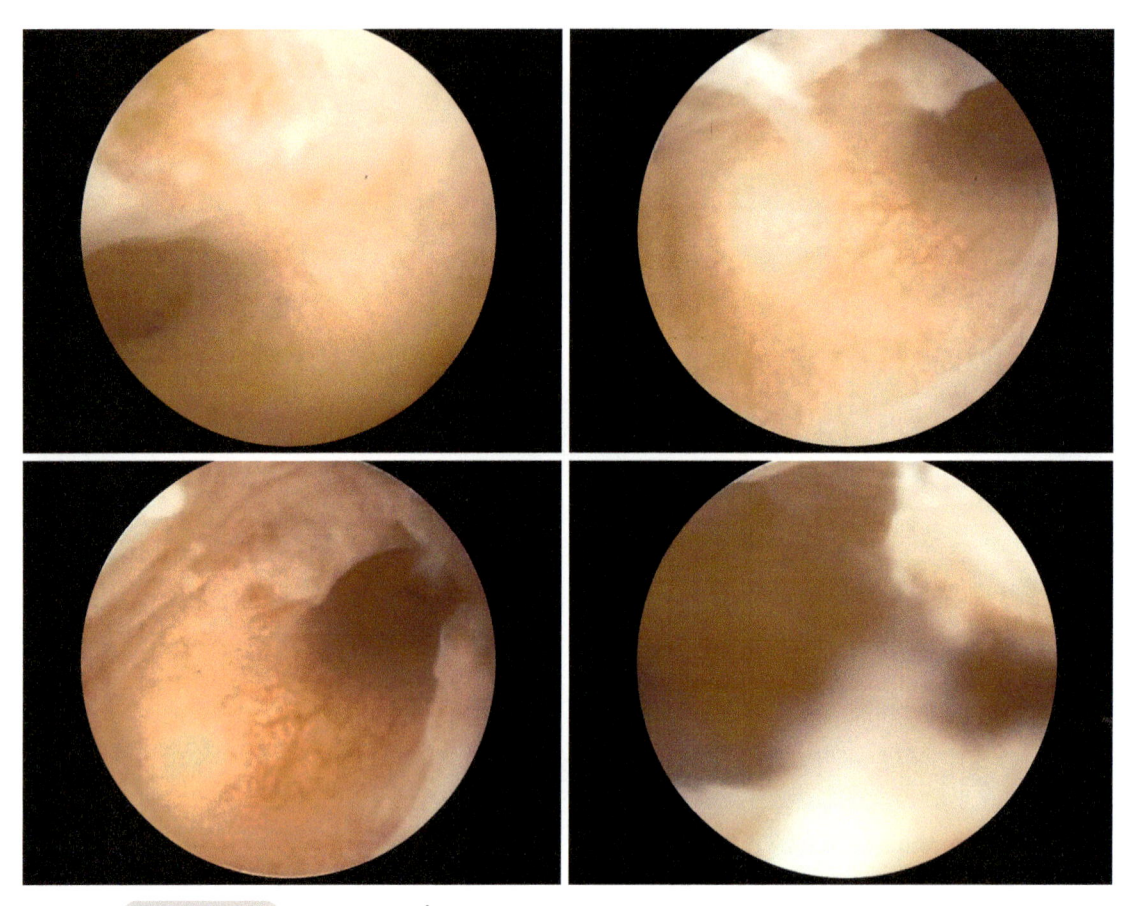

FIGURA 19.22 Paciente A. Útero septado. Na primeira foto, início da septoplastia.

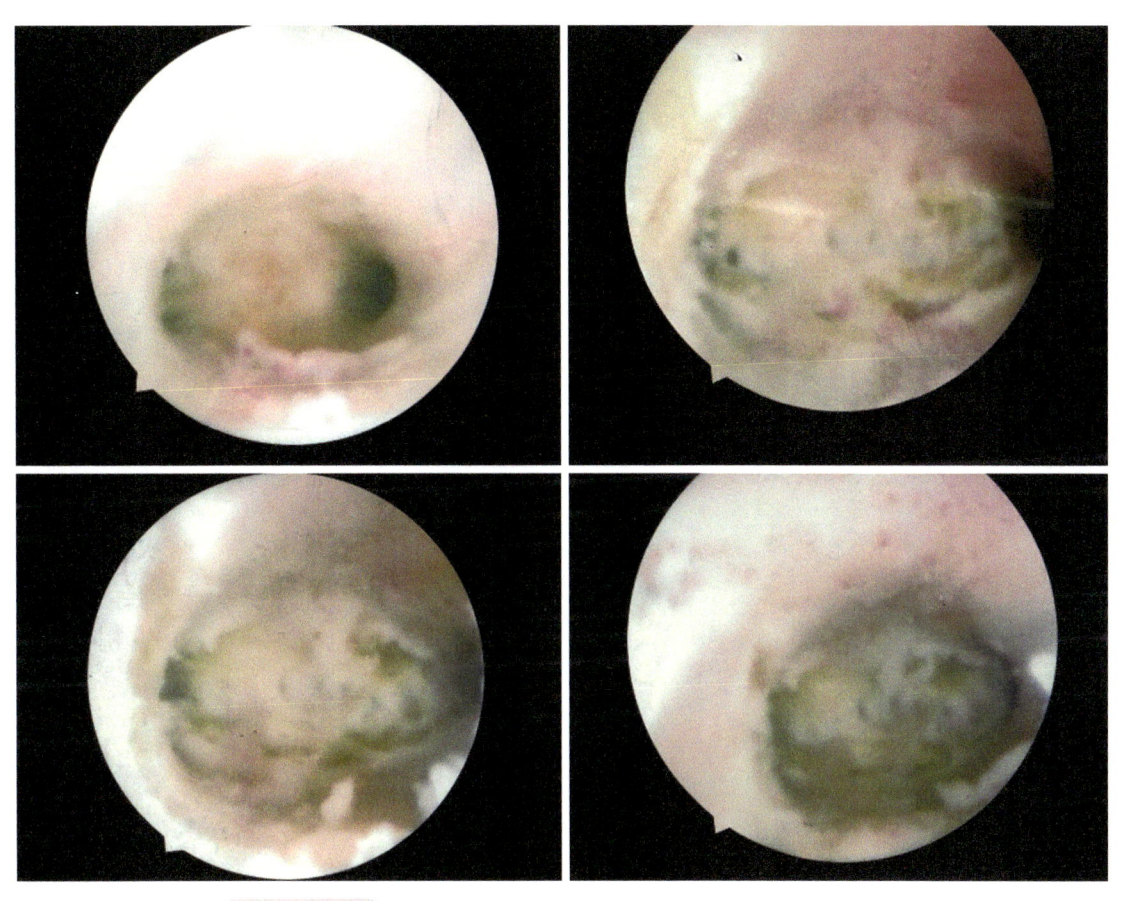

FIGURA 19.23 Paciente A. Útero septado. Após a septoplastia.

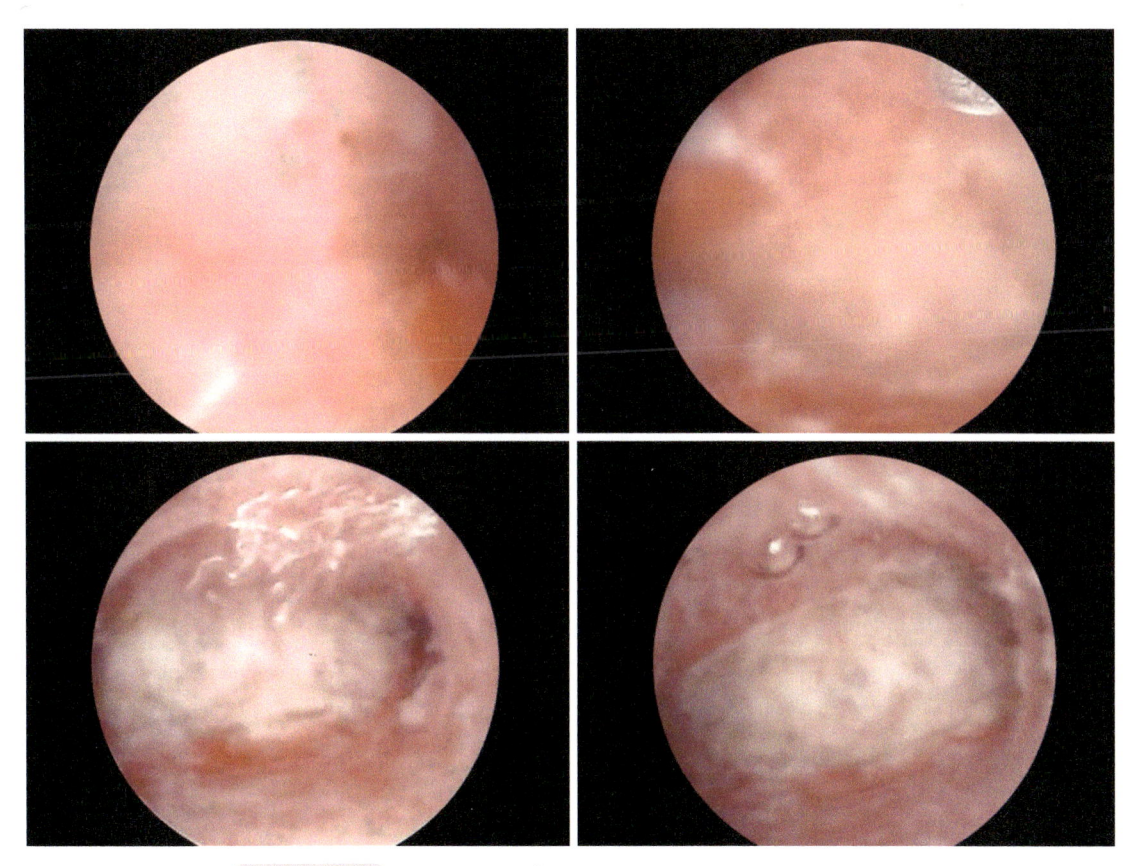

FIGURA 19.24 Paciente B. Útero septado. Após a septoplastia.

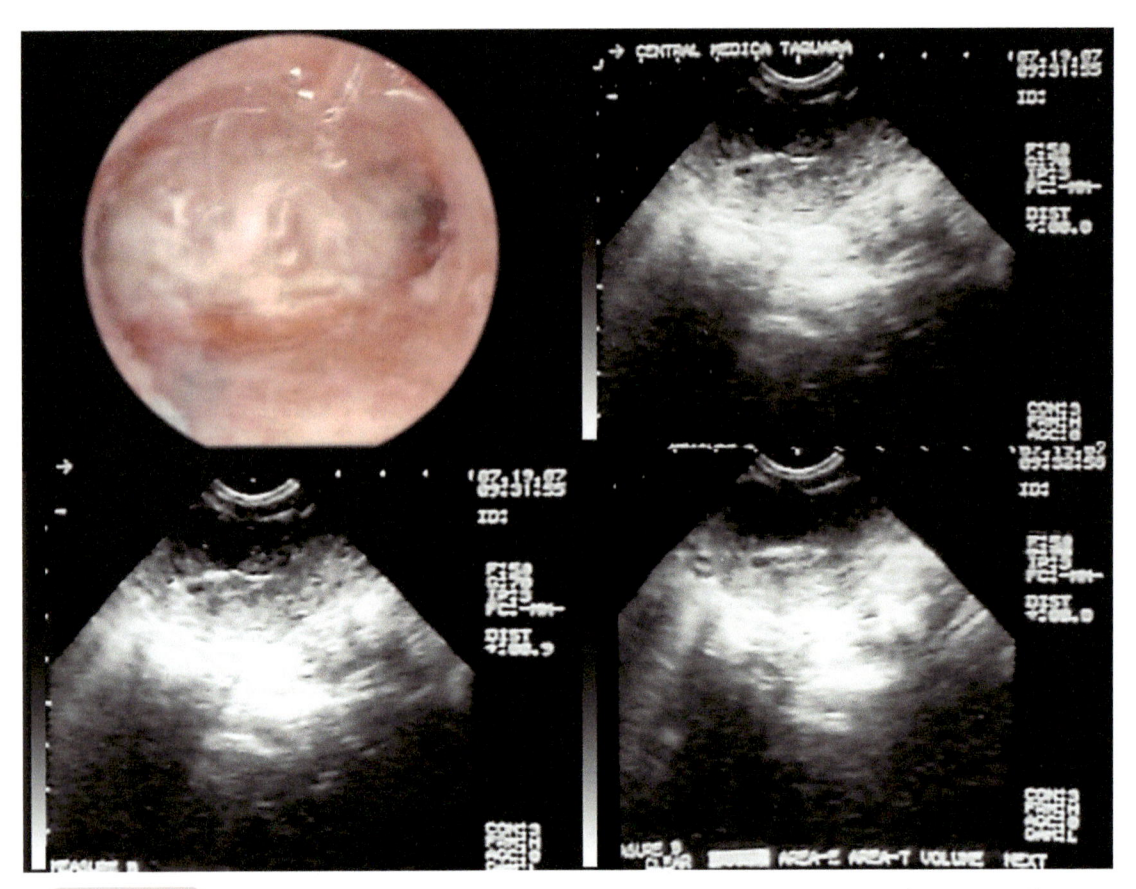

FIGURA 19.25 Paciente B. Após a septoplastia e controle intraoperatório com ultrassom pélvico.

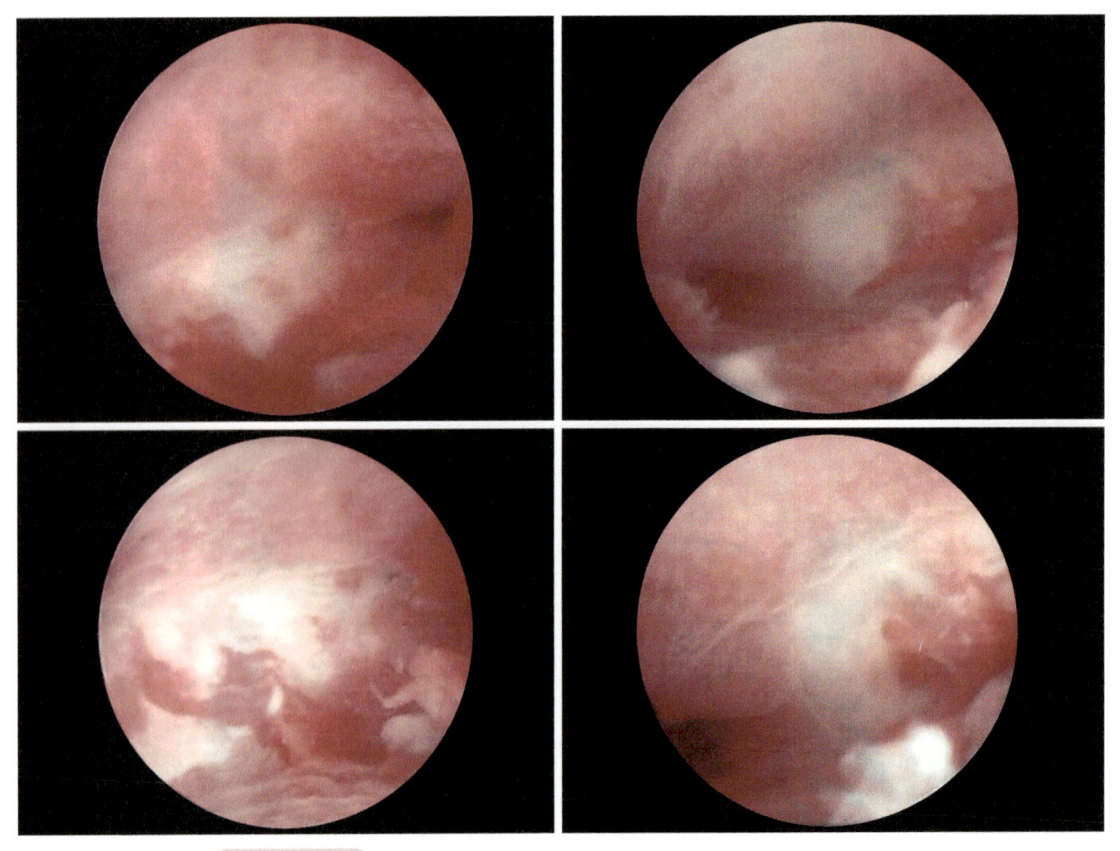

FIGURA 19.26 Paciente B. Imagens 35 dias após a septoplastia.

Seção E: Utilização da Pinça de Biópsia

Gisele Ozom • Licia Gomes • Claudio Moura •
Rafael Camardella Carneiro

Uso de pinça em canal cervical

Uma técnica ocasional é a utilização da pinça de biópsia de endométrio, em camisa do Bettocchi®, para servir de "guia" em pertuito estenosado. Ela evita a necessidade de dilatação cervical e a formação de falso trajeto, sendo muitas vezes suficiente para a entrada segura na cavidade uterina.

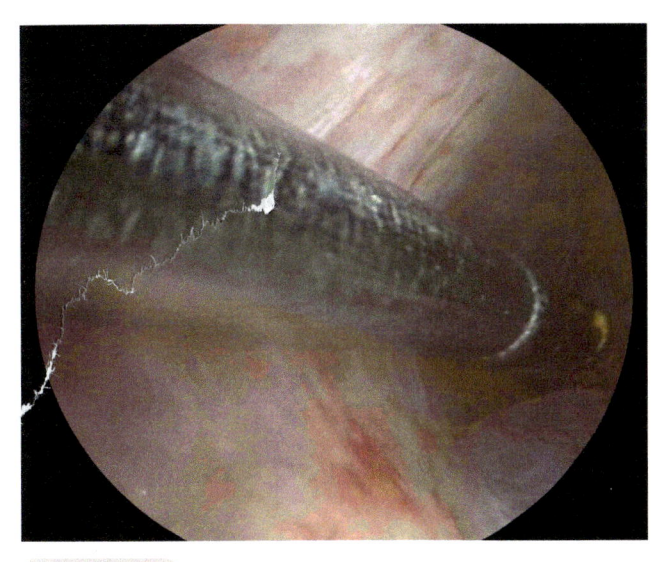

FIGURA 19.27   Uso da pinça como guia em canal cervical estenosado.

VÍDEO

▶ **19.14** Pinça de biópsia usada como guia em canal cervical estenosado e cavidade uterina com um pólipo endometrial.

Acesse pelo QR code

Referências bibliográficas

1. Lasmar R, et al. Tratado de ginecologia. Rio de Janeiro: Ed. Guanabara Koogan. 2017;50:553-64.
2. Cicinelli E, et al. Reliability, feasibility, and safety of mini hysteroscopy with a vaginoscopic approach: experience with 6.000 cases. Fertil Steril. 2003;80:199.
3. De Angelis C, et al. Office hysteroscopy and compliance: mini hysteroscopy versus tradicional hysteroscopy in a randomized trial. Hum Reprod. 2003;18:2441.
4. Bettocchi S, et al. What does diagnostic hysteroscopy mean today? The role of the new techiques. Curr Opin Obstet Gynecol. 2003;15(4):303-8.

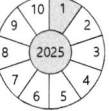